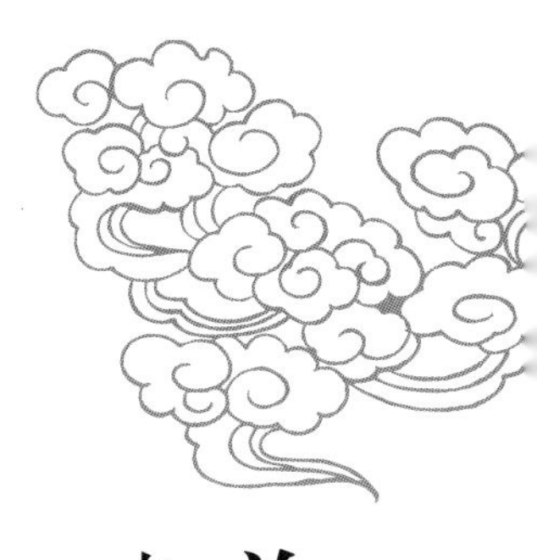

曾定伦杂病学术经验集萃

主编◎邱敏　唐军

中国中医药出版社
·北京·

图书在版编目（CIP）数据

曾定伦杂病学术经验集萃 / 邱敏，唐军主编 .—北京：
中国中医药出版社，2018.4
ISBN 978 – 7 – 5132 – 4297 – 4

Ⅰ .①曾… Ⅱ .①邱… ②唐… Ⅲ .①疑难病—中医
临床—经验—汇编—中国—现代 Ⅳ .① R249.7

中国版本图书馆 CIP 数据核字（2017）第 144222 号

中国中医药出版社出版
北京市朝阳区北三环东路 28 号易亨大厦 16 层
邮政编码 100013
传真 010-64405750
廊坊市晶艺印务有限公司印刷
各地新华书店经销

开本 880×1230 1/32 印张 11.25 彩插 0.25 字数 240 千字
2018 年 4 月第 1 版 2018 年 4 月第 1 次印刷
书号 ISBN 978 – 7 – 5132 – 4297 – 4

定价 49.00 元
网址 www.cptcm.com

社长热线 010-64405720
购书热线 010-89535836
维权打假 010-64405753

微信服务号 zgzyycbs
微商城网址 https://kdt.im/LIdUGr
官方微博 http://e.weibo.com/cptcm
天猫旗舰店网址 https://zgzyycbs.tmall.com

如有印装质量问题请与本社出版部联系（010-64405510）

曾定伦杂病学术经验集萃
编委会

主　审　曾定伦

主　编　邱　敏　唐　军

副主编　孙　科　胡成琳　汪宇宏

编　委　赵玉华　邹文娟　陶　劲　李晓清
江飞龙　赖宗浪　宋　娜　李　封
应　坚　孙明令　刘　莉　张　琼

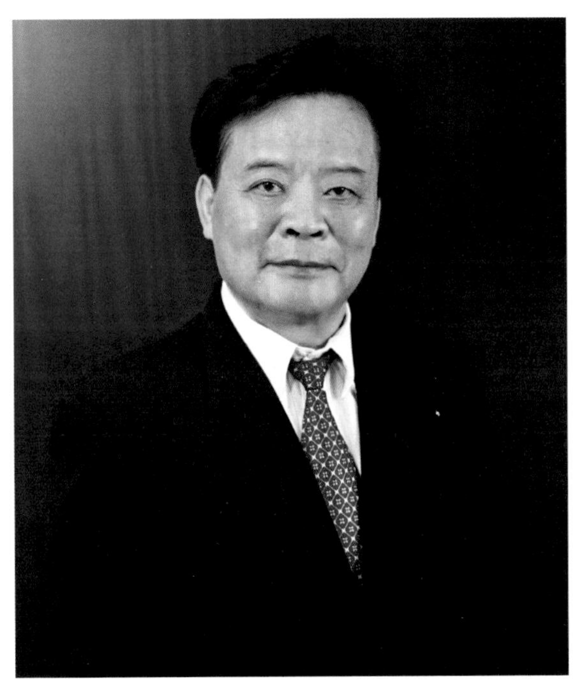

曾定伦，主任中医师，成都中医药大学博士生导师，重庆市名中医。曾任中华中医药学会理事（两届），中华中医药学会急症分会常委理事，中华中医药学会仲景学术分会委员，现为重庆市中医药学会副会长，重庆市中医药学会医院管理专委会主任委员，重庆市中医药学会仲景专委会副主任委员，市政府保健医生，于1992年、2004年两次被评为全国卫生系统模范先进个人，2003年被重庆市政府评为发展中医先进个人。

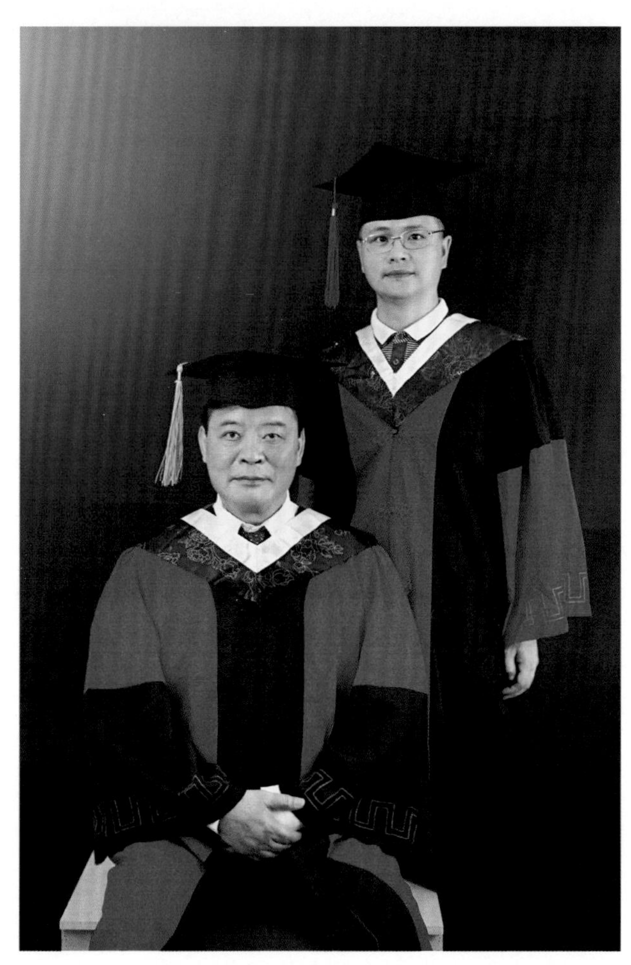

曾定伦老师和弟子邱敏在博士学位授予典礼上合影

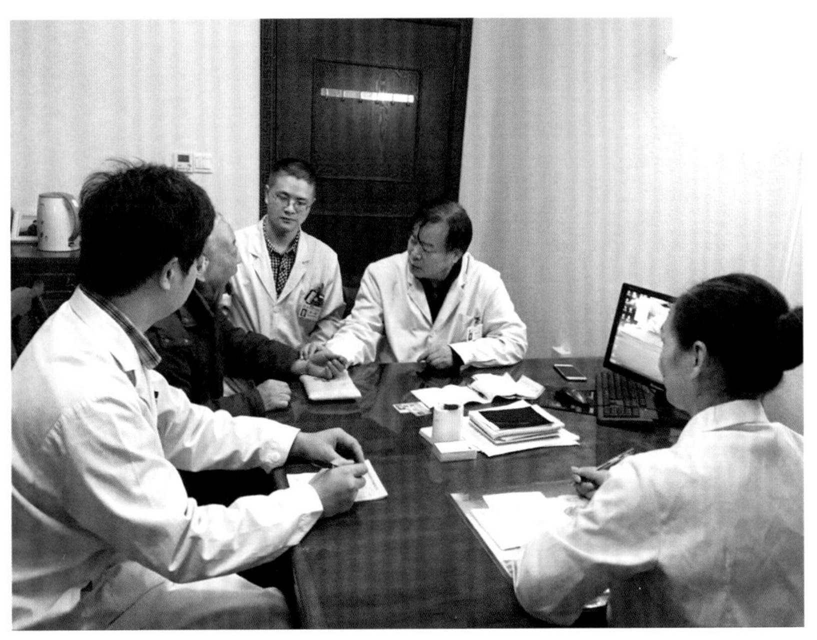

弟子邱敏、孙科、赵玉华随曾定伦老师临床诊疗

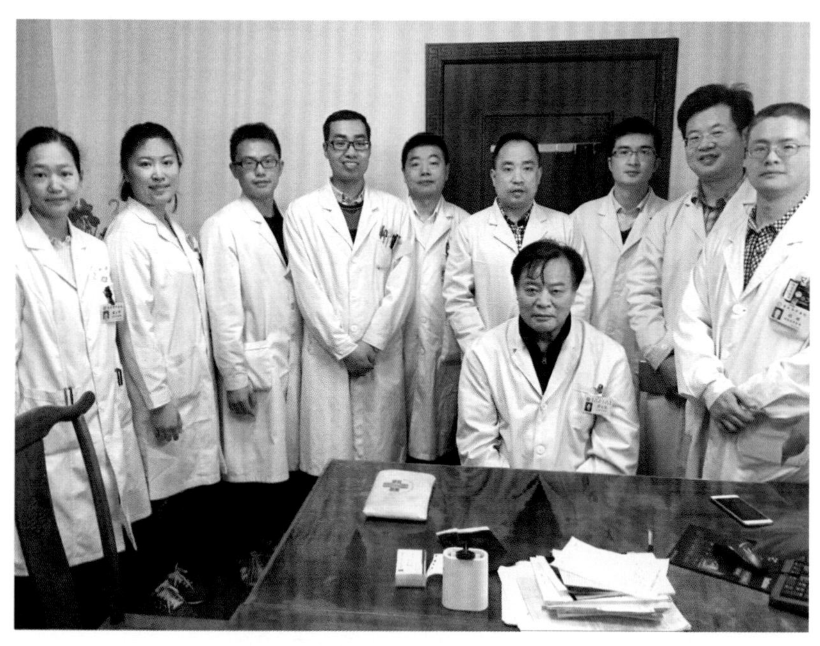

曾定伦名医工作室全体成员合影

序

什么是杂病？对于这个问题，难以有一个准确的回答。杂病这个概念，据目前的文字记载，最早见于《灵枢·杂病》篇中，主要论述因经气厥逆所引起的病证，如各种心痛及喉痹、疟疾、膝痛、呃逆、大小便不通等。因论述范围广、病种多，故称之为杂病。东汉末年，张仲景著《伤寒杂病论》，由于战乱频繁，以致原书流散于民间，经后人整理编纂，将其中外感病内容结集为《伤寒论》；另一部分主要论述内科杂病，即传于后世的《金匮要略》。这里的杂病泛指伤寒、温病以外的多种疾病（以内科病证为主）。还有一种观点，将疑难病症统称之为杂病。我个人认为，杂病应指病因复杂、病情复杂、病机复杂、病程较久、治疗困难的一类病症，即使是外感疾病，如伤寒六经病证、温病卫气营血病证、三焦病证等，经过失治误治，成为坏证、变证，迁延日久，病邪深入脏腑、营卫、气血、经络，外感疾病也就变成内伤杂病了，这时治疗，就须遵循治疗杂病的规律去进行了。

杂病的治疗颇为棘手。因为杂病病因较为复杂，基本病机多是由于机体失和，阴阳、表里、寒热、虚实、气血、经络、脏腑、情志失和等导致；杂病的基本特点是时间久、病情杂，涉及多系统、多脏器损害，因此单纯用汗、吐、下、温、清、消、补已不能适应杂病的病因病机病情的变化。和法是运用调和阴阳、表里、寒热、虚实、气血、经络、脏腑、情志失和的方法，使机体恢复平衡，从而治疗疾病，因此应对病因复杂、病情复杂的杂病，唯有和法方能胜任。

和法是治疗杂病总的大法，临床当根据具体情况灵活运用，如调和阴阳法、表里双解法、寒热共用法、扶正祛邪法、调理气血法、疏通经络法、调理脏腑法、疏肝理气法等等。杂病治疗往往需要两法合用、三法合用，甚至更多法合用，很少单独用一法施治，数法合用是常事。

杂病治疗的用药特点也有所不同，或寒热共用，或数脏并调，或奇正并用，或攻补兼施，药味往往较多，剂量较大，总之是一个“杂”字，这和杂病本身病情杂、涉及多脏器、多系统受损是相关联的，和现代医学针对复杂疾病实施多靶点治疗的思想也是完全一致的。

《金匮要略》是目前所知中医治疗杂病的第一部专著，在该书中张仲景充分体现了《黄帝内经》“谨查阴阳而调，以平为期”的治疗原则，确立了以病名为分类，脏腑辨证为核心，运用四诊八纲对杂病进行辨证论治的理论体系，是中医临床理法方药治疗体系建立和完善的标志，成为后世医家治疗杂病的临床宝典和研究杂病治疗不竭灵感的源泉，至今仍然有效地指导着我们对杂病的治疗。后世如沈金鳌《杂病源流犀烛》、徐大椿《杂病源》、李杲《杂病方论》、彭浩《杂病正传》、刘纯《杂病治例》《医宗金鉴·杂病心法要诀》《景岳全书·杂证谟》、霍英兆《杂证全书》、丹波元坚《杂病广要》等杂病专著，承仲景遗绪，各有建树，推动了杂病学术理论与临床实践的发展。这些都值得我们取法乎上。

年轻时，我曾承担过《金匮要略》的课堂教学，在教学中，深感仲景杂病学说博大精深，是一座宏伟的宝库，由此我对杂病的治疗和研究产生了浓厚的兴趣。在诸多先贤的影响下，我后来专注于杂病的治疗，尤其将心系、脾胃、肺系的杂病作为我临床工作的重点。经过几十年临床实践的不断磨砺，在前贤的基础上，有了一些自己的学术观点、临床经验和心得体会。为了推动对杂病的学术研究，促进杂病学说的发展，有益于后学，故不避愚陋，嘱弟子邱敏将我在杂病治疗中的一些学术经验和心得体会整理编辑成册，刊行于世，如能对同行诸君治疗杂病有所感悟，有所补益，则吾愿足矣！由于本人学识疏浅，书中谬误定然不少，实有望能就正于大方之家。

邱敏系重庆市中医院中医肿瘤科副主任医师，先后获得贵阳中医学院硕士学位、成都中医药大学师承博士学位。2013—2015年师承于我。邱敏为人勤奋好学，聪敏过人，领悟能力极强，老师每诊治一患者，他便能分析出老师处方的用心所在：君臣佐使，理法方药，娓娓道来，与老师的思绪竟相差无几。他中医基础理论功底甚为扎实，对中医四大经典了然于心，跟师三年，对老师的学术观点、临床经验能从思想理论渊源引经据典，条分缕析，甚合我心。他还曾在多个专业报纸、期刊上整理发表有关于我的学术思想和临床经验文章十余篇，并曾在《中国中医药报》开辟《曾定伦临证实录》专栏介绍我的临床经验，引起了广泛的关注。因此，由他来整理出版我对杂病治疗的学术经验专辑，我感到非常恰当，也非常欣慰。书中所举病案、病例，均是根据他跟师期间的原始病例、病案进行整理。对邱敏为本书的出版所付出的辛勤劳动，我从心里表示感谢。

本书得以正式出版，还要感谢中国中医药报社和中国中医药出版社，没有他们的重视和支持，本书面世不知要推迟多久。在本书的编辑过程中，重庆市中医院的领导和医院曾定伦名中医传承工作室的唐军主任、孙科医生及工作室团队的其他同志们给予了大力支持，提供了不少帮助，在此一并表示感谢！

曾定伦

2017年3月

CONTENTS | 目录

一、医事传略

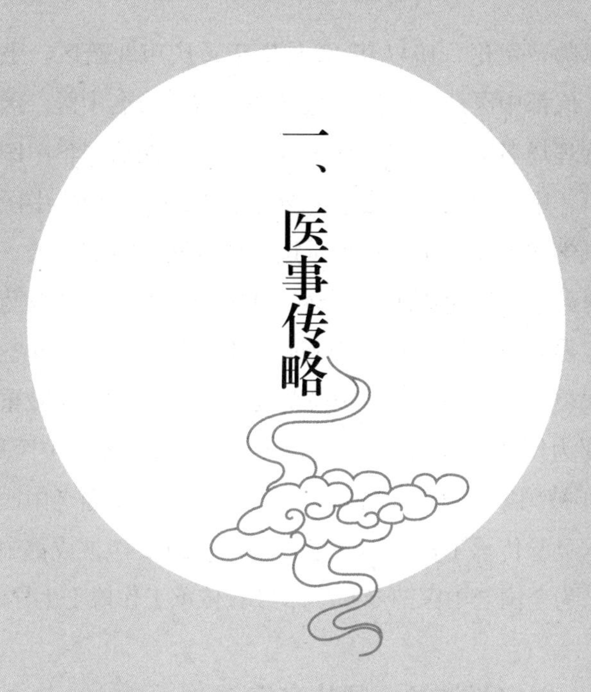

恩师曾定伦，1947 年 12 月生于重庆市北碚区。主任中医师，成都中医药大学博士生导师，重庆市名中医，国家中医药管理局名医工作室指导老师。曾担任两届中华中医药学会理事，中华中医药学会急症分会常务理事，中华中医药学会仲景学术分会委员，现为重庆市中医药学会副会长，重庆市中医药学会医院管理专委会主任委员，重庆市中医药学会仲景专委会副主任委员，市政府保健医生，于 1992 年、2004 年两次被评为全国卫生系统模范先进个人，2003 年被重庆市政府评为发展中医先进个人，2005 年获重庆市名中医称号，2012 年被国家中医药管理局批准为全国第五批名老中医药专家学术经验传承工作及学位指导老师。2013 年被成都中医药大学聘为全国老中医药专家学术经验传承工作博士生导师。

（一）家学渊源，师从名家

曾老师出身于中医世家，其父曾汉昌早年跟随巴县兴隆场名医曾雪樵学医，将《黄帝内经》《神农本草经》《难经》《伤寒论》《金匮要略》等中医经典条文烂熟于心，临床应用常随口道来，很少误差。针对《温病条辨》条文较多、记诵较难的特点，曾汉昌曾花费很大精力著《温病条辨歌括》一书，时人争相传抄，影响广泛。曾老师幼承家学，垂髫之年便在长辈指导下诵读《药性赋》《汤头歌诀》等中医启蒙书籍。在父辈行医治病、救死扶伤环境熏陶下，老师对中医产生了浓厚的兴趣，在学习文化知识之余对《黄帝内经》《神农本草经》《伤寒论》《金匮要略》《温病条辨》等中医经典进行自学，在父辈“对中医经典学习，要先死后活，熟读熟记经典条文”的要求下，老师对中医典籍狠下功夫，熟记于心。即使读书无用谬论甚嚣尘上，老师仍然青灯黄卷，闭门诵典。1977 年，老师以优异的成绩考入了成都中医学院，成了中国“文革”后的第一批大学生。正式登入中医学院殿堂的曾老师如鱼得水，那时的成都中医学院云集了内科名家彭履祥、方剂名家陈潮祖、眼科专家陈达夫、脾胃病专家冉品珍等巴蜀名医。曾老师勤奋好学，谦逊刻苦，敏慧透达，受张之文、张发荣等名家悉心教诲，精研《灵枢》《素问》《伤寒》及温病诸家，广涉唐宋金元及明清历代著名医家著作、医案，中医理论水平突飞猛进，形成了基于中医理论指导，四诊合参，辨析病机，据病因病机立法，在此法则下选方用药，并根据病患体质、兼夹症进行加减的理、法、方、药一线贯通的中医诊治法则。

（二）攻坚克难，创立新说治中风

20 世纪 80 年代初，在家乡政府卫生部门和家乡父老殷切盼望下，曾老师毅然返乡就职于北碚区中医院，当了一名普通的临床医师，从此开始他“拯黎元于仁寿，济羸劣以获安”的行医历程。当时的中国，十一届三中全会后，联产承包、改革开放使中国人民的物质生活得到极大改善，油腻、膏滋、厚味饮食给人们带来愉悦口味享受的同时，也导致高血压、高脂血症、糖尿病等慢性疾病的爆发性增长。脑血管病由于起病隐匿，发病急，致残、致死率高，被称为人类健康的“第一杀手”。作为一线医生，年轻的曾老师目睹中风病带来的极大危害，遂立志寻找中风病防治的有效方法。

中风是以局部脑血液循环障碍为主要表现的一组脑血管病，病变呈急性或亚急性表现，分为出血性脑中风和缺血性脑中风。汉代张仲景在《金匮要略·中风历节病脉证并治》中首创“中风”病名，并沿用至今。有关中风诊断医治的记载，自《黄帝内经》始，历代医家论述颇多，医案典籍浩如烟海。有关中风病因病机理论的发展，整个中医药界广泛接受的传统观点为：唐宋以前以内虚邪中之“外风”立论，金元以后以内虚积损之“内风”立论。为探求中医药防治中风病的有效方法，曾老师对历代医家关于中风病因病机、证候、治则、治法的论述进行了详细的整理、归纳和总结。

1. 中风病因病机“内虚邪中”论

《黄帝内经》无中风病名，根据患者的临床表现冠以不同名称，如有神志障碍者称“暴厥”“薄厥”“大厥”“煎厥”“击仆”等，有肢体不遂者称“偏枯”“偏风”“卒中”等，语言不利、謇涩者以“喑”“痱”命名。对其病因病机论述甚详，散在各篇中。《素问·风论》曰：“风之伤人……

或为偏枯，……风中五脏六腑之俞，亦为脏腑之风，各入其门户所中，则为偏风。”提出中风是由外风邪气侵入人体所致。《灵枢·刺节真邪》指出：“虚邪偏客于身半，其入深，内居营卫，营卫稍衰，则真气去，邪气独留，发为偏枯。”说明荣卫不足是中风偏枯的基础，而外邪入中是直接原因，被后世医家视为“内虚邪中”中风病外风理论的源头。仲景承此说，在《金匮要略》中提出“寒虚相搏，邪在皮肤”“络脉空虚，贼邪不泻”，立侯氏黑散、风引汤、头风摩散及大小续命汤等祛风通络为主的方剂治疗中风。隋代巢元方《诸病源候论·风病诸候》云：“半身不遂者，脾胃气弱，血气偏虚，为风邪所乘故也。”强调中风病由气血偏虚，风邪入侵所致。中风舌强不得语为“心脾二脏受风邪”；中风偏枯“由血气偏虚，则腠理开，受于风湿，风湿客于半身，在分腠之间，使血气凝涩，不能润养，久不瘥，真气去，邪气独留，则成偏枯”。主张采用汗法，祛除外风治疗中风，再予补虚善后。唐代孙思邈认为，凡中风“多从背五脏俞入诸脏受病”。“贼风邪气所中则伤于阳，阳外先受之，客于皮肤，传入于孙脉；孙脉满则入传于络脉，络脉满则输于大经中成病”，治疗宜“温卧取汗，益其不足，损其有余，乃可复也”。王焘《外台秘要》予独活、防风、桂枝、附子、葛根等组成祛风散寒、温阳除湿之“十味独活汤”，治疗“风半身不遂，口不能言”。宋朝《太平惠民和剂局方》中也指出半身不遂“皆因风邪中于经络”所致。由此可以看出，自仲景以降，汉、唐、宋历代医家对中风病病因、病机的认识为：正气内虚，外风入中，即后世医家所总结的“外风”论。

2. 中风病因病机“内虚积损”论

（1）金元时期形成理论构架。金元时期，释、儒、道三教合流的“理学”兴起，营造了宽松的社会氛围，产生学术争鸣，同时金元纷争，战火频繁，灾荒肆虐，瘟疫横行，丰富的病例资源和大量的临床实践为金元医家基于自身行医经验和疗效反思提出新理论、新观点提供了可能，在对“中风”病因病机的认识上亦是如此。刘完素（刘河间）在《素问·至真要大论》“诸风掉眩，皆属于肝”“诸暴强直，皆属于风”的启发下提出“心火暴甚，肝木偏亢”的“内风”理论，“中风瘫痪者，由乎将息失宜，而心火暴盛，不能制之，则阴虚阳实，而热气怫郁，心神昏冒，筋骨不用而卒倒无所知”。指出中风由人体内脏腑功能失衡而引起，病因是平素起居失宜，情绪波动，病机为心火暴甚，肾水虚衰，肺金不足，肝木偏亢，强调心火暴亢，热气怫郁，耗散阴精，为后世医家提出“阴虚风动”奠定了理论基础；张从正（张子和）根据五行学说“肝属木，木从风，风主动”的理论，提出“肝木自甚，风气内动”观点，他在《儒门事亲·卷四·风》中云：“夫风者，厥阴风木之主也。诸风掉眩，风痰风厥，涎潮不利，半身不遂，……肝木为病。”同时他提出：“夫肝木所以自甚而至此者，非独风为然。盖肺金为心火所制，不能胜木故也。”可以看出张从正的“肝木内风”理论实际与刘完素“心火暴甚、肾水虚衰”一脉相承。李杲（李东垣）则明确指出中风“非外来风邪”，乃“正气自虚”而致病。他在《医学发明·中风有三》提出："凡人年逾四旬，气衰之际，或因忧喜忿怒伤其气者，多有此疾。壮岁之时无有也，若肥盛则间有之，亦是形盛气衰而如此。"论述本病乃年高气虚，七情伤气，正气自虚所致。元朝朱震亨（朱丹溪）认同刘完素"将息失宜，水不能制火"是内风之病机，同时提出中风病因病机不止乎"火"，认为中风可由"血虚有痰"引起，《丹溪心法·论中风》云："东南之人，多是湿土生痰，痰生热，热生风也。邪之所凑，其气必虚。"并且进一步指出："中风大率主血虚有痰，治痰为先，次养血行血。或属虚夹火与湿，又须分气虚血虚。"朱震亨进一步深化了中风病因病机的中医辨治内容。中风急期，见痰壅盛者治痰为先，气滞者理气，后期养血行血。综上所述，金元时期"心火、肝风、气虚、痰湿"病因的提出，标志着中风病"内风"病因病机的理论构架基本形成。

（2）明清以后发展成熟。明清至民国时期，是中风病"内风"病机理论进一步发展、成熟的阶段。明·张介宾在《景岳全书》中对中风病名以"非风"一词冠之，意在提醒世人，此病非外感风邪所致，而是脏腑内伤之里证。他认为凡此病者多以素不能慎，失于调摄，"或七情内伤，或酒色过度，损伤五脏之真阴，此致病之本"，"原非外感风寒所致"。病机总由阴亏于前而阳损于后，阴陷于下而阳泛于上，以致阴阳相失，精气不交致病，提出"内伤积损论"。缪希雍（缪仲淳）则认为中风病因病机为"阴阳两虚，内虚暗风"。《先醒斋医学广笔记·中风》云："大江以南……多湿热之气，质多柔脆，往往多痰多热。真阴既亏，内热弥甚，煎熬津液，凝结为痰，壅塞气道，不得通利，热极生风，亦致僵仆类中风证。其将发也，必先显内热之候……此其验也，刘河间所谓此证全是将息失宜，水不制火；丹溪所谓湿热、相火、中痰、中气是也。此即内虚暗风，确系阴阳两虚，而阴虚者为多，与外来风邪迥别。”治疗“法当清热、顺气、开痰以救其标；次当治本，阴虚则益血，阳虚则补气，气血两虚则气血兼补，久以持之”。指出中风病以阴阳两虚为本，内热、气逆、痰凝为标之本虚标实证，这一理论是对金元医家心火、肝风、痰湿论的继承和发展。清代叶桂（叶天士）《临证指南医案》指出，当详辨真中风和类中风。类中风病因病机为“内生之风”，“内风乃身中阳气之变动。肝为风脏，因精血衰耗，水不涵木，木少滋荣，故肝阳偏亢，内风时起”，提出肝风内动而成内风。王清任则认为中风病之半身不遂乃是络脉瘀阻的表现，血瘀为病理产物，其病因为元气虚，运血无力，《医林改错》言：“若元气一亏，经络自然空虚，有空虚之隙，难免其气向一边归并，如右半身二成半归并于左，则右半身无气；……无气则不能动，不能动名曰半身不遂。”“元气既虚，必不能通达于血管，血虚无气，必停留而瘀。”故针对气虚所致血瘀，创制益气、活血、通络的补阳还五汤。近代中西医汇通学派通过借鉴西医病理生理，对中医中风病机进行了系统总结，使中风病病因病机更加完善。张伯龙受西医“血冲脑气筋”理论启发，提出中风“盖皆由木火内动，肝风上扬，以致气血并走于上，冲激前后脑气筋，而为昏不识人、倾跌猝倒、肢体不用诸证”。其治则治法为“潜阳滋降，镇摄肝肾”。张山雷在认同张伯龙

“肾水亏，肝木亢”观点的同时，主张需要区别标本病因。中风急性期患者表现出痰浊壅塞或痰蒙神窍时，厚味滋腻补肾养肝之品当慎用，而应以化痰涤痰为主。“唯如此，证甚轻，必无痰壅一证候，则伯龙所谓养水治之法，厚腻滋填，乃可并用。如其有痰，则滋腻即不受任，亦在禁例，……所以治此证者，皆当守定镇肝息风、潜阳降逆一法，而佐以开泄痰浊，方能切合病情，而收捷效。”（《中风斠诠》）指出在标实之时，痰浊与肝风、肝阳同样重要，给后世医家以启迪。张锡纯受西医“脑缺血”的启发，对“缺血性脑中风”的中医病因病机“气血不足”“脑髓空虚”进行了阐释：“况人之脑髓神经，虽赖血以养之，尤赖胸中大气上升以斡旋之，……因上气不足，血之随气而注于脑必少，而脑为之不满，其脑中贫血可知，……血之注于脑者少，无以养其神经，于是而耳鸣、头倾、目眩，其人可忽至昏仆可知。”又曰：“《内经》论人身有四海，而脑为髓海……人之脑髓空者……因脑髓之质原为神经之本原也，其证较脑贫血尤为要紧。”（《医学衷中参西录》）

3. 提出“内风”病机源自《黄帝内经》说

通过对历代中风中医文献的整理、归纳和总结，特别是对《黄帝内经》的透彻研究，曾老师发现《内经》虽未明确提出“中风”病的病名，但在其各篇章中有许多关于“中风”病的描述性名称的记载，如：卒然昏仆，不省人事者，名之以“仆击、大厥、薄厥、煎厥”，又如：半身不遂，语言不利者，以“痱风、偏枯”等为名。曾定伦老师认为《黄帝内经》条文中记载的“大厥、暴厥”等以突然昏仆、不省人事为表现的疾病，虽然不完全等同于“中风”病，也可以是“厥证”“痫证”等疾病，但至少包括了“中风”病中脏腑患者的临床病状。这些仆击、偏枯、痿厥、薄厥、暴厥、失语等症状均可见于“中风”患者之临床症候，均是由于阴阳失调，阴精受损，五脏内伤，气血循行失常所导致的疾病急性发作，无一条提及“感受外邪”。金元之河间、东垣、丹溪及明代张景岳等后世诸家均是在《内经》条文的核心宗旨下，根据自身诊疗经历总结出相应的中风病“内风”病机。故此，曾定伦老师提出:《黄帝内经》不但提出了中风病“内虚邪中”的病机理论，而且对“内虚积损，脏腑亏虚，内风扰动”的“内风”病机更是进行了非常详细、深刻的论述,《黄帝内经》才是中风病“内风”病机的学术源头。该论点对“内虚积损”致中风始于唐宋以后的观点进行了驳正，对中医中风学术史做出了修正。

理论创新的目的是为了指导临床诊疗方法的进步，提高临床疗效。通过完整、系统地总结历代医家对中风病因病机、治则治法的论述，并在临床医疗实践中不断探索，曾定伦老师对中风病的中医病机、病情演变、不同证型、发病阶段的中医辨证论治方法形成了一套系统的理论，他提出：中风病理机制极为复杂，是风、火、痰、瘀、虚相兼为患，涉及了心、肝、脾、肾、脑多个脏器，临床病情变化迅速，由实而虚、由虚而实常在转瞬之间，治疗时必须密切观察病情变化，严守辨证论治原则，证变法变，法变药变，选药组方既要针对主要病机，又要考虑中风是由多种病邪联合致病的特点，联合用药。急性期以平肝潜阳和化痰息风通络为主，曾老师认为肝肾阴虚、脾虚生痰为引起中风的两大主要病理机制，故中风急性期主要证候为肝阳上亢、痰热瘀阻，而恢复期和后遗症期要突出活血化瘀通络药物的应用。并且他主张，为更好地恢复中风患者的肢体和神经功能，不论何型中风，都应重视对息风通络药物的应用，特别是虫类药，地龙、蝉蜕、蜈蚣、全蝎，临床上往往能取得比较好的效果。1988 年，他对临床病例进行系统总结，撰写论文发表于当时的《中医急症通讯》上，引起全国中风病协作组的高度关注，病患纷至沓来。

同时曾定伦老师根据中医“上工治未病”的思想，提出心脑血管病中医药治疗前移、防治胜于救治的思想。根据心脑血管病患者多有高脂血症，现代医学研究亦证实高血脂引起的心脑血管损害是疾病发生、发展的根本原因之一，曾老师以“痰瘀”立论治疗高血脂，他研制的“十味降脂片”由生山楂、酒大黄、决明子、泽泻、蒲黄、灵芝、丹参、姜黄、制何首乌、三七共十味药物组成，具有补益肝肾、化痰祛瘀功效，临床观察，该药对于调整各种类型脂肪代谢异常具有良好功效，无毒副作用，作为北碚中医院的院内制剂从 20 世纪 80 年代应用至今，深受高脂血症患者欢迎。

（三）专注内科杂病，强调辨证

20 世纪 80 年代末，曾定伦老师走上医院领导岗位，他带领医院职工开拓创新，锐意进取，使医院超常规、跳跃式发展。在繁忙的行政工作之余，曾定伦老师始终没有忘记殷切期盼他诊治以解除病痛的患者，他仍坚持每周门诊，同时他还担任了成都中医药大学函授学院的兼职老师和北碚区职工大学中医大专班任课老师，讲授伤寒论、金匮要略、中医内科学、方剂学等中医临床专业课程，他将中医经典条文和丰富的临床经验结合起来，通过临床病例的诊治过程解释经典条文，活泼、生动、深入浅出的课堂风格获得了广大函授学员的推崇和好评。同时教学相长，经过悉心备课、授课的过程，曾老师的中医理论基础得到进一步夯实，而他的临床诊疗能力也得到极大的提高。

随着曾老师医名日著，此时他门诊患者的病情已不仅仅局限于心脑血管疾病，许多久治不愈、多方求医无效的疑难杂病患者上门求诊。明代著名医家张景岳指出："医不贵能愈病，而贵能愈难病……病之难也，非常医所能疗。"所谓疑难病，是指病因复杂，症状怪异多变，病机错综，难于辨证和诊断，久治无效或缺乏有效治疗方法的疾病群。它包括现代医学所称的难治病和一些病因虽明，但因体质、精神等因素，或因失治、误治而引起的宿疾顽症。内科杂病具有病程长、病因复杂，涉及多个脏腑，标本虚实兼夹的特点，具有正虚邪恋、寒热错杂、阴阳互损、气虚血瘀、痰凝津伤，涉及多脏腑功能太过或不及，产生多脏腑间生克乘侮等错综复杂的病机特点。要想获得较好疗效，对医师的中医临床素养要求极高。对于内科杂病的诊治，老师主张要坚持中医的核心、灵魂"辨证论治"，要在中医理论指导之下，来分析患者的病情，在纷繁复杂的症状中抓"主要矛盾"，从中找出病因病机，这是患者病情最本质的东西，然后根据病因病机来进行立法，在这个法则指导之下来选方，选方之后根据临床患者的病情进行加减用药，这样才能提高我们的临床疗效。因为患者病情复杂，病机错杂，要想缓解病情，就得在治疗中针对错杂的病机寒热并用，攻补兼施，辛开苦降，表里双解，数脏并调，并在多次复诊的过程中做到坚持心无定见，圆机活法，辨治论治，随证加减，才能收到持续的治疗效果而获病痊。这种针对复杂病机，多种治疗方法同用的方法，中医称为“和法”，所以曾老师提出“‘和法’是治疗内科杂病的根本大法”。但和法在治疗内科杂病中的应用绝不是多种治疗方法的简单叠加，曾老师指出它是在辨证论治指导下，认真分析患者病因病机，抓住主症，分清表里内外、脏腑虚实、寒热兼夹，全面把握患者病情及身体状态下，针对多样病机，采用多种治疗法则，据法立方遣药的中医治疗方法。

（四）重视枢机，调脾胃升降

在使用“和法”调和患者气血阴阳的过程中，曾定伦老师认为对于人体而言，“枢机”主枢转气机，是沟通阴阳气血、表里上下的枢纽，以气的升降出入为用。升降出入是构成人体基本物质之一“气”的基本运动形式，是维持正常生命活动及人体内外阴阳平衡的基础。《素问·六微旨大论》云：“非升降，则无以生长化收藏。”“生长化收藏”是外部世界与人体进行能量交换的过程，这一过程的具体表现形式是饮食物通过脾胃的运化功能，生化气血津液。所以气机升降出入是生命的表现形式和常态，而这种形式主要基于“脾升胃降”的功能。人体阴阳、气血、营卫、脏腑之间的协调关系也基于这种力量，这也是保证人之正常生命活动与人体表里内外和谐健康的基础。人体之气的“升降出入”与“枢机”关系十分密切。广义而言，凡人体表里之间、上下之间、前后之间，俱可谓之枢机。尤以少阴少阳开阖之枢、脾胃升降之枢为要。脾能升清，胃行降浊，枢机规律运转，是气升降出入有序运行的关键。脾胃枢机一有不利，则破坏阴阳气血、表里上下的和谐关系，往往表现为肝脾不调，肝胃不和，气滞痰阻，痰凝络瘀血，邪实内聚，耗散正气，日久虚实夹杂而成内科杂病。曾定伦老师主张内科杂病的治疗要重在健运气血运行的枢机。在“和法”的应用中他重视调理脾胃升降功能来调畅气机，通过调理气的升降出入，“疏其血气，令其调达，而致和平”，这是“和法”的内在要求。脾胃枢机是气之升降出入有序运行的关键。表里出入、上下升降、气血调达、水火既济、脏腑安和，皆本于“脾升胃降，枢机调和”。因此，曾定伦老师认为健运脾胃枢机，调和升降出入，是“和法”的理论内核和基本原理。

（五）方剂贵在灵活加减

曾老师曾说过:“医不熟悉药不行，熟悉药、不知方也不行。掌握方剂不在于死搬硬套，贵在灵活应用，知加减变化。临床上很少有比照方剂一模一样的病症，必须随证加减，方能做到理、法、方、药的一致性，从而提高疗效。”曾老师以银翘散加减治疗四时感冒为例进行说明，银翘散系辛凉平剂，主治邪在卫分的风热外感。如加入羌活、独活、细辛等辛温发散之品，即可治偏于寒证的外感；加入辛凉的石膏、知母、竹叶之属，即可治热在气分的外感发热；减去辛温之品，加入黄连、黄芩、大青叶、板蓝根、赤芍、牡丹皮之类，可治热毒炽盛之病证；加生地黄、麦冬、赤芍、牡丹皮等即可清营凉血；若外感风热夹湿，可加藿香、厚朴、薏苡仁、滑石、白蔻仁、车前草之属；若有阴虚表现，则可加玄参、麦冬；血虚，可加当归、白芍；气虚，可加黄芪、党参。总之，当根据患者的体质、病因病机、兼夹症状等情况，灵活加减，才算真正掌握了这个方剂。这些话是很有见地的，在临床上运用也确实如此，体现出一名老中医“先广博涉猎，再由博返约”的心路过程。

二、杂病学术思想

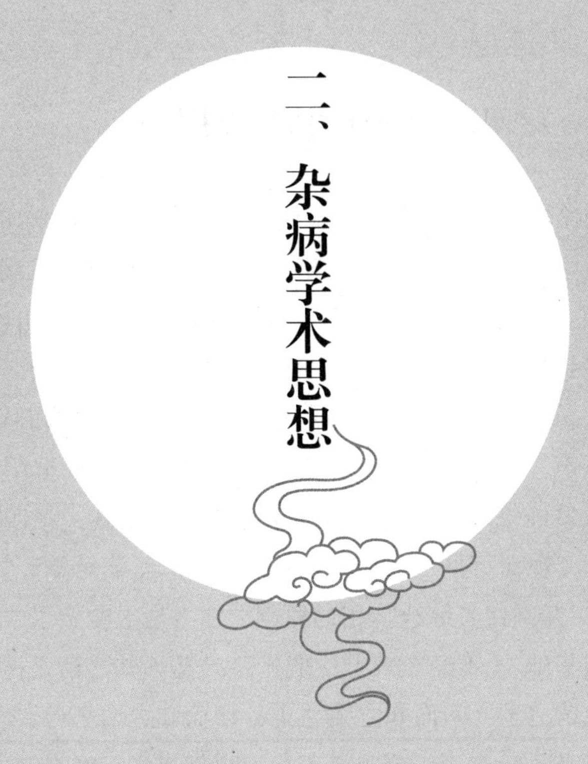

（一）“四诊”在临床中的应用技巧

四诊法是中医诊断学的组成部分，是中医诊疗疾病的方法，以中医理论为指导，运用“四诊”的方法诊查疾病，探求病因、病位、病性及病势，辨别证候，对疾病做出诊断，为治疗提供依据。“四诊”主要包括望、闻、问、切。中医诊法有着悠久的历史，战国时期名医扁鹊就擅长“切脉、望色、听声、写形，言病之所在”。《黄帝内经》根据阴阳五行、藏象经络理论，对诸多诊法作了具体描述，将四诊分别称为“视而可见”“听声音而知所苦”“言而可知”“扪而可得”，并阐述其综合运用的原则，在方法上奠定了“四诊法”的基础。《难经·六十一难》云：“望而知之谓之神，闻而知之谓之圣，问而知之谓之工，切而知之谓之巧。”并释之曰：“望而知之者，望见其五色，以知其病。闻而知之者，闻其五音，以别其病。问而知之者，问其所欲五味，以知其病所起所在也。切脉而知之者，诊其寸口，视其虚实，以知其病，病在何脏腑也。”论述了四诊在知病、别病、判断病所与脏腑虚实中的作用。张仲景在《黄帝内经》理论基础上，把疾病、脉象、症状、证候和治疗结合，进行分析、研究，撰写《伤寒杂病论》，确立了辨证论治理论。后世医家在临床实践中不断继承和完善中医的诊法，使之成为中医理论中重要的组成部分。

曾定伦老师在临床中擅长治疗内科杂病，他认为中医治病的灵魂是辨证论治，辨证的关键是明确病机，而通过极短的与患者接触的时间，获取真实、准确的病情资料，捕捉症状、体征下隐藏的病机，就需要医家有娴熟、高超的中医四诊技巧，现将曾定伦老师“中医四诊”在临床中的应用技巧总结介绍如下。

1. 四诊在临床诊疗中的重要意义

望、闻、问、切四种方法是中医诊察和收集疾病有关资料的诊疗手段，是临床医师运用视、听、嗅、触等感觉功能诊查患者，以及与患者或知情者交谈，全面了解和系统地掌握与疾病相关的各种信息的过程。中医“整体观”认为，人是一个以脏腑为中心的有机整体，人体的经络、皮肉、脉管、筋骨与内脏息息相关，根据“有诸内必形诸外”的理论，人体脏腑功能失常必然导致相应的外部体征变化，局部的病变可以影响全身，内脏的病变可以从五官四肢、皮色毛发表现出来。《素问·阴阳应象大论》曰：“善诊者，察色按脉，先别阴阳；审清浊而知部分；视喘息，听声音而知其所苦；观权衡规矩而知病所主；按尺寸，观浮沉滑涩而知病所生，以治无过，以诊则不失矣。”在临床诊疗中，医师通过目视、耳闻、口问、鼻嗅、手按等方法，诊查人体外部体征，将四诊所收集的临床资料分析、综合，找到这些资料的内在联系，以明确疾病的病因、病位、病性等疾病的本质，从而为辨证论治打下坚实的基础。所以曾老师认为“望、闻、问、切”四诊是临床中医的基本功能，四诊收集临床资料的真伪、详略与否，直接关系到对疾病“阴阳、表里、寒热、虚实”八纲的判断，对临床诊疗具有非常重要的意义。

2. 四诊的先后次序

医师诊病是典型的认知过程，有着非常严密的逻辑顺序，是医师通过对患者的认识和观察，包括运用感觉、知觉、注意力、语言等收集信息，并通过记忆、分析、抽象等心理活动，探讨患者所患疾病表象和本质内在联系的过程，即所谓中医辨证过程。曾老师主张在临床诊疗过程中，望、闻、问、切四诊应该有先后次序，并提出临床医师根据门诊和住院患者的不同，采取四诊的先后次序也应有所不同。因为门诊患者较多，需要医师在有限的时间内面对完全陌生的患者，通过四诊收集病情资料，确定病情，明确病因、病性、病位，进而分析，做出准确的辨证，制定合理、有效的治疗方案。这时曾老师主张应采取问诊当先，再是切、望、闻的顺序。问诊当先，可以首先明确患者的主诉，即主要的临床症状，从而使临床医师在接触到病患时即对患者主要症状所可能涉及的病因、病位有大体的认识。在接下来的诊疗过程中可以在较短的时间内，通过有针对性地问、切、望、闻诊，对患者症状、体征所可能涉及的病因、病位进行印证性或排除性诊断，并在此过程中进一步分析、探讨患者疾病的病性、病机，从而做出正确的辨证，以指导治疗。面对住院治疗的患者，该类患者的主诉（即主要临床症状）、病史（包括现病史、既往病史）等在入院时都已有详细的询问和记载，且患者需要住院治疗时往往具有较门诊患者严重或紧急的病情，此时查房有着充裕的时间，那么临床医师诊查该类患者时首先需要注意的是患者的生命体征、神志、情绪、体能状况，即中医所谓望“神、色、形、态”的内容。对于失神或假神患者要特别注意甄别，及时进行救治。望诊后，医师应按询问症状、切脉、查体同时听声音、嗅气味的方法，进行临床资料的收集。但曾老师也强调：四诊的顺序不是固定的、一成不变的，医师应该根据临床具体情况实施诊查，目的是在较短的时间内尽可能详细地、真实地掌握患者病情，以便指导辨证论治。

3. 四诊以问诊为首要

问诊是医师对患者或随诊家属进行有目的的询问病情的方法。有关病情的很多情况，如患者的自觉症状、起病过程、治疗经过、生活起居、平素体质和既往病史等只有通过详细、有针对性的问诊才能了解。所以曾老师主张：问诊是中医四诊中最重要的环节，是全面、系统收集病情资料的方法，能为分辨疾病的阴阳、表里、寒热、虚实提供重要的依据。古代医家十分重视问诊，孙思邈有“未诊先问”的训诫；陈修园云：“四事本不可缺一，而唯望与问为最要……细问情由则先知病之来历，细问近状则又知病之浅深，而望其部位之色，望其唇舌之色，望其大小便之色，病情已得八九矣……虚与实相形，寒与热相形，表与里相形，其中自有把握之处，即可定断。”张介宾更是认为“问诊”乃“诊治之要领，临证之首务”，在其《景岳全书》中更是系统地总结了“十问歌”，为临床中医人必诵内容。在临床诊疗中，曾老师十分重视问诊，他认为：望、切、闻诊是诊者个人对患者体征、症状的感觉，容易带有诊者个人的主观色彩，不可避免地带有主观性、不确定性和片面性，而医师通过问诊能了解就诊患者自身对病情最真实、最客观的感受和表述，是对患者临床症状和所患疾病作出正确诊断的可靠依据。他教导我们：“《灵枢·邪气脏腑病形》有：‘见其色，知其病，命曰明；按其脉，知其病，命曰神。问其病，知其处，命曰工。’只通过望诊或仅凭脉诊就可全面掌握病情，在古人看来也只是‘神明’之事，需要有超然的悟性和敏锐的观察能力，只有通过详细的问诊知病所在，才是每一个医生必须具备的，是可以通过后天的不断学习、训练而获得的技巧和能力。”

要真实、全面地了解患者病情，问诊还需要有一定的技巧。第一，问诊要紧紧围绕患者的主诉进行。主诉是患者就诊时的主要症状或体征及其持续时间。有许多不同的病因都可以引起与主诉相同或相似的病情。如发热，有外感发热、内伤发热；内伤发热有气虚发热、阴虚发热、血虚发热和阳虚发热的区别。医师可以通过询问发热时是否恶寒、病程的长短、发热的时间、体温的高低等情况来进行鉴别，以探求病因、病性、病位。第二，问诊切忌马虎、粗疏，应全面、细致。明确主诉后，诊者需要围绕主诉，针对可能导致该临床症状或体征的病因进行详细的、有针对性的询问、排除，进行鉴别诊断，在一问一答中进行排除和验证，层层剥茧，明确病情。第三，问诊过程中医生要注意语言技巧。问话要通俗，尽量少使用医学术语。如问考虑肝郁气滞的患者“胁痛吗？”问感冒的患者“恶寒吗？”“胁痛”“恶寒”都是医学术语，没有中医专业知识的患者是不容易听懂的，可分别问其以“两肋痛不痛”“怕不怕冷”等通俗易懂的语言。第四，不是所有患者都能清楚、明白地描述和表达自觉症状，特别是面对年老或年龄过小、文化素质较低的患者，这时医师应该启发、引导患者正确地表述出来。这时曾老师主张给患者做选择题，不做问答题。如询问患者疼痛的性质时，最好不问：“这里怎么痛的？”应该问：“这里是针刺样痛？还是胀着、走窜着痛？还是隐隐痛？揉按后会不会好一点？还是按压了疼痛加重了？”但启发、引导时需注意不能根据医师主观意愿诱导患者表述，这样才能获得真实可靠的资料。第五，对危急重症患者，询问要简明扼要，抓住主诉重点，不必面面俱到，便于迅速进行必要的诊查，及时抢救治疗，以免失去抢救时机。

4. 四诊贵在知常达变

《素问·咳论》云：“五脏六腑皆令人咳，非独肺也。”仲景在《金匮要略》中也提醒后世医师：“见肝之病，知肝传脾，当先实脾。”明确指出中医临证贵在知常达变，治病必求其本。曾老师认为：“知常为医师之基本功，达变乃诊疗提高之途径。”作为一名临床医师，必须对中医理论和基础知识有坚实的基础，只有将基础知识了然于心，在临床诊疗中才能识变、达变。例如望诊中舌诊，淡白舌主虚、主寒证，红绛舌主热，青紫舌主寒凝阳郁和瘀血内阻；白苔主表、主寒证，黄苔主里、主热证，为病之常，医师熟知后，可根据患者的舌苔颜色判断疾病的表里、寒热性质及体内津液的盛衰。但特殊情况下，白苔亦主热证，如温病中"积粉苔"，虽舌满布白苔，但如白粉堆积，扪之不燥，是由于外感秽浊不正之气，毒热内盛所致；白苔之"糙裂苔"，苔白燥裂如砂石，扪之粗糙，为温病化热迅速，内热暴起，津液爆伤，苔未及转黄而里热已炽的表现；而黄苔亦有主寒证时，若舌淡胖嫩、苔黄滑腻者，此为阳虚水湿不化，而非里热所致，此为病之变。临床虽少见，但这些表现往往多见于急危重症或久治不愈患者，若诊治者能知常达变，勘破病机，必能扶危济困，应手而效。曾老师曾教导：疾病表现复杂多端，知病之常，达症之变，才能抓住疾病的本质。比如鼻流清涕，一般认为是外寒袭肺，可是《尤在泾医案》却有"咳甚夜间，肌热午后，此阴亏也；浊痰咳唾，鼻流清涕，是肺热也"的说法。单就鼻流清涕而言，外感风寒是其常，阴伤肺热是其变。若不结合患者有肺阴不足、肺热有余的其他见症，焉能断此鼻流清涕为热从窍泻的临床表现？

5. 四诊贵在四诊合参

曾老师主张：中医望、闻、问、切四诊，是医师借助视觉、听觉、嗅觉等感官以调查了解疾病的四种诊断方法，各有其独特的作用，不应该相互取代，只能互相结合，取长补短。四诊之间是相互联系、不可分割的，因此在临床运用时，必须将它们有机地结合起来，也就是要“四诊合参”，只有这样才能全面而系统地了解病情，作出正确的判断。早在《黄帝内经》中，就针对只强调脉诊的医师提出批评，《素问·征四失论》云：“诊病不问其始，忧患饮食之失节，起居之过度，或伤于毒，不先言此，卒持寸口，何病能中。”医圣张仲景也在其《伤寒杂病论·序》中指出，那些“省疾问病，务在口给。相对斯须，便处汤药。按寸不及尺，握手不及足，人迎趺阳，三部不参……明堂阙庭，尽不见察”，四诊诊疗潦草、马虎的医师，“所谓窥管而已。夫欲视死别生，实为难矣”。由于望、闻、问、切是从不同角度收集临床信息，这些信息从患者形体、声息、面色、舌质、舌苔和脉象上共同反映所患疾病的性质，临床医师将四诊所获取的临床信息相互印证、排除、鉴别、分析、综合，就能帮助医师探求疾病的病因、病位、病性，从而作出准确的辨证，指导临床立法处方。例如《难经·十六难》在论述三部九候脉诊候病时有如下记载：“假令得脾脉，其外证面黄、善噫、善思、善味。其内证当脐有动气，按之牢若痛。其病腹胀满、食不消，体重节痛，怠堕嗜卧，四肢不收。有是者脾也，无是者非也。”是说诊得脉濡缓为脾脉，患者必表现有面黄、善噫、善思、腹胀满、食不消等症状，如果有，则是脾脏为病，如果没有上述症状表现，虽扪及“濡缓之脉”却非脾病。章虚谷在其《灵素节注类编》中对“四诊合参”有以下论述：“四诊者，望闻问切也。望以辨色，闻以辨声，问以辨证，切以辨脉。盖人禀气血以生，气血不和而为病，有诸内者，必形诸外。但病变多端，其脉其证皆有真假，差之毫厘，失之千里，故圣人立法，必以四端互相参合，方无错误。”故曾老师认为，四诊合参并用，各有侧重，是中医诊病的优良传统，也是减少辨证失误、提高临床疗效的关键。

6. 注重现代诊疗技术的应用

随着现代科学技术的发展，物理、化学、电子、生物技术在医疗领域的应用使得现代诊疗技术日新月异，不断延伸人类的感官功能，从原来的听诊器到现在的计算机断层扫描（CT）、磁共振（MRI）、彩色多普勒（彩超），使临床医师能够明晰人体内部，内脏、脉管、组织、细胞甚至分子的病理生理变化，从而指导临床诊断和治疗。曾老师主张，这些现代诊疗技术是科学技术发展的产物，从来没有中西医之分别，作为一名现代中医，肩负继承传统、勇于创新的使命，利用现代科技，促进中医发展，实现中医药现代化，应该熟练掌握现代诊疗技术，将其作为传统中医“四诊”的补充和扩展，从而更迅速、准确地认识和诊断疾病。如头昏、眩晕一类症状，中医有“无风不作眩，无痰不作眩，无虚不作眩，无火不作眩”等理论来论述其病机，但运用现代科学检测手段，我们可以通过测血压、脑血流图检查，颅内、颅底、颈椎 X 线片、CT 或 MRI 检查明确病因、病情，有助于我们进一步明确风、火、痰、虚的病理生理实质，将抽象概念具体化、准确化，推进中医现代化。在临床中，曾老师无论临床多忙，遇到主诉为“头昏、眩晕”的患者，都要用血压计测量患者的血压高低，若血压较高且临床症状较明显时，老师会配合降血压的西药，这样可迅速改善患者的病情，同时避免患者血压长时间处于较高状态而导致的心脑血管急性病症的发生。现代中医临床，三个指头、一个枕头的时代已经成为历史，“发皇古义，融会新知”是科技高速发展的今天对中医人的时代要求，而曾定伦老师是激励我们不断前行的践行者和带路人。

（二）中医辨证思路总结

辨证论治是中医认识和治疗疾病的基本原则，是中医学对疾病研究和处理的一种独特的方法，也是中医治疗艺术的集中体现，分为辨证和论治两个过程。辨证即是认证识证的过程。“证”是对机体在疾病发展过程中某一阶段病理反应的概括，包括病变的部位、原因、性质及邪正关系，反映这一阶段病理变化的本质。因而，证比症状更全面、更深刻、更正确地揭示疾病的本质。“辨证”就是把四诊（望诊、闻诊、问诊、切诊）所收集的资料、症状和体征，通过分析、综合，辨清疾病的病因、性质、部位，以及邪正之间的关系，概括、判断为某种性质的证。论治，又称为“施治”，即根据辨证的结果，确定相应的治疗方法。辨证是决定治疗的前提和依据，论治是治疗疾病的手段和方法。通过辨证论治的效果可以检验辨证论治的正确与否。辨证和论治，是诊治疾病过程中相互联系、不可分割的两个方面，是理论和实践相结合的体现，是中医理法方药在临床上的具体运用。

1. 辨证首重明理，理明则法立，法立则方药出

中医在漫长的发展过程中，逐步形成了自己的理论体系，这个体系以整体观和辨证论治为主要特点，由理、法、方、药4个方面有机组合而成。在临床实践中，曾老师十分重视对中医“理”的学习和探究，他认为：中医辨证论治，是应用理法方药认识、治疗疾病的过程，首重明理，理明则法立，法立则方药出，据理依法处方施药，疗效才能有保证。理是中医药基本理论，法是治疗法则，方是方剂组成，药是药物应用，四者是不可分割的整体，理中有法，法中有理，理法本身来源于运用方药治疗疾病的临床实践，是临床医疗实践的总结和提高，同时它又倒过来指导组方与施药的实践。《素问·方盛衰论》云：“是以圣人持诊之道，先后阴阳而持之，……诊合微之事，追阴阳之变，章五中之情，其中之论，取虚实之要，定五度之事，知此乃足以诊。”

中医临床诊疗过程是以“证因法治”为序，首先通过四诊收集患者症状，包括舌苔、脉象，然后通过辨证审证求因，分析病因病机，确定治疗法则，最后组方遣药，而审证求因、分析病因病机、确定治疗法则这个过程，就会涉及运用中医药基本理论如邪正虚实、阴阳五行、气血津液、脏腑经络、药物性味归经等相关理论，在这些理论的指导下进行辨证论治、组方遣药，整个诊疗过程体现了中医理论指导下的辨证思维过程。《黄帝内经》之所以被誉为中医药学第一经典著作，成为学习、研究中医学必读之书，就是因为该书为中医学发展奠定了理论基础，如藏象学说、气血津液理

论、病因病机学说、经络针灸理论等，其确定的临床诊断、治疗原则至今仍指导中医医疗实践。《黄帝内经》以降，历代中医大家在长期的医疗实践中不断充实、发展、完善着中医理论，这些理论就隐藏在历代中医经典著作中，所以曾老师主张：要做好中医临床，最基本也是最重要的是对中医理论有一个全面、扎实的掌握，即首要“明理”。要做到这一点，读经典是唯一的途径。孙思邈在《大医习业》中云：“凡欲为大医，必须谙《素问》《甲乙》《黄帝针经》……张仲景、王叔和……等诸部经方，……并须精熟，如此乃得为大医。若不尔者，如无目夜游，动致颠殒。”历代著名医家，无一不是熟读中医经典，对中医理论了熟于胸，并且结合自身医疗实践，提出新的观点，不断发展和丰富中医理论，在此理论指导下深化和扩大了某些治疗法则的应用，或创制了新的治则，研制和阐述体现自己学术思想的方剂和药物。金元四大家就是典型的例子。刘完素发《内经》五运六气之幽微，受《素问》病机十九条的启示，对火热病证详加阐发，提出“肌腑六气病机、玄府气液”理论，倡“六气皆从火化”“五志过极皆为热甚”“六经传受皆为热证”等新说，提出祛风泻火、清热燥湿等治则，创用天水散、凉膈散等以寒凉为主的方剂，形成寒凉学派。

纵观中医学发展史，每一次中医理论的创新和发展必然导致治则治法的改变，继而出现新的治疗处方。例如中风，唐代以前医家多以外风“内虚邪中”立论，所以其治则和方药主以辛温之药驱风逐邪而扶正相兼，如大续命汤、小续命汤、大秦艽汤等。金元开始提出“内风说”。刘河间认为是“心火暴甚”，李东垣认为是“本气自虚”，朱震亨则提出“痰湿生热”，基于这些理论，诸医家提出了滋阴清热、益气健脾、祛湿化痰等方法。清代王清任从气血理论着手，认为中风后期之瘀血阻络是由于气虚无力行血造成，故用益气活血法，创立“补阳还五汤”，重用黄芪，益气行血。清后期张伯龙、张山雷等人则根据《内经》“血之与气并走于上，则为大厥”的论述，结合西医知识，提出中风病“气血交并于上，冲激脑气筋”之病机理论，其治则强调“平肝潜阳，豁痰开窍”。可以看出，随着后世中风病机理论发展，其治则和方药与唐代以前也渐渐大相径庭，疗效得到明显的提高。所以曾老师强调，中医理论是指导临床辨证论治的基础，临床辨证论治首在“明理”，理明则辨证准确，立法处方则疗效自然有保证。

2. 抓住基本病机是辨治疾病最关键的环节

病机指疾病发生、发展及变化的机理，包括病因、病性、证候、脏腑气血虚实的变化及其机理，它揭示了疾病发生、发展与变化、转归的本质特点及其基本规律。“病机”二字，首见于《素问·至真要大论》，该篇数次提到病机，并强调其重要性，如“谨候气宜，无失病机”“审察病机，无失气宜”；又从临床常见的病证中，总结归纳出十九条，即后世所称的“病机十九条”。对于“病机”二字的原意，张介宾提出：“机者，要也，变也，病变所由出也。”释为“病之机要”“病之机括”，含有疾病之关键的意思。曾老师认为：临床每一种病都有最基本的病机，它反映患者体内邪正的盛衰，阴阳、气血津液的盈亏，脏腑经络功能的变化等病变本质，辨证论治的关键就是抓住疾病的基本病机。《伤寒论翼·制方大法第七》云："因名立方者，粗工也；据症定方者，中工也；于症中审病机、察病情者，良工也。"清代罗浩《医经余论》说："医者精于四诊，审察病机，毫无遗误，于是立治以用药，因药以配方……上工之能事也。"从临床诊疗过程来看，病机是辨证的依据、论治的基础，对症状的分析、证候的判断皆以病机分析为依据，对临床立法、组方、用药有着直接的指导作用。中医对相应证候所确立的治法，是通过纠正和调整患者体内基本病机而起到治疗作用，这就是《内经》所说的"谨守病机，各司其属"。因此，曾老师提出：提高临床辨证论治水平的前提，实质上是提高临证审察病机的能力。把握疾病的基本病机是提高中医临床疗效的关键。

如何才能准确地抓住疾病的基本病机呢？曾老师主张临证时应紧紧围绕"主诉"进行四诊，收集资料，分析、综合，判断其病因、病位、病性，才能提高准确性。基本病机反映的是疾病发生、发展与变化的一般规律。在疾病状态下，由于病邪作用于人体，破坏了机体阴阳的相对平衡，使脏腑、经络、气血功能紊乱。主诉是患者就诊时最突出的症状或体征，它往往是人体内正邪相争、阴阳偏盛偏衰、脏腑功能紊乱、气血津液亏耗的最突出表现，即引起疾病的主要矛盾。如对一名"发热恶寒，头身疼痛"患者，可以通过四诊，望其舌质的红淡，舌苔的厚薄、黄白，痰涕的清浊，问其发热、恶寒的轻重，汗的有无，口渴与否，切其脉浮沉紧缓，来辨识外感风寒证还是外感风热证，表实证或是表虚证，进而判断基本病机。

3. 辨证中要重视辨别患者体质

体质是人类生命活动的一种重要表现形式，是指人体生命过程中，在先天禀赋和后天获得的基础上所形成的形态结构、生理功能和心理状态方面综合的、相对稳定的固有特质，是人类在生长、发育过程中所形成的，与自然、社会环境相适应的人体个性特征。体质学说则是研究各种体质类型的生理、病理特点，并以此分析机体在发病前的一种潜在趋势和对疾病的易感性、反应状态、病变的性质和发展趋向，指导预防和治疗的学说。中医对人体体质的论述始于《黄帝内经》,《灵枢·寿夭刚柔》云："人之生也，有刚有柔，有弱有强，有短有长，有阴有阳。"认为先天禀赋对体质形成具有重要决定作用，体质差异与生俱来，有品性之刚柔、气血之强弱、形体之短长、阴阳之不同。《灵枢·通天》指出："天地之间，六合之内，不离于五，人亦应之。"根据阴阳之气的多少与偏盛，将体质分为多阴而无阳之太阴人，多阴少阳之少阴人，多阳而少阴之太阳人、少阳人，以及阴阳之气合和的阴阳平和之人，共 5 种类型，并提出"凡五人者，其态不同，其筋骨气血各不等"。《灵枢·阴阳二十五人》以五行学说为理论依据，将人分为金、木、水、火、土 5 种基本类型，每类型再根据其肤色和形体类型各自推演出 5 种亚型，故体质类型共计 25 种，"先立五行，金木水火土，别其五色，异其五形之人，而二十五人具矣""二十五人之形，血气之所生，别而以候，从外知内”。明确提出根据人体的外貌特征，如形体、面色、手足状况及步态行为等，可分析体质特征的差异。对于人体体质特征差异性的分析和辨识，其目的在于指导临床医疗实践，如《素问·三部九候论》所言：“必先度其形之肥瘦，以调其气之虚实。”

曾老师主张在临床辨证中除了需要运用八纲、卫气营血、脏腑辨证内容来确定疾病的病位、病性、邪正关系、脏腑病位外，还要重视对患者体质的辨识。他认为患者体质类型对于所患疾病的病性、邪正关系的辨识和论治中具体的遣方用药具有重要的指导价值，是中医理论中“三因制宜”中“因人制宜”思想的体现。如临床中遇一湿热体质患者，平素无病状态下多呈现舌质偏红、苔黄滑或黄腻的情况，患者以“四肢关节疼痛”来诊。根据其主诉诊断为中医学之“痹症”，但不能因为患者的红舌、黄腻苔就辨为湿热痹症；通过询问患者临床症状，其表现为“怕冷，受凉则发，关节冷痛，得热则舒，摸凉水则痛甚”的情况，曾老师断为寒湿痹症，采用“乌附麻辛姜桂汤”，根据其体质对治疗药物的反应性，合四妙散加减6剂，患者服后霍然而愈。

4. 衷中参西，辨病与辨证当结合

如果说近代张锡纯提出“衷中参西”是西学东渐的产物，那么作为当代中医，曾老师提倡“衷中参西”则是现代科学和医学发展的必然需求。他主张，西医辨病与中医辨证论治结合是衷中参西的最好形式。中医辨证是在“人天相应”的整体观下，通过司外揣内的思辨方式对疾病特定发展

阶段病因、病位、病性的宏观把握，具有时空性，故一种病可能有多种证，一种证也可能存在于多种疾病中。中医学的辨证思维中，非常强调同病异治和异病同治，这是中医的特点和优势；而与现代科学密切结合的西医学对人体的认识，无论是生理还是病理均较中医的宏观观察细致深入，在对疾病的病理把握和预后趋势的预测上也相对准确，所以中医临床诊疗活动中参考一些西医先进的理论和方法便是非常自然的事情。就现在中医临床“病证结合”的诊治模式而言，它的形成就是对中医现代临床发展需求的一种适应。中医的“证”是对疾病宏观意义上的把握，而西医的“病”则是对局部疾病微观水平上的认识，二者在识病方法上基于不同的思维形式，一个是对证候的归纳，一个是对病理的观察，各有其优势。衷中参西、病证结合的意义就在于将中西医优势进行互补，对疾病宏观表象与微观病理共同把握，使中医临床辨证论治建立在更为科学的基础之上。这种“由内到外”的全面把握才是真正意义上的、与古代“整体论”不同的现代科学的整体观。

（三）和法为治疗杂病根本大法

1. 杂病的渊薮和释义

杂病是中医独有的概念，最早见于《灵枢·杂病》，该篇论述了厥气上逆、心痛、喉痹、疟疾、耳聋、鼻衄、颔痛、项痛、腰痛、膝痛、腹胀、大小便不利、痿厥、呃逆等病的症状、诊断及治疗方法。后世对于杂病研究、论述最著名的医著首推《金匮要略》，张仲景在该书中确立了以病名分类、脏腑辨证为核心、运用四诊八纲对杂病进行辨病辨证治疗的理论体系，是中医临床理、法、方、药治疗体系建立和完善的标志。后世医家承仲景遗绪，各有发明，对杂病著述甚多，推动了杂病病因学及临床辨治的发展，如沈金鳌《杂病源流犀烛》，徐大椿《杂病源》，李东垣《杂病方论》，彭浩《杂病正传》，刘纯《杂病治例》《医宗金鉴·杂病心法要诀》《景岳全书·杂证谟》，霍英兆《杂证全书》，丹波元坚《杂病广要》等。

“杂”为“雜”也，《说文解字》曰：“五彩相会。”《新唐书·艺文志》中作“卒”字讲，训为“众”，“杂病”为“众多”疾病的统称。在《中国医学大辞典》中解释为：“相对于外感病之称。外感不外六经之传变，有统系可寻；杂病则各自为证，连带者少。故除外感病外，统称为杂病，亦曰杂证。《金匮要略》一书为治杂证最古者。”可见杂病是包括除外感病以外的所有疾病的统称。

2. 杂病的病机特点

曾老师认为：杂病相对于外感疾病来讲，有着不同的发病特点，《伤寒论》所论述的外感病主要是指人体感受“风寒”邪气为主的外邪后，不同发病阶段，病程、病位，正气抗邪的不同反应性所表现出不同的临床症状，具有发病急、病程短、病情变化快的特点。杂病病因多样，六淫、七情、饮食、劳逸、房室均可致病。仲景在《金匮要略》中对杂病病因进行了详细的论述："一者，经络受邪入脏腑，为内所因也；二者，四肢九窍，血脉相传，壅塞不通，为外皮肤所中也；三者，房室、金刃、虫兽所伤。"在各篇中更是列出了如痰饮、瘀血、跌仆、金创、蛔虫等具体病因，相较于外感病，杂病具有病因多样、病程长、发病缓、病情相对稳定的特点。

病因多样性导致了杂病病机的复杂性。曾老师认为杂病的病机实质是饮食失常、劳倦内伤、七情过度引起人体脏腑功能失调，或进一步导致机体脏腑气血津液的生成、输布异常，或是由外邪诱发的杂病，如痉、湿、暑病、历节病、痹症等邪气入侵正气不足的人体，导致经络、肢体、脏腑功能的障碍或实质性损害，表现为机体阴阳、表里、寒热、虚实、气血、经络、脏腑的失和状态。这种失和状态又因为患者禀赋的强弱，致病因素的盛微，治疗措施的不当或失治，病程长短，内生痰饮、瘀血、水湿等病理产物凝结积聚，表现出不同的疾病类型，呈现复杂多变的临床症状，具有正虚邪恋、寒热错杂、阴阳互损、气虚血瘀、痰凝津伤，涉及多脏腑功能太过或不及，产生多脏腑间生克乘侮等错综复杂的病机特点。临床治疗中单纯应用汗、吐、下、温、清、消、补等方法不能适应杂病复杂的病机变化，需要综合应用针对多种病机或疾病主要病机的多种治疗方法，以达到调整阴阳、扶正祛邪、调和气血、致津复液、消痰化瘀，从而恢复人体健康的目的，如《素问·至真要大论》说："谨察阴阳之所在而调之，以平为期。"中医治疗"八法"中的"和法"正是适用于杂病这种复杂病机的治疗方法。

3. 和法理论溯源

和法为中医八法之一，具缓和疏解之意，是通过和解或调和的作用，使表里、寒热、虚实的复杂证候，脏腑、阴阳、气血的偏盛偏衰的状态归于平复的方法，恢复到“五脏元真通畅，人即安和”的状态，既张景岳之谓：“和方之剂，和其不和也。”和法既不同于吐、下、汗法，专事攻邪；也不同于补法，专为扶正。和法是根据患者复杂病机，采用温、清、补、下、泻等法综合使用的治疗方法。在中医朴素唯物主义和辩证法观点中，天地之道，万物之纲纪，人体表里、脏腑、气血之本，谓之阴阳。《素问·生气通天论》云：“圣人陈阴阳，筋脉和同，骨髓坚固，气血皆从，如是则内外调和，邪不能害”“阴平阳秘，精神乃治；阴阳离决，精气乃决。”故而人体内外调和、气血皆从的“阴平阳秘”状态即可谓“和”。《素问·调经论》曰：“血气不和，百病乃变化而生。”《素问·生气通天论》云：“凡阴阳之要，阳秘乃固。两者不和，若春无秋，若冬无夏，固而和之，是谓圣度。”中医治疗疾病的终极目的就是恢复人体“阴阳调和”的状态，如张仲景云：“若发汗，若吐，若下，若亡血、亡津液，阴阳自和者，必自愈。”可以看出和法是调节机体阴阳、气血、脏腑功能偏盛、偏衰状态的一种方法。

曾定伦老师认为，和法之用包括和解和调和两层含义。和解，即和解少阳，是治疗病邪在半表半里的一种方法，成无己在《伤寒明理论》中说：“半表半里既非发汗之所宜，又非吐下之所对，是当和解则可也。”调和，内涵则较广，正如戴天章所说："寒热并用之谓和，补泻和剂之谓和，表里双解之谓和，平其亢厉之谓和。"何廉臣又增"苦辛分消，平其复遗，调其气血"，更扩大了和法在临床上的应用。曾老师主张，凡脏腑功能失调，气血不和或寒热混杂或虚实互见的病症，凡邪在少阳、蓦原，以及肝脾不和、肠寒胃热、脾胃不和、气血失调等疾病都可以用和法，祛寒除热，调其偏盛，扶其不和，使病去人安，如《素问·至真要大论》所云："谨守病机，各司其属，有者求之，无者求之，盛者责之，虚者责之，必先五脏，疏其血气，令其调达，而致和平。"正是因为和法是采用多种治疗方法去除复杂病机，使机体失和的病理状态得以恢复平衡，适合杂病的病理状态和病机特点，故曾老师认为和法为杂病治疗的根本大法，具有特殊的意义。

4.《金匮要略》是运用和法治疗杂病的典范

《金匮要略》是治疗杂病的专著，在该书中张仲景充分体现《内经》"谨查阴阳而调，以平为期"的治疗原则。人体阴阳平衡的紊乱是疾病发生、发展的基本原因，治疗的目的在于恢复阴阳平衡状态。曾老师认为阴平阳秘的状态不是静止的、绝对的平衡，是此消彼长、转化相因的动态过程，所以平调阴阳不是简单的"寒者热之，热者寒之，虚则补之，实则泻之"，而是通过去除病因或病理产物，调整人体脏腑、经络、气血津液的失衡状态，使机体重新找回维持"阳化气，阴成形，阳生阴长，阳收阴藏"的能力，而仲景《金匮要略》中充满着"平调阴阳"的和法智慧，值得我们深入总结，系统研究。

5. 杂病中常见和法举隅

（1）调和营卫：《灵枢·邪客》云：“营气者，泌其津液，注之于脉，化以为血，以荣四末，内注五脏六腑……卫气者，出其悍气之慓疾，而先行于四末分肉皮肤之间而不休者也……”营阴和卫阳是水谷精微所生，在人体内分别起着温煦防御功能和濡养滋润作用的两种物质，它们同源二歧，生理上相互依存，病理上相互影响。《伤寒论》53 条中：“病常自汗出者，此为荣气和，荣气和者，外不谐，以卫气不与荣气和谐故尔。以荣行脉中，卫行脉外。复发其汗，荣卫和则愈，宜桂枝汤。”后世皆云桂枝汤为解肌发表、调阴阳、和营卫第一方。方中以桂枝、生姜辛甘发散化阳开卫郁，酸甘收敛化阴合营阴，一开一合，调阴阳，和营卫。《金匮要略》中仲景用其治疗“妇人得平脉，阴脉小弱，其人渴，不能食，无寒热”之妊娠恶阻证，调和阴阳，平冲降逆；应用瓜蒌桂枝汤治疗“身体强，几几然，脉反沉迟”之柔痉，以桂枝汤调和营卫，瓜蒌根清热生津；用小建中汤甘温补中，使人体阴阳气血相生相和，治疗虚痨里急之“腹中痛，悸，衄，梦失精，四肢酸疼，手足烦热，咽干口燥”。应用调和阴阳、暖肝以平冲降逆之桂枝加桂汤，治疗阳虚寒逆之奔豚气病。

（2）表里双解：表里双解主要用于表里双感证的治疗。表里双感证根据表、里证候病机不同，又有解表温里、解表攻里等不同。如《金匮要略·腹满寒疝宿食病脉证治》大柴胡汤治疗“按之心下满痛”之少阳阳明合病腹满症，用小柴胡汤和解少阳表邪，大黄、枳实通畅阳明腑实里邪；若外感风寒表证兼有腹满不通里实证者，症见“腹满，发热十日，脉浮而数，饮食如故”者，方用厚朴七物汤表里双解，以生大黄、厚朴、枳实行气导滞，除满去里实；桂枝汤去芍药之酸涩收敛，和卫以解表寒。对于表里俱寒，里寒壅盛，阳气凝滞，内脏失温之寒疝，症见“腹中痛，逆冷，手足不仁，身疼痛，灸刺诸药不能治”，仲景予乌头桂枝汤。乌头祛寒止痛，桂枝汤调营和卫解表，双解表里寒邪。对于表里双解法，曾定伦老师认为，上述诸法为表里双感证中可用一方一举“表里双解”治疗的情况，而在《金匮要略》中仲景还列举了表里双感证不能一举而治，需要先后序贯治疗的表里双解法，如《呕吐哕下利病脉证治》“下利腹胀满，身体疼痛者”之中脏虚寒下痢兼有表寒证者，用四逆汤“先温其里”，待脾肾阳复，里虚寒除后再用桂枝汤“乃攻其表”，表里双解。这充分体现了张仲景在《脏腑经络先后病篇》中“得下利清谷不止，身体疼痛者，急当救里；后身体疼痛，清便自调者，急当救表”，治疗杂病当分表里先后、标本缓急的精神。

（3）寒热并用：寒热并用法主要治疗寒热错杂证。寒热错杂证是由于寒热邪气并存共患，或阴寒之体感受热邪，或阳盛之躯感受寒邪，或因寒致热，或因热致寒，表现出寒、热共见错杂的证候。由于症状复杂，如纯用温法，则热邪不除而火愈炽，如纯用清法，则寒邪难消而水更盛，因此，需要寒热并用。由于脾与胃生理功能上纳运结合，升降相因，燥湿相济，相反相成，病理上相互影响，导致脾胃病寒热错杂证较多见。如治疗“呕而肠鸣，心下痞者”之半夏泻心汤，用辛温开泄、温中散寒之干姜与苦寒降泻，泄痞清热之芩连共用，治疗寒热错杂、升降失常的中虚痞满证；而乌梅丸治疗“腹痛，吐蛔，手足厥冷，静而复时烦，得食而呕”，上（膈胃）热下（肠）寒之蛔厥证，采用附子、干姜、桂枝、川椒、细辛辛热通阳，温散中下焦虚寒；黄芩、黄连苦寒燥湿，泄内扰膈上之郁热，寒热共用，清上温下而病愈。又如治疗外感风寒、内有蕴热之表寒里热证的大青龙汤，方中麻黄、桂枝、生姜辛温发散风寒而解表，石膏辛寒清泄内热以治里，寒热并用，表里同治。如此寒热并施，可使寒热分消，患者体内寒热互结，或上热下寒、或外寒里热的错杂状态解除，使人体阴阳归于平衡。

（4）调理气血：《灵枢·痈疽》云：“中焦出气如露，上注溪谷，而渗孙脉，津液和调，变化而赤为血。”《灵枢·决气》曰：“上焦开发，宣五谷味，熏肤充身泽毛，若雾露之溉，是谓气。”气与血均为构成人体和维持人体生命活动的基本物质，来源于先天之精和后天脾胃对饮食物的消化、吸收，气血的病理变化主要为生成不足和运行失常，由于气与血在生化、输布上密切相关（气能生血、气能行血、气能摄血、血为气母），在临床病理状态下多相互影响，相兼为病，出现气血亏虚、气虚血瘀、气滞血瘀、气不摄血、气随血脱等证，故治疗上需要气血并调。如妇人妊娠，当补益气血，使胎元滋养有源，仲景用“当归散”，当归、川芎、芍药养血，白术补气，黄芩清郁热安胎，气血双补；养胎之“白术散”也是白术益气，当归补血，气血双补之方；而因妇人产后气血郁滞出现“产后腹痛，烦满不得卧”，仲景制“枳实芍药散”，枳实行气导滞，芍药养血行血，两药合用，缓解止痛，入血行滞，和血止痛。

（5）分消上下：“清邪居上，浊邪居下……湿伤于下，雾伤于上。”病邪伤人，因病邪性质、患者正虚部位，治疗后邪气进退、衍化之不同，病位有不同。内伤杂病往往见多部位、多脏器受邪，病邪充斥上下的情况，汗吐而越，则居下之邪不解，通下而祛，则在上之邪流连，此时需因势利导，祛邪以近，上下分消，一举而痊。酒黄疸，湿热内蕴中焦，心经郁热内扰而见“心中懊侬，或热痛”，仲景用栀子大黄汤，栀子、淡豆豉辛散郁热，清火除烦，使郁热从上而解；生大黄、枳实通腑泻热，行气导滞，使湿热从下而除。上下分消，邪热得尽。再如水肿的治疗，仲景云：“诸有水者，腰以下肿，当利小便；腰以上肿，当发汗乃愈。”临床上见水饮充斥全身，弥漫三焦，见“一身面目悉肿，脉沉，小便不利”者，仲景采用发汗和利小便相结合的办法，予越婢加术汤，麻黄配生姜、石膏，辛散发汗，宣肺行水，使水湿从皮毛而除；白术健脾利水，使水饮从小便而出。上下分消，水饮得平。

（6）复其升降：《素问·六微旨大论》云：“升降出入，无器不有。”中医认为升降运动是生命活动的内在表现形式，气血津液的输布、脏腑功能活动都通过升降出入来体现，如肝升肺降、脾升清、胃降浊等，疾病状态下往往会表现出升降运动的失常。这其中最常见的是脾胃升降失常，如半夏泻心汤证，中焦失运，气机痞塞而见“心下痞”；脾不升清，胃失和降，故而“呕而肠鸣”。方中干姜辛热温中，散脾之寒湿，复其升健；黄芩、黄连苦寒燥湿，泻热和降胃气，治疗寒热错杂、升降失常的中虚痞满证；胃虚有热、气逆不降之呃逆证，胃虚宜补，内热宜清，气逆宜降，仲景立清补降逆之法，予橘皮竹茹汤，方中橘皮辛温，行气和胃以止呃；竹茹甘寒，清热安胃以止呕；人参甘温，益气补虚，与橘皮合用，行中有补；生姜辛温，和胃止呕，与竹茹合用，清中有温；再合甘草、大枣助人参益气补中以治胃虚。补而不滞，清而不寒，使胃虚得补，胃热得清，胃逆则降。

（7）攻补兼施：杂病中正虚邪恋证，此时攻邪则正气不支，扶正又邪实愈壅，唯有邪正兼顾，攻补兼施，方为两全之策。如八味肾气丸治疗“虚劳腰痛，少腹拘急，小便不利者”，方中地黄、山茱萸、山药滋肾阴，桂枝、附子温肾阳，双补肾之阴阳，而泽泻利肾水，牡丹皮泻肝火，茯苓渗脾湿，攻邪不伤正，扶正不敛邪；治疗“五劳七伤，虚极羸瘦，内有瘀血内阻”，症见“腹满不能饮食，肌肤甲错，两目黯黑”的大黄䗪虫丸；治疗人体气血阴阳亏虚，“虚劳诸不足，风气百疾”之薯蓣丸。均是《金匮要略》中攻补兼施的著名方剂。

综上所述，曾老师提出内科杂病具有“病程长，病情复杂，涉及多脏腑，多系统损害”的特点和复杂的脏腑病机，使得应用多种治疗手段，恢复失衡机体平衡状态为目的的“和法”成为治疗杂病的根本大法。正如俞根初所言：“其间寒热杂感，湿燥互见，虚实混淆，阴阳疑似，非富于经验而手敏心灵、随机应变者，决不足当此重任。”临证以“表里双解，三焦共治，温凉合用，通补兼施者，最为多数”。伤寒坏证如此，内伤杂病亦然。

（四）“理脾胃，活枢机，复升降”在治疗疑难病中的作用和地位

1. 深究脾升胃降生理

运动是物质的属性，也是生命活动的表现，中医认为人的生命活动依赖于气的升降出入运动，从而保证人体不断从自然界中摄取生命活动所需要的物质，并通过气化，升清降浊，供应人体新陈代谢，促进生命活动正常进行，如《素问·六微旨大论》云：“出入废则神机化灭，升降息则气立孤危。故非出入，则无以生长壮老已；非升降，则无以生长化收藏。”气的运动形式称为“气机”，气机输布运行是五脏功能活动的重要特征，其共同的基本形式为“升降出入”，而五脏因为生理功能不同，在全身气机输布、运行上各具特点，《素问·刺禁论》中“脏有要害，不可不查。肝生于左，肺藏于右，心部于表，肾治于里，脾为之使，胃为之市”，明言五脏在气机运动方式上的不同表现及相互关系。

对于脾胃的生理功能，曾定伦老师认为《内经》条文中“脾为之使，胃为之市”包含两层意思。①脾胃为后天之本，气血生化之源。杨上善注云：“脾为土，旺四季。脾行谷气，以资四脏，故为使也；胃为脾府，贮五谷，授气与

脾，以资四脏，故为市。”王冰释之云：“营动不已，糟粕水谷，故使者也；水谷所归，五味皆入，如市杂，故为市也。”姚止庵《素问经注节解》云：“趋走不息谓之使，脾主运化水谷，以营养一身。百物聚集谓之市，胃谓水谷之海，以变化五味。”血液、津液等营养物质的生成是由饮食物进入胃腔，经过脾胃的消化、小肠的吸收，泌别清浊，其清者由脾传输心肺，气化而成。《内经》条文中对脾胃化生气血精微物质等“后天之本”的作用进行了详细的论述。《素问·灵兰秘典论》云：“脾胃者，仓廪之官，五味出焉。”《灵枢·营卫生会》云：“中焦亦并胃中，出三焦之后。此所受气者，泌糟粕，蒸津液，化其精微，上注于肺脉，乃化而为血。”《灵枢·决气》云：“中焦受气取汁，变化而赤，是谓血。”故后世云：脾能藏纳营血。李中梓在《医宗必读》中说：“一有此生，必资谷气，谷入于胃，洒陈于六腑而气至，和调于五脏而血生，而人资之以为生者也，故曰后天之本在脾。”②脾胃位居中州，功擅长转枢气机，为三焦气机之枢纽。朱震亨《格致余论》释之曰：“脾居坤静之德，而有乾健之运，故能使心肺之阳降，肾肝之阴升，而成天地之交泰，是为无病之人。”吴达《医学求是·血证求源论》亦云：“五行之升降，以气不以质也。而升降之权，又在中气，……水火之上下交济者，升则赖脾气之左旋，降则赖胃土之右转也。故中气旺，则脾升而胃降，四象得以轮旋。中气败，则脾郁而胃逆，四象失其运行矣。”胃受盛腐熟水谷，主受纳；脾“为胃行其津液”，主运化。脾主升清，胃主降浊，两者在生理功能上纳运结合，升降相因，燥湿相济，不但共同行使对饮食物受盛、腐熟、运化的功能，而且两者共居中焦，为气机升降的枢纽。故曾老师认为《素问·刺禁论》中左右表里并非解剖部位，而是说明五脏在气化功能中的作用和地位——肝升肺降，心表肾里，脾胃转枢气机为气机输布、运行的中心枢纽，如此人体气机输布、运行，构成了一个动态的、连续的、完整的系统，而这个系统中脾胃位居中焦，有升有降，通连表里内外上下，如枢盘，似车轴，密切配合，不仅帮助各脏气机的输布，也制约各脏气机的过度升降，维持其和谐状态，起着调度、协调的作用。如黄元御在《四圣心源·中气》中云："脾为己土，以太阴而主升；胃为戊土，以阳明而主降。升降之权，则在阴阳之交，是谓中气。胃主受盛，脾主消磨，中气旺则胃降而善纳，脾升而善磨，水谷腐熟，精气滋生，所以无病。脾升则肾肝亦升，故水土不郁，胃降则心肺亦降，金火不滞。火降则水不下寒，水升则火不上热。平人下温而上清者，以中气之善运也。"

《灵枢·营卫生会》"中焦如沤"是将中医五脏配五行的"整体观"和五行生克制化的"运动观"紧密联系，来全面认识、深入探讨脾胃升降功能作为"后天之本"在运化水谷、生成气血和转枢气机、条畅脏腑生理功能方面的重要作用。

2. 详辨脾胃升降病理

（1）脾胃升降失常对消化吸收功能影响：脾胃为水谷之海，气血生化之源，主饮食物的消化吸收。《脾胃论·天地阴阳生杀之理在于升降浮沉之间论》云："胃为水谷之海，饮食入胃，而精气先输脾归肺，上行春夏之令，以滋养全身，乃清气为天者也。升已而下输膀胱，行秋冬之令，为传化糟粕，转味而出，乃浊阴为地者也。”饮食物进入人体内，经过脾胃的消化、吸收、分离成精微营养物质和糟粕后，需要通过脾胃升降功能将水谷精微输布全身，而将糟粕向下传导给大小肠，一旦脾胃升降失常，就会出现饮食物消化、吸收及营养物质输布、糟粕排泄异常的疾病。如胃失和降，胃气上逆，饮食物不能在胃腑中正常受纳、腐熟，引起呕吐、呃逆、噎膈、脘胀等病症；而脾不升清，运化功能亦受影响，饮食物消化、吸收及精微物质向上输布障碍，流趋于下而至肠腑，导致纳呆、腹胀、腹泻等发生。如《素问·阴阳应象大论》云：“清气在下，则生飧泄；浊气在上，则生䐜胀，此阴阳反作，病之逆从也。”

（2）脾胃升降功能失常对津液代谢的影响：水谷精微中津液是重要组成部分，也是人体必需的营养物质，《素问·经脉别论》云：“饮入于胃，游溢精气，上输于脾。脾气散精，上归于肺，通调水道，下输膀胱。水精四布，五经并行。”曾定伦老师认为脾胃的运化功能和脾的散精功能在津液生成、输布中起着至关重要的作用，具体表现在两方面。一是脾胃自身对水饮运化、输布的作用。水液进入人体后首先经过胃腑受纳、吸收，游溢精气，同时将多余的水液在肺肃降功能的配合下传输到大小肠及膀胱。水液精气传输到脾后，通过脾脏运化、升清作用将水液进一步消化、吸收为精微物质——津与液，并通过“灌溉四旁”的作用，直接将津液输布全身四肢百骸。一则津液代谢需要五脏气机升降出入协调完成，而脾胃为气机升降枢纽，对肺气宣发和肃降、肾气蒸腾和气化、三焦气机通畅均起着调节作用。脾胃升降功能失常，脾不升清，肺金失养，宣肃失司，无力行其通调水道、下输膀胱之职能，脾不能为胃行其津液，水饮停于胃脘，胃失和降，于是水精不能四布，五经焉得并行，导致水谷之湿郁而不化，积于腹中则气行受阻而发为胀满，外溢皮肤则积于肌腠而成浮肿，故《素问·至真要大论》云："诸湿肿满，皆属于脾。"提出"大肠主津，小肠主液"，完善中医脏腑理论的李东垣仍然认为脾胃是津液代谢的关键，"大肠主津，小肠主液，大肠、小肠受胃之荣气，乃能行津液于上焦，灌溉皮肤，充实腠理"（《脾胃论·大肠小肠五脏皆属于胃胃虚则俱病论》）。

（3）脾胃升降失常对肢体九窍的影响：五官分属于五脏，为五脏之外候，"五脏常内阅于上七窍"，五脏精气分别注于七窍，故脏腑内在病变必然引起五官九窍的变化。五脏之中，由于脾胃在水谷精微生成、输布和气机输布中的枢纽作用，脾胃升降功能失常易导致五官九窍的疾病。《素问·阴阳应象大论》云："谷气通于脾。六经为川，肠胃为海，九窍为水注之气。九窍者，五脏主之。五脏皆得胃气，乃能通利。"充分说明了九窍与五脏和脾胃之间的关系。若脾胃升降失调，五脏枢机不利，痞塞中满，加之五脏得不到后天水谷精微物质的濡养，则会出现九窍不利。明·薛己在论治头面部疾患时，指出："脾胃发生元气不能上升，邪害空窍，故不利而不闻香臭者，宜养脾胃，使阳气上升，则鼻通矣。"同样，脾升胃降对人体四肢所需要的水谷精微物质的“至经”，维持四肢正常运动功能起着关键作用。《素问·太阴阳明论》云：“四肢皆禀气于胃，而不得至经，必因于脾，乃得禀也。今脾病，不能为胃行其津液，四肢不得禀水谷气，气日以衰，脉道不利，筋骨肌肉，皆无气以生，故不用焉。”脾胃受纳运化、升清降浊功能正常，水谷精微物质充盛，则营卫协调，五脏安和。清阳上升则耳聪目明，腠理固密，筋骨强劲；浊阴下降则湿浊渗泄，下窍通利，脏腑调和。故《素问·玉机真脏论》曰：“脾太过，则令人四肢不举，其不及，则令人九窍不通，名曰重强。”

（4）脾胃升降失常对脏腑功能的影响：人体是有机的整体，脾胃为气血生化之源，五脏六腑皆秉脾胃之气以生息。因此脾胃发生病变，必然影响到其他脏腑而引起疾病。黄元御《四圣心源·劳伤解·中气》说：“脾升则肾肝亦升，故水木不郁；胃降则心肺亦降，金火不滞。火降则水不下寒，水升则火不上热。平人下温而上清者，以中气之善运也。”若脾胃虚弱，水谷精微生成不足，脾升清化赤为血减少，则营血大亏，心失所养而见心悸、失眠、多梦等症；脾胃升降失常，清浊困阻中焦，土壅木郁，则肝失条达，气机郁滞而生脘胁胀满、呕吐、吞酸等症；脾虚胃弱，气血匮乏，不能上输于肺，土不生金，则肺气失养，宣肃乖戾而见气短、胸满、咳嗽、喘息、痰多之症。《素灵微蕴·喘解》云：“肺气上逆之病也，而肺逆之原，则在于胃。脾以太阴而主升，胃以阳明而主降。……肺胃不降，病在上焦，而究其根本，则缘中气之虚。中气者，阴阳升降之枢轴也。……故脾胃转运，升降无阻。中气虚损，阴旺湿滋，堙郁不运，则脾不上升而清气常陷，胃不下降而浊气常逆，自然之理也。”脾胃虚弱，土不制水，则水湿壅盛，下流于肾，后天气血匮乏则先天之精失于濡养，肾之蒸腾气化功能不足而生肾病。曾定伦老师认为脏腑功能是人生命活动的核心，而脾胃在脏腑气机和功能调节中具有重要地位，善治脾胃者可以调五脏，因此老师治疗疑难重症，常从调理脾胃气机，复其升降入手。正如周慎斋所言：“诸病不愈，必寻到脾胃之中，方无一失，何以言之？脾胃一虚，四脏皆无生气，故疾病日久矣。万物从土而生，亦从土而归，补肾不如补脾，此之谓也。治病不愈，寻到脾胃而愈者颇多。”

3. 调脾胃，活枢机，复升降，乃疑难病治则

疑难病是指病因未明，临床症状纷繁复杂，寒热错杂，虚实互见，诊断不清，治疗掣肘，病程长，医治难度较大的一类疾病的总称。“损伤脾胃，真气下溜，或下泄而久不能升，是有秋冬而无春夏，乃生长之用陷于殒杀之气，而百病皆起；或久升而不降亦病焉。”李东垣认为临床许多因素皆可损伤脾胃，使脏腑真气下陷，就如只有秋冬的降沉，而无春夏的升浮，便会导致生长的功用下陷于肃杀的地气中，因而各种疾病都会发生。反之，如果清气久升而无降，就像只有春夏而无秋冬降沉，同样也会发生疾病。由于脾胃居中焦，通达四旁，其气之升，上养心肺，其气之降，下濡肝肾，化生气血津液，条畅五脏气机，滋养四肢百骸，皮肉筋骨，五官九窍，故曾定伦老师在辨治内科疑难病中非常重视通过调理脾胃，恢复气机升降来达到治疗的目的。

（1）疑病多气滞痰阻，复升降以行气滞，健脾胃以消痰浊：中医理论中气的升降出入变化称之为“气机、气化”，是人体正常生命状态的表现形式，张景岳有云：“凡有余之病，由气之实；不足之病，因气之虚。如风寒、积滞、痰饮、瘀血之属，气不行则邪不除，此气之实也；虚劳、遗漏、亡阳、失血之属，气不固则元不复，此气之虚也。虽曰泻火，实所以降气也；虽曰补阴，实所以生气也。气聚则生，气散则死。”“气血冲和，百病不生。一有怫郁，诸病生焉。”疑病患者临床症状多纷繁复杂，阴阳表里，寒热虚实，疑似难辨，患者往往自诉病痛很多，涉及多系统、多脏腑异常，但大多查无实质性病变，或虽疑为实质性病变，而又不能定性、定位，明确诊断。临床上常以心身疾病、功能性疾病及亚健康状态者为主，多“无形”可辨，年深日久或失治误治可发展为器质性损害。曾定伦老师认为这类患者中医病机共同的特点是：气滞痰阻。首先邪侵伤正，气机不畅，继而脏腑升降失调，气滞则津停痰聚，失治误治，损伤脾胃，脾胃升降失常进一步郁阻气机，导致痰浊、水湿、瘀血等有形实邪内聚，而见病症百出。如肝脾病机，肝性曲直、喜条达，一有抑郁，最常见横逆犯脾，如仲景所说：“见肝之病，知肝传脾，当先实脾。”同样，脾虚湿困或胃气不和，脾胃升降失常致中焦气机不畅，也可见土湿侮木，肝木不疏，而见脘腹胀满、呃逆嗳气、纳呆食少、饥不能食等症状。脾困失运，胃不散精，气机郁滞，气不布津，则液聚为痰。痰气交阻，随气上下，无处不到，既可内及脏腑筋膜，亦可外流骨节经络，表现出不同的脏腑经络见症，从而疑症百出，复杂难辨。治疗此类疾病，曾定伦老师主张抓住气滞痰阻的病机，以行三焦气机而复升降、健脾胃运化以祛痰浊为主要法则，脾胃升降调和则五脏六腑气机顺畅，心神得主，肺复宣肃，肝能疏泄，肾主封藏，各尽其功能，则三焦元真通畅，气血运行复长，水液代谢正常，无生痰助湿之源，则病可愈。

（2）难病多痰凝络瘀，调脾胃，复升降以化痰通络：难病是指临床上诊断清楚，病因明确，但病情顽固，易于反复，病期冗长，病位深痼，涉及多个脏腑，常规辨治疗效较差的疾病，如胸痹（冠心病）、中风病、历节病、癫痫、瘿瘤等。曾老师认为该类疾病或因外感六淫、内伤七情，导致湿滞痰浊、血瘀食积等有形实邪内停脏腑；或因病程较长，反复发作，迁延难愈，失治误治，药石杂投，损伤中焦运化，阻遏气机，脾运失常，胃失和降，枢机不畅；或因脾胃素虚，脾不升清，胃失降浊，或他脏病损，影响脾胃枢机，久之则三焦气滞，水泛津停，生湿酿痰，痰气交阻，气不行血，营血涩滞，脉络不畅而为瘀，“病久入深，荣卫之行涩，经络时疏”“邪客于皮毛，入舍于孙络，留而不去，闭塞不通，不得入于经，流溢大络而生奇病”（《素问·缪刺论》）。对于该类疾病治疗，曾定伦老师主张抓住“痰凝络瘀”病机。脾胃不但为气机升降枢纽，也是生痰蕴湿之源，主统血，为疾病的根源所在，故健脾胃以化痰浊，复升降以行气郁，理气机以消瘀血，此为根本大法，临床治疗时需要根据疾病病种不同，疾病所属脏腑之不同，灵活加减应用。

（3）杂病多虚实兼夹，温脾升清补其虚，清胃降浊去其实：内伤杂病涉及多个系统，内而脏腑经络，外而四肢孔窍。病机涉及气血、阴阳、表里、寒热、虚实，临床多见兼夹为病。《素问·太阴阳明论》曰："阳道实，阴道虚。故犯贼风虚邪者，阳受之；食饮不节，起居不时者，阴受之。阳受之则入六腑，阴受之则入五脏。入六腑则身热，不时卧，上为喘呼；入五脏则䐜满闭塞，下为飧泄，久为肠澼。""阳"指阳明胃腑，"阴"指太阴脾脏。胃主降浊，推陈致新，病则腑气不通，浊气不降，糟粕不行，且阳明之病易于化热燥结，故病则多从燥化、热化，易为实热之证。脾主运化、升清，病则水谷精微不能化生，清阳不升，脾气易虚，且湿易伤脾，故脾病多虚证、寒证。"阳道实，阴道虚"对胃病多实、脾病多虚的病机趋向作了高度概括，后世对此总结为"实则阳明，虚则太阴"。然而脾胃两脏密切相关，生理上纳运结合，升降相因，燥湿相济，病理上亦相互影响，故脾胃病常常虚实互见，寒热错杂，在此基础上影响其他脏腑，引起人体脏腑、气血紊乱，而导致内伤杂病的发生。所以曾定伦老师主张通过调理脾胃，复其气机升降来治疗内伤杂病。如营卫气血不足者，以健脾和胃，助其生化之源而治之；五脏精气血津液诸不足者，通过补脾胃、养后天之本，以充气血阴精，养五脏之体用，李东垣所谓"调脾胃以安五脏"，叶天士所指"上下交损，治其中"；四肢经络病变者，运脾胃以使水谷胃气得禀于四肢百骸，宗筋得润，束利机关；五官九窍病变者，调脾胃升降，使清气得升而灌注九窍，濡养五官，使浊气下降而不上壅为痰、上泛为湿，则九窍开利，五官清静。

综上所述，曾定伦老师“调脾胃，复升降治疗疑难病”的思想是秉承《内》《难》整体观、藏象病机学说，传承《脾胃论》“持中州，达四旁”思想，同时基于对临床疑难、内伤杂病病机的透彻分析和有效临床实践的系统总结而提出的，具有重要的临床指导价值。

（五）“中风‘内风’病机源自《黄帝内经》”说

中风又名卒中，因其起病急骤，症见多端，变化迅速，如风性善行数变，故以“中风”名。关于中风病的病机，中医学界历代均以唐宋、金元分经纬，有唐宋以前以“外风”立论、金元以后主张“内风”为主的论断。《黄帝内经》是中医学理论奠基之作，曾定伦老师提出：《黄帝内经》不但是中风病“内虚邪中”外风病机的理论源头，更是中风病“内虚积损”内风病机的学术肇端。

1. 中医学界对“中风”病机的传统认识

中风的病因病机阐述，几乎所有近代文献及中医典籍（包括各版全日制中医院校教科书）均提出分为两个阶段：唐宋以前主以“外风”，以“内虚邪中”立论，如《灵枢·刺节真邪》云：“虚邪偏客于身半，其入深，内居荣卫，荣卫稍衰，则真气去，邪气独留，发为偏枯。”仲景宗其旨意，在《金匮要略》中首创“中风”病名，倡中风病“脉络空虚，贼邪不泻”之说，并提出根据中风病患者不同临床症状来判断外邪所入侵的病位，“邪在于络，肌肤不仁；邪在于经，即重不胜；邪入于腑，即不识人；邪入于脏，舌即难言，口吐涎”。唐宋以后，特别是金元时代，“中风”病因学说出现一大转折，突出以“内风”立论。如刘河间力主“肾水不足，心火爆甚”，李东垣认为“形盛气衰，正气自虚”，朱震亨主张“湿痰生热生风”。至张景岳倡导“非风”之说，提出“内虚积损”之论：“凡病此者，多以素不能慎，或七情内伤，或酒色过度，先伤五脏之真阴，此致病之本也。再或内劳外伤，复有所触，以损一时之元气；或以年力衰迈，气血将离，则积损为颓，此发病之因也。盖其阴亏于前，而阳损于后，阴陷于下，阳乏于上，以致阴阳相失，精气不交，所以忽尔昏愦，卒然仆倒。”

2.《黄帝内经》关于“中风”病状和“内风”病机条文阐释

《黄帝内经》虽未明确提出“中风”病的病名，但根据“中风”病的临床表现有许多描述性的名称。如卒然昏仆，不省人事者，名之以“仆击、大厥、薄厥、煎厥”；又如半身不遂，语言不利者，以“痱风、偏枯”等为名。曾定伦老师认为《黄帝内经》条文中记载的“大厥、暴厥”等突然昏仆、不省人事为表现的疾病，虽然不完全等同于“中风”病，也可以是“厥证”“痫证”等疾病，但至少包括了“中风”病中脏腑患者的临床病状。他提出：《黄帝内经》不但提出了中风病“内虚邪中”的病机理论，而且对“内虚积损，脏腑亏虚，内风扰动”的“内风”病机更是进行了非常详细、深刻的论述，《黄帝内经》才是中风病“内风”病机的学术源头，其相关条文阐释如下。

（1）阳热火盛，阴精竭绝：《素问·生气通天论》云："阳气者，烦劳则张，精绝，辟积于夏，使人煎厥。目盲不可以视，耳闭不可以听，溃溃乎若坏都，汩汩乎不可止。……有伤于筋，纵，其若不容，汗出偏沮，使人偏枯。""目盲不可以视，耳闭不可以听"描述了中风中脏腑患者的病状；而"阳气者，烦劳则张，精绝"则是指体内阳气亢盛，消烁阴精，虚火上炎，阴精竭绝的病理状态。病情积蓄到夏天，天气酷热，挥汗如雨，更易耗散阴津；阴精、阴液耗散，使阳无所附，亢逆于上而发生"煎厥"；阴血亏少，失于养筋，经脉受损，则出现"体纵、偏枯"的病症。该条文清晰地道出："煎厥""体纵""偏枯"等病症均是由"阳气亢盛，阴精竭绝"的病机所导致的。

（2）精气耗损，五脏内伤：《素问·通评虚实论》云："凡治消瘅、仆击、偏枯、痿厥、气满发逆，肥贵人，则膏粱之疾也。隔塞、闭绝，上下不通，则暴忧之疾也。暴厥而聋，偏塞闭不通，内气暴薄也。""仆击"包括突然仆倒的中风症，"偏枯"则是半身不遂，"痿厥"是昏仆后四肢不用，相当于中风后遗症。该条指出中风病的易患人群：养尊处优，形体肥胖，忧思多虑，情绪波动较大者。并且再次阐述中风病"五脏亏损"的病因病机：膏粱之疾，是伤于酒色，耗伤脾气肾精之病；暴忧之病，即悲忧伤肺，宗气耗散之所病；内气暴厥，郁怒伤肝，气机疏泄失常之所致。该条指出所有上述症状的疾病（包括"中风"病）均是由于饮食、情志、起居、调摄不当，内伤五脏精气所导致的，即后世张景岳所倡"内伤积损"，而不见有外邪所侵的原因。

《素问·脉解》曰：“内夺而厥，则为瘖俳，此肾虚也，少阴不至者，厥也。”“瘖”为声不能出，“俳”为肢体不用，均可见于脑中风患者。“内夺而厥”是指引发该病状的病因：人体五脏精气内损；“此肾虚也，少阴不至者，厥也”，进一步分析了该病的病机：声音出于肺而其本在肾，形强在血而由肾精所化，精气之本皆主于肾，故肾精气不足则为厥也。同样《素问·调经论》“肾藏志……志不足则厥”，《灵枢·本神》“肾藏精，精舍志，肾气虚则厥”，也反复告诉我们中风、厥逆的病机是：肾精气的亏损。

（3）气机紊乱，气血失常：现代医学表明，中风是脑血管出血或梗死导致的大脑功能失常的疾病，而《内经》中即明确提出神志异常的疾病与气血、血脉的密切关系。如《素问·生气通天论》云：“阳气者，大怒则形气绝，而血菀于上，使人薄厥。”肝藏血，主疏泄，大怒伤肝，肝失疏泄，肝气亢上，协血上冲，则发生“薄厥”。《素问·调经论》中：“有者为实，无者为虚。今血与气相失，故为虚焉。血与气并，则为实焉。血之于气并走于上，则为大厥，厥则暴死，气复反则生，气不反则死。”指出“血与气并走于上”是“大厥”的病机，近贤张锡纯释之云：“知其为肝风内动，以致脑充血也。其曰薄厥者，言其脑中所菀之血，激薄其脑部，以至于昏厥也。”同时告诉我们表现为“大厥”的中风中脏腑者“生死一线”的凶险预后，这与现代医学中高血压、脑动脉硬化患者因精神刺激等原因引发脑出血，短时间内死亡的预后相一致。

《素问·大奇论》曰：“脉至如喘，名曰暴厥。暴厥者，不知与人言。”该条是讲：患者脉搏至数急促得像喘气一样。脉为气血循行之所，脉行数乱是气血逆乱的表现，多患有“暴厥”疾病，包括“厥证”和“中风”等疾病；“不知与人言”可见于中风不得言语者，该条下一句则道出了“暴厥”中风患者的病机：“夫人厥则阳气并于上，阴气并于下。阳并于上，则火独光也；阴并于下，则足寒，足寒则胀也。”不得语言者，无气作声也，肺为气之主，肾为气之根，不语当责之肺肾气虚；目昏眩者，无血养睛也，脾主生血，肝主藏血，目无见，责在肝脾无血。阳并于上，阴并于下，此即阴精、营阴亏耗于下，孤阳独亢于上，水火不交之候。

《黄帝内经》上述条文，均是以临床证候表现为名，言其病因病机，先秦古人是在谆谆告诫我们：如仆击、偏枯、痿厥、薄厥、暴厥、失语等可见于“中风”患者之证候，均是由于阴阳失调，阴精受损，五脏内伤，气血循行失常所导致的急性发作的疾病，而无一条提及“感受外邪”。金元之河间、东垣、丹溪及张景岳等后世诸家均是在上述《内经》条文的核心宗旨下，根据自身诊疗经历总结出相应的中风病“内风”病机，所以曾定伦老师认为“中风”病“内风”中医病机起源非在唐宋以后，实则在中医理论的开篇巨著《黄帝内经》之中。

（六）用唯物历史观研究金元时期中医流派形成

中医的创新发展，离不开高质量的传承、吸收和充实，而中医流派研究，学习是中医传承的重要内容，曾定伦老师一贯主张作为一个中医人，应该注重中医流派肇兴和繁荣对中医理论和学术昌盛的贡献。

中医学术流派是在长期的学术传承过程中逐渐形成的，是理论与实践相结合的结晶。在中国古代医学史上曾出现过众多的医学流派，而各学术流派之间的争鸣、渗透与融合，促进了中医学术的发展，使中医理论体系得以不断完善，临床疗效不断提高，最终形成了中医学“一源多流”的学术特色。中医理论的产生与发展既是医学实践积累的产物，也受社会历史文化环境变迁的影响，中医学术流派的形成也与该时代、地域文化影响密切相关。纪晓岚在《四库全书总目提要》中提出“儒之门户分于宋，医之门户分于金元”。金元时期在中国医学史上占有特殊地位，不仅仅因为这一时期出现了影响深远的“四大家”或“两大派”，还在于发生在这一时期的对张仲景伤寒学说的一次质疑和挑战，对温热病（瘟疫病）诊治规律、用药方法的探索，从而为后世温病学的产生奠定基础。

曾老师在作为成都中医药大学函授大专班授课老师期间，对于金元时期医学流派的形成作了较深入的研究。他主张应用马克思主义唯物历史观，通过还原金元医家所处的战火纷乱的历史背景和经历的灾荒、疫病流行的时代特点，探讨金元医家的医学经历和学术论点产生的历史背景。

1. 金元医家所处的历史背景

恩格斯说：“每一个时代的理论思维，都是一种历史的产物，在不同的时代具有不同的形式，并且具有非常不同的内容。”马克思主义唯物历史观认为：社会存在是社会意识产生和存在的基础。社会存在决定着社会意识的内容。社会意识的内容归根来源于社会存在，都是对社会存在的反映。正是社会存在的各要素及其相互联系和相互作用的多样性，使反映社会存在的社会意识也是复杂多样的，表现为各种社会意识形式和社会心理等等。

中国医学史上第一次百家争鸣发生在春秋战国时期，这一时代的历史背景是战国七雄纷争，战争造成民众伤亡、动乱、劳役、颠沛流离、饥荒和疾病。救死扶伤，防病治病，扶危济困，对医药技术产生了强大的需求。“社会一旦有技术上的需要，则这种需要就会比十所大学更能把科学推向前进。”（马克思）曾定伦老师认为，历史条件下，战争带来的需求从客观上推动和促进了医学的发展，《黄帝内经》正是在战国时期旷日持久的战争背景下，医学百家争鸣的“论文集”。同样战乱频发的金元时期，产生了中医学史上第二次百家争鸣。下面就金元时期的历史背景分析如下。

（1）宋朝是我国文化、科技获得重要成就的历史时期，火药、指南针、活字印刷技术的成熟与推广应用，皇家设立校正医书局及活字印刷术的发明和推广，极大地促进了医书的出版和医学理论的推广。两宋医学的发展进入了“新学肇兴”的时期。宋朝历代统治者颁布了许多促进中医学发展的诏令，设立了许多的政府医药卫生行政机构，如翰林医官院、尚药局、御药院、太医局、校正医书局、惠民药剂局等专门负责与医药相关的事务。此外，宋朝统治者还大规模组织人员校正、整理、出版各种医学书籍，如林亿等人主持校勘《伤寒论》《金匮要略方论》等古典医籍及《太平圣惠方》《太平惠民和剂局方》的校订出版，这些措施都有力地推动了中医药的传播和发展。

（2）融儒、释、道于一体的理学的兴起对运气学说的发展有一定影响。南宋以至元代，理学走向全面统治地位，儒、释、道三教合流所造成的中国文化主体思潮的形成，理学的太极、理、气、心、性、命及存天理、灭人欲等思想方法在解释世界的本源、世界的运动本质、阴阳的互根互化、人欲与养生等方面的关系上与传统的中医学理论极为贴近，于是宋元医学家以理学的太极宇宙模式、阴阳互根概念和象数原理作为研究中医理论的思想工具，以领悟、思辨、以不变应万变的医学思维方式，对辨证论治“格物穷理”，成为当时的潮流。“格物致知”式的顿悟、思辨，促使中医理论中“取类比象”“运用之妙，存乎一心”的思维趋势有了长足的发展。许多医家运用理学的思维方式阐发中医基本理论，推动中医学向“基于思辨方式”的更深层次发展。

（3）皇家设立太平惠民药局，颁定局方，大量使用香燥药物带来一定弊端，需要加以纠正。《局方》始于北宋，形成于南宋，“官府守之以为法，医者传之以为业，病者持之以立命，世人习之以成俗。”其所载方剂、炮制方法、制剂规范等对医学的普及、后世临床医学、方剂学与中药学产生了很大影响。由于《局方》的盛行，香料药广泛应用于临床，终成滥用温燥、按图索骥的流弊。因辛香刚燥之品有耗津、劫液、伤阴、助火之弊，过用则极易造成人体阴液匮乏，因此宋代医家张锐曾提出批评。

（4）纷争的战乱，横行的瘟疫。自唐朝后期的安史之乱后，中国社会就进入了一个长期的分裂时期，先是唐朝晚期的藩镇割据，接着是唐亡后的更大程度的五代十国的分裂时期，此后中国历史又进入了辽、宋、夏、金多个政权并立的格局，直至元朝统治者最后统一全中国，实现“大一统”，才结束了中国历史上长达两百多年的分裂局面。在这两百多年的时间里，各政权之间为了维护统治及争夺土地，相互之间展开了无休止的战争。长期的战争不但破坏了社会生产力，也直接导致了疾病的广泛流行。加上这一历史时期内天灾及疫病的频繁暴发，一些具有时代特征的新疾病谱出现。各种疾病的流行，一方面对当时的医学提出了尖锐的要求，迫使当时的行医者努力探求新的治病方法跟手段以应付当时的现实需求；另一方面又为当时医家提供了可供实践的机会，使得他们有机会在实践中提高自己的理论跟实践水平，为当时医学的发展提供了一个实践平台。

2. 金元四大家学术渊源

（1）刘完素：刘完素结合临床实际，在《内经》理论的基础上，提出了火热论及辛凉解表和泻热养阴的治法。其在《素问·至真要大论》中的病机十九条理论基础上演绎发挥，在《素问玄机原病式》中把属于火的10条、属于热的7条扩大为57条，总结归纳出了后世为之称道的“六气皆从火化”和“五志过极皆为热甚故也”（《素问玄机原病式·火类》）的论点。其学说不仅纠正了当时滥用温燥药物的流弊，而且打破了当时医界默守仲景陈规的局面，树立了因时、因人、因地的辨治典范。主要著作有《素问玄机原病式》《内经运气要旨》和《黄帝素问宣明论方》等。

（2）张从正：张从正继承了河间的外来火热之说，当时社会诸医均遵循《内经》的发病学观点，认为正气不足是疾病发生的主要原因，盛行《局方》，医家不敢攻邪，恐伤正气。张从正则认为："唯庸工之治病，纯补其虚，不敢治其实，举世皆曰平稳，误人而不见其迹。"（《儒门事亲·汗吐下三法该尽治病诠》）。在继承刘完素"寒凉学说"的前提下，提出了自己"病由邪生，攻邪已病"的治疗思想。倡导"今予论汗、吐、下三法，先论攻其邪，邪去而元气自复也"，并谓之"三法能兼众法"（《儒门事亲·汗吐下三法该尽治病诠》）。倡"邪去正安"，主张汗、吐、下三法为治。主要著作是《儒门事亲》。他在刘完素倡导的《素问·六微旨大论》"亢则害，承乃治"病机理论的启发下，持寒凉立论，将《伤寒论》中汗、吐、下三法的运用范围进一步扩大。他的汗法（双解散），吐法（茶调散、三圣散），下法（浚川散、通经散、禹功散）等，都是在河间寒凉学说的基础上制订和应用之方，张从正在实践中发展了河间学说。

（3）李杲：李杲是易水学派张元素的弟子，其所处的年代正值金元混战，百姓流离失所、饥寒交迫，此时脾胃病发病较多，加之他自己又是脾胃虚弱，就促使他不断地思考有关方面的问题。在其师张元素创立的脏腑病机学说"脏腑虚实用药"的影响下，李杲研究《内经》并结合自己的临床实践，独创了脾胃学说。在李杲的著作中，他大量引用了《内经》原文，对其中有关脾胃的理论进行了整理和创新，提出了“元气之充足，皆由脾胃之气无所伤，而后能滋养元气。若胃气之本弱，饮食自倍，则脾胃之气既伤，而元气亦不能充，而诸病之所由生也”(《脾胃论·卷上·脾胃虚实传变论》)，把《内经》“人以水谷为本”“有胃气则生，无胃气则死”等观点做为自己理论的根据。在对内伤发热病的治疗中，李杲根据《内经》“劳者温之，损者益之”的治疗法则，认为“唯当以甘温之剂补其中，升其寒，甘寒以泻其火热而愈”“盖温能除大热，大忌用苦寒之药泻胃土”(《脾胃论·卷中·饮食劳倦所伤始为热中论》)，创立了“甘温除大热”的治疗方法。

（4）朱震亨：朱震亨生活的年代，元朝已统一中国，人民得以休养生息，他所在的南方物产也较为丰富，人的体质相对较弱。富者美食纵欲，相火亢盛；贫者郁火内生，皆易耗损阴精。然而当时仍盛行《局方》，滥用温燥。针对这种状况，朱震亨在总结前人论述相火的基础上加以发挥，提出了自己的滋阴学说。丹溪认为“诸火病自内生”(《局方发挥》)，以《内经》病机属火的5条为纲，对相火妄动的病证进行了总结。他以《素问·太阴阳明论》“阳者，天气也，主外；阴者，地气也，主内。故阳道实，阴道虚”以及《素问·方盛衰论》“至阴虚，天气绝；至阳虚，地气不足”等为立论基础，在《格致余论·序》中提出：“人之一身，阴不足而阳有余。”同时又从《内经》中“年四十，阴气自半”和“男子六十四岁精绝，女子四十九岁经绝”总结出阴精“难成易亏”(《格致余论·阳有余阴不足论》)的思想。当然丹溪学说的形成也是受到了金元四家中其他三家的影响，首先是河间的“火热论”，以火热病机证治为主，多在外感；东垣则以脾胃虚损病机为主，偏在内伤；丹溪则将外感火热引向了内伤火热，同时提出的“攻击宜详审，正气须保护”的思想，又进一步发展了张从正的攻邪理论。

马克思在《政治经济学批判序言》中这样阐释历史唯物观：“人们的社会存在决定人们的意识。我们判断这样一个变革时代也不能以它的意识为根据；相反，这个意识必须从物质生活的矛盾中，从社会生产力和生产关系之间的现存冲突中去解释。”曾定伦老师教导我们，医学理论的创新、医学流派的发展都有其特定的历史条件，中医人只有对宋金元时期历史、生活、政治、文化因素有了一个全面的了解，才能充分把握金元医家学术流派形成的基础和原因。

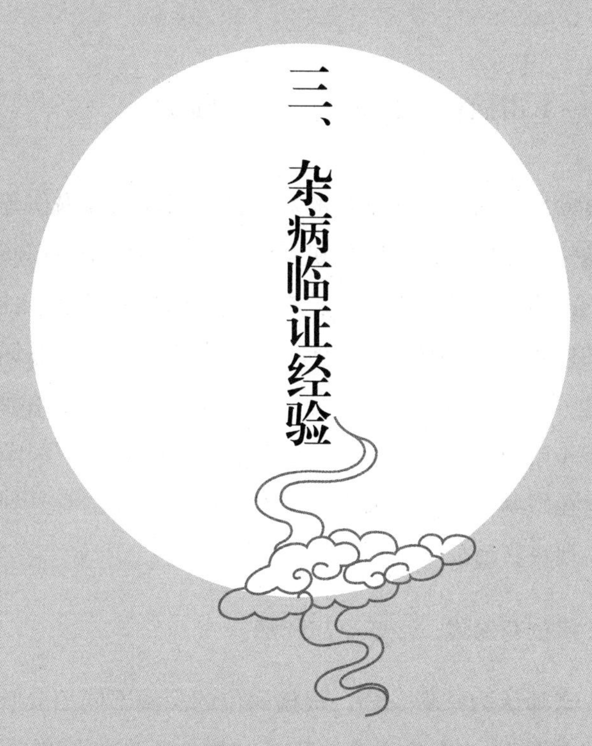

三、杂病临证经验

（一）审病位，别脏腑，辨治咳嗽

咳嗽是临床上十分常见的病症，多因外感或内伤等原因导致肺气失于宣肃，咽喉气机不利，或痰浊内蕴而作咳。因其常见，临床有即病即愈者；有反复诊治，迁延月余，甚至数月难愈者。也因其常见，所以对咳嗽诊治的疗效好坏常用于衡量一个医家医术水平高低，故医学界有“外不治癣，内不治咳（喘）”之叹！笔者有幸跟随曾定伦主任中医师侍诊临证，在跟师过程中，发现曾老师对咳嗽的诊治有其独到的方法，现将其治疗咳嗽的经验总结如下。

1. 病位有深浅，治咳不忘利咽

曾老师认为咳嗽一病，根据病位的深浅不同当分咳在表卫、咳在鼻咽、咳在咽喉、咳在胸膺、咳在深肺的不同病位。病位不同，治疗上也有所分别：表证显而咳轻，邪在皮毛，轻解表邪，表解则咳止；咳在鼻咽，邪在少阳，和解表里，利咽而止咳；咳在胸膺，邪入肺不深，重在宣肺达邪；咳深于肺，邪入肺脾，重在泻肺化痰；咳短难续，邪入肺肾，重在敛肺纳气。曾老师临床治疗咳嗽患者最突出的特点，凡是诊治咳嗽患者，必要使用压舌板或消毒棉签按压患者舌体，查看咽喉情况。临床上我们经常遇见这样的情况：某些患者咳嗽经多方治疗，久治不愈，行胸片甚至胸部 CT 检查未见明显炎症改变，查看患者病历，既往均是以宣肺治咳、化痰平喘之剂治疗。详细询问其主要症状：患者往往诉为咽喉不适，或咽痒作咳，或咽中有痰，有异物感。详细于该类患者肺部听诊：双肺呼吸音多清晰或稍有增粗，无明显干湿性啰音存在，而其咽部黏膜多充血发红或有咽后壁滤泡增生、扁桃体充血肿大等情况。《难经》以会厌为吸门，为肺之门户。该类患者是肺气出入之门户咽喉受病，痰气交阻，肺气出入不畅而发病，而非肺气失于宣肃致咳。病位有深浅之分，治法自有差别，一味宣肺止咳、化痰平喘则难以收效。

曾定伦老师认为，在外感咳嗽初期，或内伤咳嗽恢复期，痰多、胸闷、喘累症状均已缓解，独咽痒不适、咳嗽未止者，诊治的重点应该放在咽喉病变上，可酌情加入：射干、马勃、板蓝根、山豆根、木蝴蝶、桔梗、蝉蜕、牛蒡子等清利咽喉之属，对于久咳不止，且咽后壁滤泡增生明显者，可配伍乌梅、诃子、五味子甚至罂粟壳等收敛之品，减少鼻咽部的炎性渗出及滤泡增生，达到收敛作咳的效果。如何判断久咳不止的主要病位是在咽喉还是在肺部呢？曾老师认为其辨证要点为：①先听患者咳嗽的声音；咳声重浊者病位在气管及肺部，咳嗽轻浅者为在咽喉；②询问患者症状：咽喉病变患者多诉咽痒、咽喉不适，或咽中有痰难咯，咽部异物感，而肺系疾病患者多见胸膺部憋闷、气紧等症；③查体：检查患者咽喉部多见黏膜充血发红或见滤泡增生、扁桃体肿大等急慢性炎症改变，而肺部听诊双肺呼吸音多清晰或稍有增粗，无干湿性啰音存在。

2. 利咽止咳，反对凉遏，主张辛散

对于咽喉疾病所致的咳嗽，中医素有“口腔咽喉诸病皆为火”论，治疗多以清热利咽、化痰止咳为主，历代本草中具有“清利咽喉”功效的中药也大多为辛凉或寒凉之物，如射干、马勃、牛蒡子、薄荷、黄芩、板蓝根之属，曾师在治疗咽喉疾病所致咳嗽时，常采用该类药物。但曾师认为对于初感外邪，邪犯卫表，咽喉不利者，其中医病机主要为“痰气交阻”，治疗当辛散表邪、宣畅卫气为主，应避免早用或过用寒凉，阻遏卫气，致卫郁更甚，痰凝不化，痰气交阻，病情缠绵难愈。而对于“咽部异物感、咽痒、咽痛”症状明显者，曾老师认为其病机当宗《素问·举痛论》：“寒气入经而稽迟，泣而不行，客于脉外则血少，客于脉中则气不通，故卒然而痛。”寒性凝滞，其主收引，寒邪客于人身之肌表、血脉、脏腑，导致血脉、经络拘挛，气滞血少，故而疼痛发生。所以曾老师临床治疗咽喉疼痛患者，常在清热利咽、化痰散结药物中加入辛温散寒、疏透宣散、开郁达邪、通窍止痛之细辛、白芷、羌活等药物。

对于外感后表证已罢，反复“咽干咽痛，咽痒则咳，干咳少痰，咽部异物感”的患者，曾师认为，此病之所以反复发作、迁延难愈，主要在于“痰气交结，寒热错杂”之复杂病机。曾师据其病机立“辛温复辛凉”法，临床上采用能外除表寒、内彻郁热的小柴胡汤，加用利咽化痰之射干、马勃、牛蒡子、薄荷之属，利咽喉，化痰浊，散结痹，同时依据《内经》“火郁发之”之理，加入疏透宣散、开郁达邪、通窍止痛之细辛、白芷等药物，正如张景岳所说：“凡火郁之病，为阳为热之属也，其脏应心、小肠、三焦。其主在脉络，其伤在阴分。凡火所居，其有结聚敛伏者，不宜蔽遏，故当因其势而解之、散之、升之、扬之，如开其窗，如揭其被，皆谓之发，非独止于汗也。”同时现代药理学研究显示：细辛、白芷、羌活等辛温药物内含的挥发油成分具有改善微循环、抗炎镇痛作用。

3. 治咳宣肺不忘理脾

肺为一身之华盖，主气、司呼吸，咳嗽多是由于肺气闭郁，失于宣肃所致。《素问·宣明五气论》云：“五气所病……肺为咳。”咳嗽主要是肺系疾病引起，所以对于咳嗽的治疗，中医临床主要以宣肃肺气为主。但正如《素问·咳论》云：“五脏六腑皆令人咳，非独肺也。”人体是一个有机的整体，其他脏腑病变可以影响肺对气机的宣发与肃降功能而引起咳嗽。在五脏六腑中，肺与脾在生理功能上关系最为密切，病理过程也最易相互影响。肺为金，脾属土，两者为母子关系，肺吸入的清气与脾运化的水谷精微之气合而构成人体的基本物质。肺失宣肃必然会影响脾的运化功能，临床上咳嗽的患者多伴见纳呆食少、胸脘痞胀等症状。脾主运化水湿，脾失健运，水液不能正常输布而停聚，化湿生痰成饮，就会影响肺气的宣发与肃降功能，出现咳嗽、痰多症状，故古人有“脾为生痰之源，肺为储痰之器”之说。正如张元素云：“咳嗽谓有痰而有声，盖因伤于肺气，动于脾湿，咳而为嗽也。”

曾老师在临床治疗咳嗽病时，对于但凡患者咳嗽病程较久或痰液较多者，常常以宣肺理脾立法。肺病引起的咳嗽咯痰，在宣肺同时加入茯苓、白术、法半夏、陈皮、枳壳等健脾化痰之品，杜其生痰之源而肺气自敛，咳自止；属于脾气亏虚，运化失常，痰浊内生导致肺失宣肃而咳嗽者，常在健脾化痰方剂中参入桔梗、杏仁、瓜蒌壳、枇杷叶、枳壳等宣肃肺气之药，肺金清肃，则脾气复健，痰自化。

4. 截断扭转，早用敛肺止咳之品

姜春华老中医20世纪70年代末期对叶天士《温热论》中“卫之后方言气，营之后方言血，在卫汗之可也，到气才可清气，入营犹可透热转气，入血就恐耗血动血，直须凉血散血”理论进行发挥，认为叶天士将温病的发展过程分为卫、气、营、血四个阶段，正确反映了温病发展的规则，但医者的作用不是仅认识疾病发展的规律，更重要的是截断或扭转疾病的发展，取得病情的好转或痊愈。他创造性地提出“截断扭转学说”，对当代温病及急性传染病的治疗产生重大的影响。

曾师在咳嗽的治疗中，深得姜春华名老中医“截断扭转”之精髓。他认为对于“咳嗽”一病，不论其原因由外感或内伤，病程不论新病久疾，但其肺失宣肃，肺气上逆作咳，肺气耗散之病机则一也，若有效地应用疏风散寒、清热清肺、化痰利咽等针对病因的药物治疗，酌加诃子、乌梅、五味子甚至罂粟壳等收敛肺气之品，这样不但可以快速收敛、肃降耗散、上逆之肺气而达到止咳之效，而且能够减少鼻咽、咽喉、气管等部位炎性渗出物的产生，同时因为有针对病因的疏风散寒、清热润肺、化痰利咽治疗，而无“闭门留寇”之弊。《素问·阴阳应象大论》有“阴阳者，天地之道也，万物之纲纪，变化之父母，生杀之本始，神明之府也。治病必求于本”，治病之“本”本于阴阳。故曾老师在治疗咳嗽病时不是一味去宣肺止咳，而是在宣散上逆之肺气的同时加入收敛肺气之品，一“宣”一“收”，一“散”一“敛”，如阴阳相合，深得黄帝、岐伯之道。

5. 验案例析

案 1　久咳

李某，女，60 岁，2012 年 11 月 3 日初诊。咳嗽半年，半年前因贪凉外感，当时即咽痛，咽痒，咳嗽，自行服用感冒、消炎药物症状无明显缓解，于当地医院就诊，行胸部 X 线片：双肺未见明显异常，诊断为急性支气管炎，行输液治疗 1 周症状稍缓解，咽喉疼痛消失，咽痒仍存，此后咽部异物感明显，咽痒作咳，每因受凉或吸入冷空气后咳嗽加重。刻下症见：咽痒作咳，咳声清浅，咯白色黏痰，痰易咯出。诉咽痒、咽部异物感。查体：咽后壁充血，黏膜肿胀，见较多细小滤泡增生，分泌物较少，扁桃体不肿大，双肺呼吸音稍增粗，未见干湿性啰音，舌红，苔薄黄稍腻，脉细弦。

辨证：风寒之邪束于肺之门户“咽喉”，肺气出入不利，故见咽痒作咳；肺失宣肃，痰浊内生，日久化热，痰热内蕴，故见咯黏痰、舌红、苔薄黄稍腻；而脉细弦为久咳肺气耗散，痰热内蕴，虚实夹杂之象。

治法：清化痰热，利咽散结，敛肺止咳。

方药：芩连温胆汤加减。金银花、连翘各 12g，黄连 6g，茯苓 12g，法半夏 12g，黄芩 12g，陈皮 6g，枳壳 6g，厚朴 6g，桔梗 12g，浙贝母 10g，木蝴蝶 30g，蝉蜕 6g，僵蚕 12g，杏仁 12g，罂粟壳 6g，乌梅 12g，五味子 10g，射干 12g，甘草 6g。6 剂，水煎服，每日 1 剂。

2012 年 11 月 15 日二诊。半年之咳嗽明显减轻，唯时有咽痒，咽部异物感，予利咽散结、调和营卫、益气固表收功，方用玉屏风散合小柴胡汤加利咽化痰药物 4 剂，痊愈。

方药：金银花、连翘各 12g，柴胡 12g，黄芩 12g，法半夏 12g，桔梗 12g，浙贝母 10g，木蝴蝶 30g，蝉蜕 6g，射干 12g，马勃 12g，黄芪 15g，防风 12g，北沙参 15g，白术 15g，白芷 10g。4 剂，水煎服，每日 1 剂。

案 2　初咳

王某，女，30 岁，外感伴咳嗽 4 天，自服感冒、消炎药物，感冒症状缓解，咳嗽未缓，2012 年 11 月 3 日就诊。自觉胸膺部作痒，干咳少痰，咳声重浊，口鼻干燥，咽痛，时感恶心，舌红，苔薄白少津，脉浮细。

辨证：外感风寒，营卫失调，肺卫郁闭，肺失宣肃，肺气上逆作咳。此值深秋时节，凉燥当令，口鼻干燥，咽痛为肺卫郁闭化热之象，肺热内蕴，化热不久，故见舌红、苔薄白、脉浮细。

治法：疏风宣肺，清肺化痰，利咽敛肺止咳。

方药：麻杏石甘汤加减。金银花、连翘各15g，麻黄6g，杏仁12g，石膏24g，黄芩12g，法半夏10g，前胡12g，紫菀12g，桔梗12g，浙贝母10g，射干15g，蝉蜕6g，细辛6g，白芷6g，罂粟壳6g，诃子10g，蒲公英30g，辛夷12g，甘草6g。4剂，水煎服，每日1剂。

2012年11月8日二诊。服药后咳嗽、胸膺部作痒、咽痛症状明显减轻，有黄白相间痰液咯出，口鼻仍感干燥，舌淡红，苔薄润，脉细。

辨证：服药后风寒表散，肺卫郁闭宣畅，卫郁散则内热得彻，胸膺作痒、咳嗽、咽痛症状缓解，肺气恢复宣肃，津液得以输布，故见咯黄白相间痰液。内热虽清，但津液未复，仍有咳嗽、口鼻干燥，法当继续宣肃肺气、清热化痰，少佐养阴润燥。

治法：宣肺化痰，润燥止咳。

方药：止嗽散合麦门冬汤加减。麦冬20g，薄荷6g，北沙参20g，法半夏12g，桔梗12g，白前15g，紫菀15g，陈皮12g，蜜百部15g，柴胡12g，黄芩15g，金银花15g，荆芥12g，浙贝母15g，射干15g，僵蚕12g。6剂，水煎服，每日1剂。

2013年4月患者因“失眠”就诊，询问得知再服6剂后咳嗽消失，病情痊愈，未再复诊。

孙思邈云：“夫为医者，当须先洞晓病源，知其所犯……”辨证论治的精髓就是辨别疾病的病性、病位、邪正盛衰等情况，病位为“藏奸之处”，也是临床医师需要针对治疗的关键。中医素有“运用之妙，存乎于心”之说，中医理论的发展是在诸多具有深厚中医理论功底和敏锐活泛临床思维的临床名家们反复临床实践中仔细揣摩，深思熟虑获得的，这些理论再用于指导中医临床，自然会获得极好的临床疗效，这正是中医的魅力所在。曾老师正是基于对中医咳嗽脏腑病机理论的透彻领悟和对患者高度负责的态度，所以在临床上收到显著的疗效，这正是我辈需要尽心学习的。

（二）据少阳病机，辛凉复辛温法治疗慢性咽喉疾病

咽喉炎是临床上十分常见的病症，其临床症状主要为咽部不适（异物）感，发作期频繁咳嗽，多因外感或内伤等原因导致肺气失于宣肃，咽喉气机不利，或痰浊内蕴而作咳。因其常见，临床有即病即愈者，有反复诊治，迁延月余，甚至数月难愈而成慢性者。慢性咽炎病情缠绵，患者长期咽部症状明显，若遇外感或起居不慎、烟酒刺激则病情加重，咽痛咽痒，如鲠在喉，咯吐不出，严重影响患者的身心健康和生活质量。笔者在跟师过程中，发现曾老师对慢性喉炎的诊治有其独到的方法，现将其经验总结如下。

1. 剖析“喉痹”中医病机

慢性咽喉炎属于中医学“喉痹”范畴。喉痹的中医病机，曾老师推崇《素问·阴阳别论》中：“一阴一阳结谓之喉

痹。”何谓“一阴一阳结”，历代中医注家有不同见解。《黄帝内经素问注》云：“一阴，厥阴肝与心包也；一阳，少阳胆与三焦也。”以王冰为代表的主张：从表里络属看，一阳为少阳胆经及三焦经，一阴即为足厥阴肝及手厥阴心包经；认为喉痹中医病机为：厥阴风木（一阴）和少阳相火（一阳）相互搏结，导致咽喉闭塞不通而成。《证治准绳》云：“十二经脉皆上循咽喉，尽得以病之，然统其所属者，乃在君相二火而已。”王肯堂等则认为：足少阳胆经内蕴“相火”，一阴则应为内蕴“君火”之少阴肾经和心经。从经络循行看：十二经脉均上循或通过其经别系于咽喉。《素问·阴阳应象大论》曰：“天气通于肺，地气通于嗌。太阴脉布胃中，络于嗌，故腹满而嗌干。”《素问·奇病论》云：“肝者，中之将也。取决于胆，咽为之使。”正是因于对“一阴一阳”的不同理解，历代中医医家对“喉痹”的中医病机解释纷然淆乱，莫衷一是。

曾老师则认为《内经》所云“一阴一阳结谓之喉痹”，不需要纠结于何谓“一阴”，何谓“一阳”，该条文中心意义是说明“喉痹”是一种阴、阳邪气搏结，导致咽喉闭塞不通，具有复杂病机的疾病。根据其解剖位置，咽喉为中医学“七冲门”之“吸门（会厌）”部，位于“飞门、户门”之后，“贲门、幽门”之前，亦位于人身半表半里之处。少阳手足两经，络属胆与三焦。病入少阳，邪客表里之间，以致肝胆气郁，并可影响三焦气机，上焦不利，津液失于输布则见“咽干”，夹风邪内扰则见“咽痒”，痰气交结则见“咽部异物感，咯痰不利”等症，故临床上曾老师多采用外散风寒、内清里热的“和解剂祖方”小柴胡汤加减治疗该病。

2. 以小柴胡汤为基础方

小柴胡汤是张仲景《伤寒论》中的少阳病主方，功能专主和解少阳经，以解半表半里之邪。方由柴胡、黄芩、人参、半夏、炙甘草、生姜及大枣七味药物组成。主治少阳证，胸胁苦闷，寒热往来，默默不语、不欲饮食，频频作呕，口苦、咽干、目眩。方中柴胡性平，味苦，入肝胆二经。《神农本草》曰：“主心腑肠胃中气结，饮食积聚，寒热邪气，推陈致新。”其功能为解少阳经之热，其气质轻清上升，其苦味最薄，能疏利少阳经气机，使半表半里之邪从外而解。黄芩苦寒，味苦较重，入肺、大肠、小肠、脾等脏及胆腑，清火除热，使半表半里之热从肺与大肠而彻。故柴胡、黄芩合用，苦寒清热，解半表半里之邪，疏畅少阳气机，使三焦通利，表里相和，上下相协。生姜性温，味辛，入肺脏、脾脏、胃腑，其功能是温中止呕、温肺化饮；半夏性温，味辛，入脾脏、胃腑，其功能是利咽化痰、和胃降逆、消痞止呕。此二味合用，为仲景“小半夏汤”，辛行开散，和胃降逆止呕，化痰利咽。此外，姜、夏既能佐柴胡、黄芩逐邪之力，又能行甘、枣之泥滞，故降逆止呕之中，又见泄满行滞之功。人参、甘草、大枣三者合用，益气补脾、扶正祛邪，使邪从外而解。曾老师认为，仲景于解表剂中用参、甘、枣三味，一意，以保元气。因病入少阳，阳气有衰，故以甘补药物，益中气，和营卫，助正抗邪，使正胜邪却，在内不留邪，而外邪又不能复入。二意，以防邪入内。因少阳为“阴阳之枢”，正虚之时，外邪易入三阴，故遵“见肝之病，知肝传脾”之旨，应以“防”字为先。故用参、枣、甘草等甘而微温之品以补其正，使里气和，外邪不得入内。三意，甘温之品可抑制柴胡、黄芩之苦寒，以防伤害脾胃运化之气。

3. 辛凉复辛温法，反对凉遏，主张辛散

对于咽喉疾病的病机，中医素有“口腔咽喉诸病皆为火”论，治疗多以清热利咽、化痰止咳为主，且历代《本草》中具有“清利咽喉”功效的中药大多为辛凉或寒凉之物，如射干、马勃、牛蒡子、薄荷、黄芩、板蓝根之属，曾师在治疗咽喉疾病所致咳嗽时，也常采用该类药物。但曾师认为，对于初感外邪，邪犯卫表，咽喉不利者，其中医病机主要为“痰气交阻”，治疗当辛散表邪，以宣畅卫气为主，应避免早用或过用寒凉，阻遏卫气，致卫郁更甚，痰凝不化，痰气交阻，病情缠绵难愈。对于“咽部异物感、咽痒、咽痛”症状明显者，曾老师认为其病机当宗《素问·举痛论》:“寒气入经而稽迟，泣而不行，客于脉外则血少，客于脉中则气不通，故卒然而痛。”寒性凝滞，其主收引，寒邪客于人身之肌表、血脉、脏腑，导致血脉、经络拘挛，气滞血少，故而疼痛发生。所以曾老师临床上治疗咽喉疼痛患者，在清热利咽、化痰散结药物中常加入辛温散寒、疏透宣散、开郁达邪、通窍止痛之细辛、白芷、羌活等药物。

对于外感后表证已罢，反复“咽干咽痛，咽痒则咳，干咳少痰，咽部异物感”的患者，曾师认为，此病之所以反复发作、迁延难愈，主要在于“痰气交结，寒热错杂”之复杂病机。曾师据其病机立“辛温复辛凉”法，临床上采用能外除表寒、内彻郁热的小柴胡汤，加用利咽化痰之射干、马勃、牛蒡子、薄荷之属，利咽喉，化痰浊，散结痹；同时依据《内经》“火郁发之”之理，加入疏透宣散、开郁达邪、通窍止痛之细辛、白芷等药物，正如张景岳所说：“凡火郁之病，为阳为热之属也，其脏应心、小肠、三焦。其主在脉络，其伤在阴分。凡火所居，其有结聚敛伏者，不宜蔽遏，故当因其势而解之、散之、升之、扬之，如开其窗，如揭其被，皆谓之发，非独止于汗也。”现代药理学研究也显示：细辛、白芷、羌活等辛温药物内含的挥发油成分具有改善微循环、抗炎镇痛作用。

4. 验案例析

杨某，男，47岁，2013年3月11日初诊。患者自诉2012年10月不慎受凉后出现恶寒、全身酸痛、头痛头晕、鼻塞咽痒等外感表现，自服治疗感冒的西药及抗生素症状缓解，后因应酬饮酒后晚归，再次感寒，出现发热喜饮、头痛咽痛、咳嗽，遂入当地医院输液治疗，诊断为上呼吸道感染，输液治疗1周，体温正常，头痛缓解，唯咽痒咽痛症状无明显好转。主管医师予清咽滴丸、金嗓子含片、西瓜霜含片等药物，含服后当时咽干咽痒症状好转，停服后症状仍明显。出院后患者咽部异物感明显，咽痒咽干，咳嗽阵作，稍遇冷风或饮冷则加重，极易感冒，反复就诊，中西医治疗未能改善。本次因遇冷后上证加重3天来诊。刻下症见：咽痒、咽痛、咽干，咳嗽阵作，自觉咽中有痰，咯之不出，吞之不下，干咳少痰，伴见轻度头痛，无恶寒发热，舌淡红，苔薄黄稍腻，脉弦偏细。查体：患者咽后壁充血，滤泡增生明显，上覆盖淡黄色分泌物，扁桃体充血，未见明显肿胀。

辨证：外感风寒化热，痰热内生，痰气交阻于咽喉。

治法：辛散表寒，内彻里热，化痰理气，散结利咽。

方药：银翘小柴胡汤合马勃散加减。金银花 20g，连翘 20g，柴胡 15g，黄芩 12g，法半夏 15g，枳壳 12g，细辛 6g，白芷 10g，僵蚕 15g，板蓝根 20g，马勃 20g，射干 15g，木蝴蝶 20g，桔梗 12g，威灵仙 12g，乌梅 10g。6 剂，水煎服，每日 1 剂，分 3 次温服。

按：该患者首因饮食起居不慎，两感于寒，风寒外束，首伤肺卫之气，卫郁则营涩，故见恶寒，全身酸痛；风邪上受，头为清阳居所，风袭阳位，寒主收引，故见头晕头痛；咽喉为肺之门户，清浊气出入之所，肺卫不利，则咽喉气机不畅，风胜则痒，寒胜则痛，故见咽痛咽痒，本当表散风寒，奈何前医予养阴寒凉之物反复含服，导致冰遏气机，卫气郁结于咽喉，肺之宣肃功能亦受影响。咽喉失于卫阳温煦，痰浊内生，郁久化热，伤津耗液，凝液为痰，津不上承，失于濡润，故见反复咽干咽痒；卫郁不得宣畅，痰气交阻咽喉而成宿根，若遇外感、冷饮则气郁更盛，痰浊更生，则病情迁延，反复发作。故曾师针对该病病位、病机，以外散表寒、内清里热之小柴胡汤为主方，清利枢机，和解少阳之气，加用清轻宣散、解毒利咽之金银花、连翘，更合以辛温通利、散寒通窍止痛之细辛、白芷；虑其病势迁延日久，反复作咳，易耗散肺气，且咽壁见较多分泌物渗出，曾老师在宣肺利咽之马勃、射干等物基础上加用收敛肺气、利咽生津之乌梅，一宣一收，一散一敛，如阴阳相合，深得黄帝、岐伯之道。

患者2013年3月20日二诊。诉服药后头痛消失，咽痒、咽痛、咽干、咽中有痰症状明显好转，咳嗽亦明显减轻，全身得久违之轻松，现症见咽部异物感，仍觉咽中有痰，咯吐不畅，晨起明显，咽干口干，时觉咽痒，舌红嫩，苔薄黄稍腻，脉弦细。

按：患者服药后凉遏之表寒得散，咽喉气机得畅，而耗散之气津未复，内蕴之痰热未清，继续予益气固表、养阴利咽、化痰散结为治。

辨证：气阴亏虚，痰气交阻。

治法：益气固表，养阴利咽，化痰散结。

方药：银翘小柴胡汤合玉屏风散加减。金银花20g，连翘20g，柴胡15g，黄芩12g，枳壳12g，法半夏15g，黄芪20g，白术30g，防风15g，玄参20g，白芷10g，僵蚕15g，马勃20g，射干15g，木蝴蝶20g，桔梗12g，浙贝母20g，乌梅10g，甘草6g。6剂。水煎服，每日1剂，分3次温服。

2013年3月29日三诊。患者诉服药后咽痒、咽干、咯痰不利症状明显好转，咽部不适、阵发咳嗽症状基本消失，舌淡红，苔薄稍腻，脉弦细。

辨证：痰结散而内热彻，诸症缓解，当予健运脾肺，调畅气机，以固实卫气，杜生痰之源而收功。

治法：益气固表，补益脾肺，化痰理气。

方药：柴胡六君汤合玉屏风散加减。柴胡15g，黄芩12g，枳壳12g，法半夏15g，连翘20g，陈皮12g，南沙参30g，白术30g，茯苓20g，防风15g，黄芪20g，浙贝母20g，射干15g，僵蚕20g，桔梗12g，甘草10g。12剂，水煎服，每日1剂，分3次温服。

综上所述，曾定伦老中医在治疗慢性咽炎时根据其“阴阳搏结，痰气交结，寒凉错杂”的病机，采用散寒清热，兼顾阴阳的“和解剂”小柴胡汤为主方，“辨病”加入清利咽喉的中药，并配伍开郁达邪，散郁结辛温之品，据其病机，辛散达邪中佐以酸甘收敛，据理立法，依法统方，理法方药，契合病机，故临床应用疗效明显。

（三）分阶段辨治中风

中风又名卒中，以卒然昏仆，不省人事，伴见口眼㖞斜，半身不遂，语言不利，或不经昏仆而仅以㖞僻不遂为主症的疾病。因其起病急骤，症见多端，变化迅速，如风性善行数变的特性，故古人以“中风”名之。现代医学根据脑中风病血管性质分为：出血性脑中风和缺血性脑中风。曾定伦主任医师早年曾担任重庆市重点中医专科——北碚区中医院脑血管病科学术带头人，潜心钻研以中风为代表的心脑血管危急重症的中医诊治，其研制的中风系列方剂和十味降脂片，临床疗效显著。对于中风病的中医辨治，曾老师主张：根据其病程分为急性期和恢复期（即后遗症期）进行分阶段治疗。具体病程分为1～15日、16～30日、31～60日、

61～180 日、180 日以上等 5 个阶段进行治疗。病程在 1 个月以内为急性期，病程超过 1 个月后，患者病情、病机往往会发生显著变化，具体治疗较急性期亦有所不同。现将其具体辨证规律总结，介绍如下。

1. 急性期以肝风、痰热、血瘀为主

曾定伦老师认为中风一证病机相对复杂，归纳起来不外“虚”（阴虚、血虚）、“火”（肝火、心火）、“痰”（风痰、湿痰）、“瘀”（血瘀）、“风”（肝风、外风）、气（气逆、气虚）六端，其中肝肾阴虚是其根本病机，肝风、痰热、血瘀是最常见病因。缺血性脑中风急性期患者多表现为肝阳暴亢，痰热、瘀血阻络的症状，如头昏、头重、头部紧绷感，口角㖞斜，语言不利，肢体不用，全身困重，口角流涎，喉间痰鸣等。肝肾阴虚，水不涵木，风阳施虐；木亢乘土，土化失运，脾虚生痰，痰湿壅盛，化火生风是“中风”的两大主要病理机制，正如朱震亨所云“湿生痰，痰生热，热生风”，因此缺血中风急性期患者的中医辨证多兼有肝阳上亢、痰热瘀阻两大病理类型，故在中风急性期，中医治疗以平肝潜阳、化痰通络为主。这时老师多以黄连温胆汤、涤痰汤、菖蒲郁金汤、天麻钩藤汤合血府逐瘀汤加减治疗，清热化痰，平肝息风，活血通络。

2. 急性期以邪实为主，可适当通腑逐邪

在中风急性期，除了清热化痰、平肝息风、活血通络外，曾老师还主张适当通腑泻浊，不但使内蕴之痰热、血瘀之邪外出有路，而且通过通泻法可使上逆之肝阳下潜，上冲之肝火内彻，“建瓴之水下行”，起到釜底抽薪之效。中风病急性期以标实为主，风、火、痰、瘀互见，导致内风、腑实、窍闭的发生。痰热瘀血，闭阻中焦，浊气不降，清气不升，腑气不通，木横土衰，致脾胃斡旋升降失常，中焦运化传导功能失司，糟粕内停。且中风急性期阳火亢盛，痰热互结，热灼津液；另一方面，腑气壅滞，蕴郁化热，壅愈甚则火愈盛，火愈盛则壅愈甚，火盛则津伤，使肠道失润而不通，胃肠燥结，而且火盛迫血上逆，灼津为痰，使原风痰气血上扰症状加重，形成痰热腑实之证。患者多表现为大便不通或不畅，或大便干燥，发病后当天及数天一直无大便，或虽有便意而大便干而难解，痰热证的主要表现是舌红、舌苔黄腻、黄厚腻、苔黄厚而干，脉象多弦滑或数。痰热腑实证治疗要点在于化痰通腑，腑气通，浊邪下行，清除肠胃痰热积滞，使浊邪不得上扰神明，气血得降，痰热消散，元神之府自然清净，从而达到防闭欲脱或启闭开窍之目的。胃气降，脾气升，中焦气血转输顺畅，通痹达络，气血运化有度，有助于患者脏腑功能、经脉气血运行的恢复。借泻下阳明之力上病下取，引血热下行，直折肝阳暴逆之势，令阳潜而气返，迅速截断血瘀脑络之病理环节，使胃肠痰热积滞得以降，达泻火泄热之目的。釜底抽薪，火热之邪从下而出，使痰火风瘀之邪有其出路。一方面达到启闭开窍醒脑、神明复用、防闭防脱之目的，而神昏烦躁亦除，有效地防止病情加重或复中的发生；另一方面急下存阴，使火热煎灼将竭之真阴得以保存，以防阴劫于内，阳脱于外，发生变证、复中、抽搐、戴阳诸症，邪去正安。

3. 活血化瘀、通络治疗贯穿中风治疗始终

中风恢复期暨后遗症期，患者病理情况会出现显著变化，瘀血阻络造成的脉络瘀阻所导致的神经、肢体功能的缺损成为临床主要症状，这时的中医辨治应当突出活血化瘀、疏通经络药物的应用。无论何种类型中风，均有瘀血阻络这一共同病理，特别是对于缺血性脑中风患者，活血化瘀、通络的治疗应该贯穿于整个治疗的始终。

经过急性期的治疗，患者肝风、痰热相对已不很盛，瘀血阻络及由此导致的各种后遗症成为本阶段的主要矛盾，加强活血化瘀、疏通经络，尽量恢复肢体功能，成为治疗的主攻方向。曾老师认为，即使临床上辨证不表现为血瘀证的中风患者，若肝阳上亢征象不明显，临床治疗中适当加入活血化瘀药物，也可提高疗效。由于中风患者大多气阴亏虚，根据“气为血帅，气行则血行，气能行血”的理论，常在活血化瘀药中加入益气养血之品，如黄芪、川芎、当归、何首乌、白芍之类，以收气行则血行，血沛则流畅之效。

4. 重视咸辛虫类通络药物的应用

风阳内动，血瘀痰浊，闭阻经络是中风病的基本病理，其临床表现如四肢拘急、舌强言謇、肌肤麻木、口眼㖞斜等，无一不是在整个治疗过程中风阳内动，经络阻滞的表现，且该类症状从起病初期即得，会跟随中风患者整个疾病过程。对上述症状的治疗，曾老师推崇著名医家叶天士“久

病入络”“久痛入络”的络病理论，中风病的经络闭阻与一般意义上的“瘀”不尽相同，主要表现在络阻更为深伏，病变也更为复杂。尽管对血瘀与络阻不能简单地比较轻重，但从临床实践来看，对于络阻的治疗更为棘手。这显然与“络”之所在及络阻形成的过程密切相关。此外，“络阻”还可理解为一个阶段或过程，病变由“经”到“络”，反映的是一个由气至血、由浅入深的过程。

关于通络的方法，叶氏有辛润通络和辛咸通络之法。所以用辛者，叶氏认为“辛散横行入络”，且多能行气、散结、止痛。辛润通络常用当归尾、桃仁、红花、牡丹皮、赤芍、威灵仙、秦艽、降香、延胡索、络石藤等。辛咸通络多选用虫类药，所以然者，叶氏认为虫蚁尤能搜剔络道邪气，“飞者升，走者降，灵运迅速”，功专“追拔沉混气血之邪”，“搜剔络中混处之邪”，“藉虫蚁血中搜逐，以攻通邪结”，叶氏效法仲景治劳伤血痹诸法，每取“虫蚁迅速飞走诸灵”如水蛭、土鳖虫、全蝎、蜈蚣、地龙等，轻灵流通，松动痼疾，搜剔络中病邪，俾“飞者升，走者降”，血无凝著，气可宣通。故曾老师在整个中风病的治疗过程中，特别是在超急期过后，十分重视息风、通络类中药的使用。

5. 主张灵动清补，慎用滋腻、温燥壅补、涩补

曾老师主张：益气养阴为中风治本之图，不可不用，亦不可滥用。中风病机本质为肝肾不足，气血衰少，水不涵木，肝风内动，故传统中医治疗主张中风急性期后采用大剂养阴滋水，用血肉有情之品，如大定风珠、三甲复脉汤等剂。但曾老师认为，中风属于本虚标实之证，虽然肝肾阴虚、水不涵木为该病发生的根本，但患者急性期往往以肝阳上亢、痰热瘀阻之邪实为主，而恢复期亦多虚中夹实、虚实夹杂之证，单纯的气虚、阴虚等纯虚无邪于临床中是很少的，所以临床上既要填精滋阴，亦勿忘助肾气，使精血津液生化有源，恢复肺、脾、肾对于水液输布的功能，以消壅滞脉络之顽痰，调畅气机，这样有利于气血津液的输布，濡养脏腑经络，以起瘫救痿，其为治本之至要。不可一云滋水涵木，辄妄投大队滋肾填精、厚质稠黏腻之品，因风木过动，中土受伐，不能御其所胜。“脾以运为健，胃以通为补”，脾胃不健，难于运化，则易气滞膈满，导致痰浊阴霾更甚而犯虚虚之弊。故曾老师临床上在中风病的治疗过程中较少使用阿胶、龟胶、熟地黄、鸡子黄等血肉有情、滋腻之品，老师主张，中风病恢复期治疗亦需以化痰、通络、化瘀祛邪为主，应当在辨证的前提下适当配伍益肾气、养肾阴类药物，如龟甲、鳖甲、白芍、山茱萸、女贞子、桑寄生等灵动清补药物。

“气为血帅”，气行则血行，气运则津布，自清代王清任后，历代医家治疗中风之气虚血瘀证，以补阳还五汤为其代表方剂，必用之方。在该方的使用上，曾老师主张，大剂黄芪、人参等益气药物在缺血性中风超急性期使用有滞气生满、壅塞脾胃运化、生风助痰之虑，且现代药理研究表明：以黄芪为代表的补气药物有升高血压的作用，在中风病的急性期最好不用。故近代医学大家张锡纯有“偏枯者不可轻用补阳还五汤”之告诫，“一虚一实，同为偏枯之证，而其病因病机不同，若药有误投，必致凶危立见”。同时他指出辨证施治的关键在于“细审其脉，且细询未病之先状何如”，若患者脉洪大有力，或弦硬有力，且素有原发性高血压、头痛眩晕之病，或兼觉心中发热者，或兼身热体盛者，或痰热素盛，切不可轻用。当中风病过急性期后，还应该视患者上亢之肝阳是否下潜、内动之肝风是否平息、内盛内壅之痰热是否清化而定，如果患者表现为气虚血阻，脉细弱无力，或时觉呼吸短气，病发之后并无心热头痛诸证，方可投以补阳还五汤，并可参张锡纯“起痿汤”义，采用代赭石配黄芪，防其升发太过而煦动风阳，且需注意以轻清灵动、甘平助运为主，反对恃峻补、图近功，方可收到标本兼顾之效。

6. 急性缺血性脑中风辨证分型及用药规律

根据国家中医药管理局脑病急症科研协作组制订的《中风病诊断与疗效评定标准》，曾定伦老师将急性缺血性脑中风中医证型分为五种：①风痰阻络，治以祛风化痰通络，方以大秦艽汤或《古今验录》小续命汤加减；②肝阳上亢，治以平肝息风潜阳，方以天麻钩藤饮或镇肝熄风汤加减；③痰浊瘀阻，治以豁痰通络，方以涤痰汤或温胆汤加减；④气滞（虚）血瘀，治以活血行（补）气祛瘀，方以补阳还五汤或桃红四物汤加减；⑤阴虚风动，治以育阴潜阳息风，方以地黄饮子去桂、附或左归丸（饮）类方加减。

曾定伦老师治疗中风病用药加减规律，以平肝（潜阳）、息风、化痰（除湿）、活血化瘀、通络、祛风、益气、养阴（血）八法为主，具体用药如下。

平肝（潜阳）类：天麻、钩藤、菊花、夏枯草、石决明、草决明、龙骨、牡蛎、代赭石、珍珠母、白芍等。

息风类：蝉蜕、僵蚕、地龙、牛黄、天麻、钩藤、蜈蚣、全蝎、乌梢蛇等。

化痰（除湿）类：法半夏、茯苓、陈皮、枳实、菖蒲、瓜壳、竹茹、贝母、杏仁、桔梗、冬瓜仁等。热偏重加黄芩、黄连、栀子、竹沥、青黛、牛黄等；兼腑实加大黄、芒硝、莱菔子等；湿偏重加藿香、佩兰、薏苡仁、茵陈、滑石、金钱草等。

活血化瘀类：桃仁、红花、当归、川芎、赤芍、牡丹皮、丹参、牛膝、郁金、三七、益母草、䗪虫等。

通络类：桑枝、丝瓜络、伸筋草、舒筋草、蜈蚣、全蝎、地龙、水蛭、虻虫、甲珠等。

益气类：黄芪、党参、太子参、黄精、山药、白术、茯苓、炙甘草等。

养阴（血）类：当归、白芍、熟地黄、女贞子、枸杞子、何首乌、桑椹、桑寄生、牛膝、杜仲、枣皮、石斛、沙参等。

祛风类：秦艽、防风、独活、羌活、细辛、苍术、白附子、威灵仙、豨莶草、僵蚕、白花蛇、乌梢蛇、全蝎等。

7. 验案例析

王某，男性，62岁，2013年10月11日初诊。患者20天前突发口角㖞斜，语言不利，左侧肢体无力，伴见头昏，全身困重，口角流涎，喉间痰鸣，咯吐不利，尿频、尿急、尿不尽感。9 月 24 日，某三甲医院头颅 MRI 提示：右基底节区急性缺血性脑梗死，多发性腔隙性脑梗，血压（BP）135/87mmHg，舌红紫暗，边有齿痕，苔滑。

辨证：中风一证，肝肾阴虚是其根本病机，肝风、痰浊、血瘀是最常见病因。该病例“口角㖞斜，头昏”为肝风上扰之状，“全身困重，口角流涎，喉间痰鸣，咯吐不利”为痰浊内盛之候，“语言不利，左侧肢体无力，头颅 MRI 表现及舌红紫暗”为络脉瘀阻的临床表现，而肝肾不足是其上述临床表现的根本病机。

治法：急则治标，先予平肝息风、化痰活血通络。

方药：天麻钩藤饮合黄连温胆汤加减。桑寄生 30g，川牛膝 20g，黄连 10g，法半夏 12g，茯苓 12g，陈皮 6g，枳实 12g，竹茹 12g，石菖蒲 12g，炙远志 12g，丹参 12g，赤芍 20g，刺蒺藜 30g，钩藤 30g，天麻 15g，地龙 6g，当归 6g，川芎 10g，桃仁 12g，鸡血藤 30g，红花 6g，熟地黄 20g。6 剂，水煎服，每日 1 剂。

叮嘱患者调畅情志，避免大悲大喜等情绪波动，注意饮食，以清淡、易消化食物为主，忌食用辛燥、麻辣、油腻饮食，注意保暖，定时起居。

2013 年 10 月 26 日二诊。服药后诸症改善，仍舌淡红偏紫暗，苔仍滑腻。

辨证：肝风稍息，但经络瘀阻未通，痰浊未化，肝肾阴亏未培。

治法：平肝息风，化痰活血通络。

方药：上方增加丹参剂量至 15g，加水蛭粉 10g。桑寄生30g，川牛膝20g，黄连10g，法半夏12g，茯苓12g，陈皮6g，枳实12g，竹茹12g，石菖蒲12g，炙远志12g，丹参15g，赤芍20g，刺蒺藜30g，钩藤30g，天麻15g，地龙6g，当归6g，川芎10g，桃仁12g，鸡血藤30g，红花6g，熟地黄20g，水蛭粉10g（冲服）。6剂，水煎服，每日1剂。

2013年11月3日三诊。现口角㖞斜、左侧肢体无力有较显著改善，头昏、全身困重、口角流涎、喉间痰鸣、咯吐不利症状亦好转，尿频、尿急、尿不尽感基本消失，舌淡红，苔稍腻，脉细弦。

辨证：肝风息，痰浊减，经络瘀阻稍通，肝肾阴亏未培。

治法：补肝肾阴精，化痰活血通络。

方药：上方去黄连、法半夏之苦燥，加山茱萸20g，山药30g，女贞子30g。桑寄生30g，川牛膝20g，熟地黄20g，山茱萸20g，茯苓12g，陈皮6g，枳实12g，竹茹12g，石菖蒲12g，炙远志12g，丹参15g，赤芍20g，刺蒺藜30g，钩藤30g，天麻15g，地龙6g，当归6g，川芎10g，乌梢蛇15g，鸡血藤30g，红花6g，女贞子30g，水蛭粉10g（冲服），山药30g。6剂，水煎服，每日1剂。

2013年11月16日四诊。口角㖞斜、口角流涎、喉间痰鸣、咯吐不利症状基本消失，头昏、全身困重、左侧肢体无力显著改善，舌淡红，苔稍腻，脉细弦。

辨证：肝风息，痰浊减，经络瘀阻未全通，肝肾阴亏未培健。

治法：痰浊已减，肝风已息，补肝肾阴精基础上加入补气之药，继续化痰活血通络。

方药：上方合补阳还五汤加减。桑寄生 30g，川牛膝 20g，熟地黄 20g，山茱萸 20g，茯苓 12g，陈皮 6g，枳实 12g，竹茹 12g，石菖蒲 12g，黄芪 45g，丹参 15g，赤芍 30g，刺蒺藜 30g，钩藤 30g，天麻 15g，地龙 10g，当归 6g，川芎 10g，乌梢蛇 15g，鸡血藤 30g，黄连 6g，女贞子 30g，水蛭粉 10g（冲服），山药 30g。6 剂，水煎服，每日 1 剂。

2013 年 11 月 25 日五诊。患者自行拄杖前来，现口角㖞斜、口角流涎、喉间痰鸣、咯吐不利症状基本消失，头昏、全身困重、左侧肢体无力明显改善，精神状态好转，舌红，苔稍腻，脉细弦。

该病例上方加减，反复经治共计十五诊，合计 5 个月余，现患者除左侧肢体肌肉稍差，3 级（-）外，生活基本恢复自理能力。

（四）立足“痰瘀”辨治胸痹

1.《金匮》胸痹“阳微阴弦”探微

冠心病心绞痛是威胁我国民众健康和造成我国居民死亡原因前三位的重大疾病，其发病是在冠状动脉粥样硬化、冠状动脉狭窄基础上发生冠状动脉供血不足，心肌急性缺血、缺氧引起的临床综合征，属于中医学“胸痹”“心痛”范畴。关于“胸痹心痛”的中医病机，张仲景在《金匮要略·胸痹心痛短气病脉证并治》中提出：“夫脉当取太过不及，阳微阴弦，即胸痹而痛，所以然者，责其极虚也。今阳虚，知在上焦，所以胸痹心痛者，以其阴弦故也。”《金匮要略》是仲景以中医整体观为指导思想，脏腑辨证为理论核心，认识、诊断、治疗和预防内科杂病的专著。该书中提出的“阳微阴弦”理论是对胸痹心痛病机的高度概括，对后世胸痹心痛病辨治具有重要的理论价值和深远的临床意义。“阳微阴弦”，《金匮》言简意赅，但仲景以脉释病，文义深奥，后世历代医家对其多有研究、阐释。曾定伦老师结合自身临床实践，认为需要对医圣之胸痹“阳微阴弦”的病机理论重新理解，提出“阳微非必然，阴弦是主因”的观点，以“痰、瘀”立论，主张着眼于“痹”字，以“邪实痹阻心脉，不通则痛”为基本病机，立足化痰浊、通血瘀辨治胸痹。现将其经验总结如下。

（1）阳微阴弦的脉学意义：以脉部寸尺分阴阳。《难经·三难》云：“关之前者阳之动也”“关以后者阴之动也。”明言以切脉部位不同，前寸后尺分阴阳。王叔和《脉经》宗之：“寸主射上焦，尺主射下焦。”故吴谦在《医宗金鉴·订正金匮要略注》释之云：“脉太过则病，不及亦病，故脉当取太过不及而候病也。阳微，寸口脉微也，阳得阴脉为阳不及，上焦阳虚也；阴弦，尺中脉弦也，阴得阳脉为阴太过也，下焦实也。”对“阳微阴弦”的脉学意义，仲景在《金匮要略·胸痛短气病脉证治》第三条有自释：“胸痹之病，喘息咳唾，胸背痛，短气，寸口脉沉而迟，关上脉小紧数。”可见“阳微”者“寸口脉沉而迟”，“阴弦”者“关上脉小紧数”，提示寸口以部位分“阴阳”的脉学意义。

（2）阳微阴弦的病机学意义：曾定伦老师认为，张仲景在《金匮要略》中论述内科杂病诊治最大的特点是“以脉释机”，即通过对病患脉象的描述来反映、阐释疾病正邪、寒热、虚实的病机特点。胸痹病“阳微阴弦”代表的病机正如《医宗金鉴》所云：“凡阴实之邪，皆得以上乘阳虚之胸，所以病胸痹、心痛也。”近贤刘渡舟在《金匮要略诠解》中云：“本条论述胸痹心痛之病皆由虚处容邪，可从其脉象而溯其病源。由于胸中阳气不振，卫气不行，故关前之寸脉微；微为阳微，谓阳气之不及。若寸脉与尺脉相比，而关后之阴脉则见弦，弦为阴脉，谓阴气之太过。于是，阴邪乘于阳位，即胸痹而痛。……此证责其上焦阳气极虚，虚则无以为胜邪之本，然究其所以胸痹心痛者，以其阴中之弦，阴中之寒邪乘上焦之虚而为痹痛，是虚为致邪之因，而弦则是邪客之象也。”可见“上焦心阳虚衰，下焦阴寒上乘”是仲景及历代医家公认的“胸痹”病机。

曾定伦老师认为要明确“阳微阴弦”所阐述的病机，需要仔细揣摩《金匮要略·胸痹心痛短气病脉证并治》仲景原文。该篇第一条“阳微阴弦，即胸痹而痛”，“所以然者”后为仲景自释：“责其极虚也”，“所以胸痹心痛者，以其阴弦故也”。从该条可知“阴弦”是导致“胸痹心痛”的主要原因，而“上焦阳虚之阳微”，曾老师认为非胸痹病之根本病机，因为仲景紧跟着在该篇第二条说“平人无寒热，短气不足以息者，实也”，与上条“责其极虚也”相对而列，是在告诉我们，胸痹心痛病是“心阳虚者”和“心阳不虚者”都可患的疾病。紧接着第三条，“胸痹之病，喘息咳唾，胸背痛，短气，寸口脉沉迟，关上小紧数”，紧数即弦，《金匮要略·腹满寒疝宿食篇》有“脉数而紧，乃弦，状如弓弦”，体现脉紧急、躁动之象，反映体内寒凝、痰浊邪气内盛。如果说“小紧数”是“弦”脉的互词的话，那么“沉迟”就是“微”脉的互词。“沉”指脉位主里，“迟”言脉律主寒，“沉迟”脉主里寒证，应该包括里实寒和里虚寒，非独虚证，可见心阳虚衰不是胸痹心痛病的根本病机。上溯《黄帝内经》，胸痹心痛病机也只是“邪盛内实，心阳不展，心脉不通而为痛”。《素问·举痛论》云：“五脏卒痛，何气使然？……经脉流行不止、环周不休，寒气入经而稽迟，泣而不行，客于脉外则血少，客于脉中则气不通，故卒然而痛。”《素问·调经论》曰：“寒气积于胸中而不泻，不泻则温气去，寒独留，则血凝泣，凝则脉不通，其脉盛大以濇，故中寒。”《素问·痹论》指出：“心痹者，脉不通。”喻嘉言云：“胸中阳气，如离照当空，旷然无外，设地气一上则窒息有加，故知胸痹者，阴气上逆之候也。”所以曾老师提出《金匮要略·胸痹心痛短气病脉证并治》中“阳微阴弦”一词，在对胸痹心痛病机理解上当看作训诂学上的偏义复词，意义主在“阴弦”上，而该病的根本病机是寒邪、痰浊、瘀血等痹阻心胸，不通则痛。他推崇金寿山老先生的观点：“须知《金匮》论脉，不过是借脉来说明病机，阳微是指上焦阳虚，阴弦是指阴邪之盛。典型的脉象当然是既见微脉又见弦脉，也可以微脉和弦脉都不出现。只要根据四诊合参，诊断是胸痹，在病机上就可以称它是胸阳不宣或清阳失旷而致阴（邪）乘阳位。”（《金匮诠释》）

（3）阳微阴弦的临床治疗学意义：医圣张仲景在《金匮要略》中创立了以脏腑为中心的杂病理法方药辨证论治体系。病机是指导立法则、处方药的依据，曾定伦老师认为，“阳微阴弦”的病机可以从仲景在《金匮要略·胸痹心痛短气病脉证并治》列出的十首方剂推导出来。本篇第三条仲景所出之“瓜蒌薤白白酒汤”，方中瓜蒌实，《本草纲目》云“润肺燥，降火，……涤痰结”，功能“清热化痰，宽胸散结”。薤白“辛，温”，《本草纲目》云“治……胸痹刺痛，下气散血”，《本草求真》云“薤，味辛则散，散则能使在上寒滞立消；味苦则降，降则能使在下寒滞立下；气温则散，散则能使在中寒滞立除”。白酒其味辛，其性热，《汤液本草》云“能行诸经不止……可通行一身之表，至极高份”。三药中，薤白、白酒辛温（热）走散，能祛寒邪而通达闭郁（阻）之心阳，可下气、耗气，非温补心气、心阳；瓜蒌实化痰结以宽胸，故本方能通心阳、散痰结而止胸痹痛。接下来第四、五条瓜蒌薤白类方，仲景加半夏、桂枝、枳实，均主在加强化痰散结、下气除满之功，主要治疗因寒凝、气滞而胸阳痹阻之胸痹痛证。在第五条中给出枳实薤白桂枝汤后，仲景云“人参汤亦主之”，给出温补心脾之人参汤，意在提醒后学，除“痰浊中阻，气结胸中”可致胸痹心痛外，还有心气不足、心阳不振亦可致该病，此为胸痹心痛之虚证，不可服瓜蒌薤白诸方，恐辛散之品再耗虚衰之心阳。其后六条茯苓杏仁甘草汤、橘皮枳实生姜汤、桂枝生姜枳实汤，均为治疗寒饮上逆、内痹胸（心）阳之胸痹心痛证。《金匮要略·胸痹心痛短气病脉证并治》第七条有“胸痹，缓解者，薏苡附子败酱散主之”。后世医家对薏苡附子败酱散所治胸痹心痛主症争议颇大，曾定伦老师认为，“缓急”仍是偏义复词，主要词义在“急”上，而薏苡附子败酱散是治疗胸痹心痛急性发作的“急救药物”，方中用“大附子十枚”，并采用“散剂”的剂型，是为便于携带、服用，起到急救的作用。第九条所列两方赤石脂丸、九痛丸主要是为治疗阴寒邪极盛，痛势剧烈的胸痹心痛而设。纵观《金匮要略·胸痹心痛短气病脉证并治》所列十首方，除人参汤外均以通阳散寒、化痰通脉、止痛为主，故可知胸痹“阳微阴弦”的病机，仲景所指应为“邪盛内蕴，心阳（脉）痹阻，不通则痛”。周扬俊《金匮玉函经二注》云：“痹者，痞闷而不通也。经云：通则不痛。故唯痛为痹。”近贤陈可冀倡“活血化瘀”法治疗冠心病，也宗此论。

2. 立足“痰”和“瘀”治疗胸痹

曾定伦老师认为中医辨治疾病，重在明理，理明则法立，法立则方药出，《黄帝内经》“审察病机，无失气宜”“谨守病机，各司其属”即是明理之道。关于胸痹病之基本病机，他主张胸痹心痛者，（心脉）闭而不通而为痹，推崇金寿山《金匮诠释》中观点：“阳微阴弦……脉的浮沉尺寸，都不是要害问题。须知《金匮》论脉，不过是借脉来说明病机。（胸痹）典型的脉象当然是既见微脉，又见弦脉，也可以微脉和弦脉都不出现。只要根据四诊合参，诊断是胸痹，在病机上就可以称它是‘清阳不宣’或‘清阳失旷’而致‘阴乘阳位’而成胸痹。”曾定伦老师主张对历代医家用“心阳虚，心脉痹”之本虚标实病机衍释仲景“阳微阴弦”的理论提出商榷，认为：胸痹病中医根本病机应简化为“心脉痹”，而心阳虚之本虚证仅是胸痹心痛病的一个证型而已，临床疾病根据患者体质、病程之不同均有虚实之分，胸痹亦是如此，有心气虚、心阳虚者，有心阴虚、心血虚者，亦有形盛体实，心阴阳俱不虚者，但其之所以发病，均为有形实邪痹阻心脉，不通则痛。据此，曾老师在临床治疗胸痹心痛病中，主张着眼“痹”字，以“邪实痹阻心脉，不通则痛”为基本病机，立足痰浊、血瘀辨治胸痹，取得较好临床疗效。

3. 验案例析

谭某，男，27岁，2014年10月18日患者因“反复左胸憋闷、隐痛3个月”就诊。3个月来，外院反复行ECG、运动后ECG、心脏彩超，胸部X线片双肺、心界、胸廓均提示未见异常，形体肥胖，既往血脂轻度偏高。现症见：左胸部憋闷、隐痛，心悸，与体力活动无明显关系，左上肢乏力，大便不畅，纳眠可，小便调，舌红偏紫，苔薄稍滑，脉弦细。

辨证：痰热内蕴，经络不通。

治法：行气化痰，活血通脉。

方药：瓜蒌仁12g，薤白12g，枳壳12g，厚朴10g，法半夏10g，黄连6g，黄芩12g，砂仁6g，桃仁10g，当归6g，生地黄20g，赤芍20g，降香12g，川芎12g，桑枝30g，火麻仁30g，川牛膝20g，伸筋草30g，乳香6g，没药6g，五灵脂10g，木香10g。6剂，水煎服，每日1剂。

嘱其条畅情志，定时作息，每晚不晚于23时睡觉，减少油腻、辛辣饮食物摄入。

2014年11月1日二诊。患者服药后心胸憋闷、隐痛感、左上肢无力明显好转，仍时有心悸，乏力气短，舌红稍暗，苔薄，脉弦细。

辨证：痰凝得开，经络稍通，心脉稍畅而不通，心气稍虚。

治法：活血通脉，益气建中。

方药：丹参15g，赤芍20g，红花6g，川芎10g，降香6g，茯苓12g，白术12g，党参30g，桃仁10g，当归6g，生地黄20g，赤芍20g，龙骨25g，牡蛎25g，五味子10g，乌梅12g，黄芩12g，黄连6g，乳香6g，没药6g，五灵脂10g，木香10g，枳壳6g。6剂，水煎服，每日1剂。

嘱其规律起居，条畅情志，定时作息，适量运动，减少油腻、辛辣饮食物摄入。

2014年11月8日三诊。服药后上述胸部憋闷、隐痛，时有心悸，乏力气短症状消失，精神状态明显改善，舌淡红，苔稍腻，脉弦细。

辨证：心气得健，心脉通畅，形盛痰多，痰瘀易结。

治法：健脾清热化痰，行气活血通脉以善后。

方药：黄连10g，法半夏12g，茯苓12g，陈皮6g，竹茹12g，石菖蒲12g，炙远志12g，丹参15g，川芎10g，降香6g，红花6g，赤芍20g，龙骨25g，牡蛎25g，厚朴6g，葛根15g，黄芩12g，黄连6g，乳香6g，没药6g，五灵脂

10g，木香 10g，枳壳 12g。6 剂，水煎服，每日 1 剂。

（五）“化湿运脾，活血调肝肾”治疗高脂血症

高脂血症是指人体脂肪代谢异常所导致的血浆中三酰甘油和（或）胆固醇水平升高，或低密度脂蛋白异常升高和（或）高密度脂蛋白降低的疾病。研究表明，高脂血症通过损伤血管内皮细胞，诱导血管调节因子的表达，从而改变血管内皮及血流动力学状态，是心脑血管疾病、糖尿病等疾病发病的高危因素。曾定伦老师 20 世纪 80 年代初专注于心脑血管疾病的中西医结合治疗，并根据中医“上工治未病”的理论，提出治疗措施前移，通过治疗高脂血症来减少心脑血管疾病的发生、发展，并研制出“十味降脂片”治疗本证，临床疗效显著。现将其治疗高脂血症经验总结如下。

1. 中医对血脂的认识

高血脂症是指人体血液中脂质高于正常所出现的疾病，《黄帝内经》中对“膏”“脂”的来源、生成和作用进行了论述。《灵枢・五癃津液别》:“五谷之津液，和合而为膏者，内渗入于骨空，补益脑髓，而下流于阴股。”指出“膏、脂”来源于饮食水谷，经过人体的消化、吸收、合成而成，是具有“填骨髓，益脑髓”的精微物质。后世张介宾《类经》宗其旨意云:“膏，脂膏也。津液和合而为膏，以填补于骨空之中，则为脑为髓，为精为血。”说明膏（脂）与津液、血液均来源于水谷精微，膏为水谷津液之浊者，精从浊化为膏，

凝则为脂。同时古代医家已经明确提出饮食不节，嗜食肥甘厚味导致形体肥胖之人体内多“膏”“脂”，过多“膏脂”在体内的堆积会造成人体气血、阴阳、津液代谢平衡失常，从而出现各种疾病。《灵枢·卫气失常》云：“膏者，多气而皮纵缓，故能纵腹垂腴。肉者，身体容大。脂者，其身瘦小。黄帝曰：三者之气血多少何如？伯高曰：膏者，多气，多气者热，热者耐寒。肉者，多血则充形，充形则平。脂者，其血清，气滑少，故不能大。”《素问·生气通天论》云：“味过于甘，心气喘满，色黑，肾气不衡。”指出饮食不节，过食肥甘厚味，水谷精微输布、运化、代谢失常，体内“膏脂”停聚，就会出现“喘满”等心系症状，日久还会出现“肾气”损伤病症，《素问·通评虚实论》记载：“消瘅、仆击、偏枯、痿厥、气满发逆，肥贵人则膏粱之疾也。”指出过食肥甘饮食是导致上述诸多疾病的原因，与现代医学中高脂血症患者临床表现、并发疾病及病情转归相似。

2.“痰湿、血瘀”与血脂

古代中医典籍没有“高脂血症”病名记载，根据其临床表现，历代医家均认为本病中医病机主要与“痰湿、瘀血”相关。血脂如同气血津液，为人体饮食水谷精微所化生，一旦水谷精微摄入过量或脏腑功能失常，“津从浊化为膏，凝则为脂”，水津停而成饮，凝聚成痰，精微失化而为浊，水湿痰浊内停，而成本病。中医理论中“痰浊”有广义与狭义之分。狭义之痰浊就是从呼吸道排出的痰，又称有形之痰；广义的痰是指津液代谢过程不畅通而产生的病理产物，又称无形之痰。《景岳全书·痰饮》曰:“痰涎皆本气血，若化失其正，则脏腑病、津液败而血气即成痰涎。”张景岳所指“气血失于正化”所得之“痰涎”与现代作为营养物质之一的脂类代谢异常或摄入过多导致的“高血脂”相似。《医学心悟》云:“凡人嗜食肥甘，或醇酒乳酪，内湿从内受……湿生痰，痰生热，热生风，故猝然昏倒无知也。”指出饮食不节，肥甘、醇酒、乳酪等摄入过多，导致体内痰湿内生而发生“猝然昏仆”的中风病状，与现代医学中高脂血症导致脑卒中的病因病机相同。

《杂病源流犀烛》曰:“痰之为物，流动不测，故其为害，上至颠顶，下至涌泉，随气升降，周身内外皆到，五脏六腑俱有。”痰浊不但是饮食不节，气血津液代谢失常的病理产物，又是导致人体气机不畅，血液循行失常的致病因素。故中医认为,“痰湿”之体多见瘀血内停，痰湿与瘀血是两个互为因果、密切联系的病理因素。《诸病源候论·痰饮病诸候》云:“诸痰者，此由血脉壅塞，饮水积聚而不消散，故成痰也。或冷，或热，或结实，或食不消，或胸腹痞满，或短气好眠，诸候非一，故云诸痰。”指出血瘀水停而成痰，痰浊内生出现的各种临床症状。《灵枢·血络论》云:“血气俱盛而阴气多者，其血滑，刺之则射，阳气蓄积，久留而不泻者，其血黑以浊，故不能射。”其“血黑以浊”指出气血津液代谢失常，导致“痰瘀胶结于血脉”的状态。现代研究证明，高脂血症患者通过氧化型低密度脂蛋白、氧化型胆固醇等促进对血管内皮的损伤，高游离脂肪酸血症引起内源性NO产生或释放减少从而引起内皮功能障碍，损伤凝血、纤溶系统，是导致心脑血管疾病发生的病理基础，所以曾定伦老师在高血脂的治疗中非常注意活血化瘀药物的应用。药理研究表明，该类药物不但可改善高血脂患者的微循环，纠正其凝血、纤溶系统异常，而且有很好的调节血管内皮细胞损伤，调节氧化型低密度脂蛋白、氧化型胆固醇等含量的作用。

3. 脏腑病机与血脂

《素问·经脉别论》云："食气入胃，浊气归心，淫精于脉。脉气流经，经气归于肺，肺朝百脉，输精于皮毛。毛脉合精，行气于腑。腑精神明，留于四脏，气归于权衡……饮入于胃，游溢精气，上输于脾。脾气散精，上归于肺，通调入道，下输膀胱。水精四布，五经并行，合于四时五脏阴阳，揆度以为常也。"饮食进入人体后，通过胃的腐熟，脾的运化，水谷精微转化成人体所需要的气、血、津液等，在全身的输布是通过五脏六腑的生理功能共同完成的。其中"脾、胃"在饮食物的代谢中起着重要的作用，在脂类物质的消化、吸收、代谢中亦是如此。张志聪在《灵枢集注》云："中焦之气，蒸津液化，其精微溢于外则皮肉膏肥，溢于内则膏脂丰满。"

对于脂类代谢异常，痰浊内生的病理过程，历代医家多以"脾气亏虚，痰湿内伤"释其病机，李中梓云："脾土虚弱，清者难升，浊者难降，留中滞膈，瘀而成痰。"《证治汇补》言："脾虚不分清浊，停留津液而痰生。"曾定伦老师则认为，高脂血症患者症见痰湿内蕴者，当区别脾气亏虚、湿浊内生和食湿阻滞、脾困失运虚实两种情况。临床多见饮食不节、过食肥甘者，此类患者能食而不节制，摄入过多，超过机体的需求量而凝结成膏脂，故非脾气亏虚，而是食湿内阻，脾气不运。如李东垣云：“胃中元气盛，则能食而不伤，过时而不饥。脾胃俱旺，则能食而肥也。脾胃俱虚，则不能食而瘦，或少食而肥。虽肥而四肢不举，盖脾实而邪气盛也。”所以在高脂血症的治疗中，较之补脾益气，曾老师更加重视运脾化湿消积，他主张治疗之时需详辨虚实，不要盲目采用参、术、芪等补脾益气等药物，使壅塞之中焦更加痞塞而犯实实之戒，而应用山楂健胃消食，加用生大黄导滞消积，泽泻利水渗湿，使中焦食消积去，湿渗去而脾运健，枢机复，则升降出入正常。

膏（脂）与精、血均同源于水谷精微，精从浊化为膏，凝则为脂，“淫精于脉”，膏脂、痰浊入于血脉则损伤脉道，使血行瘀滞，如《诸病源候论》云：“诸痰者，此由血脉壅塞，饮水积聚而不消散，故成痰也。”曾老师认为，不论是高血脂“痰湿”还是“血瘀”的病机中，肝肾两脏的生理功能和病理变化都起着关键的作用。唐容川《血证论·脏腑病机论》云：“木之性主于疏泄，食气入胃，全赖肝木之气以疏泄之，而水谷乃化；设肝之清阳不升，则不能疏泄水谷，渗泄中满之症，在所不免。”肝的疏泄功能正常则全身气机条畅，脾胃的运化功能健旺，饮食水谷得以正常消化吸收，气血津液生化有源，血液运行正常；反之，肝之疏泄功能失常则影响脾胃运化功能，脾失健运，胃失受纳及和降，影响饮食及水液消化、吸收及代谢，以及血液的正常运行，则痰湿、瘀血内蕴而生。《素问·上古天真论》曰："肾者主水，受五脏六腑之精而藏之。"肾气虚，则水液代谢异常而生痰。肾的气化功能是津液代谢的动力，主要靠肾阳、肾气来完成。肾气足，水液之浊者由肾阳温化和肾气推动而下降，形成尿液排出体外。若肾气虚弱，气化失常，则肾对津液调控功能发生紊乱，表现为开阖不利，津聚体内而痰湿内生。故明代张景岳曰："痰之化，无不在脾；痰之本，无不在肾"。曾老师在治疗高脂血症中，非常重视调补肝肾。

4. 十味降脂片

十味降脂片由十味药物组成。方中山楂消食健脾，行气散瘀；酒大黄消积导滞，清泻热毒，活血化瘀；决明子清肝明目，润肠通便，消积滞；泽泻利水渗湿，泄热除满；制何首乌、菌灵芝补益肝肾，养精血；蒲黄、姜黄活血化瘀；三七、丹参养血活血。诸药合用，消食积，化湿滞，补肝肾，化瘀血，通脉络。现代药理研究表明：山楂所含黄酮、泽泻的脂溶性部分、决明子及酒大黄中的大黄素葡萄糖苷、大黄素蒽酮、大黄素甲醚可显著降低实验性高血脂动物的血清总胆固醇、低密度脂蛋白胆固醇和载脂蛋白B的浓度，均具有降血脂、抗动脉粥样硬化的作用。曾老师正是基于高血脂症患者"湿瘀内结，脾运失健，肝肾不足"的病机，以"化湿运脾，活血化瘀，调补肝肾"为法，并根据现代医学、药理学研究进展，创立十味降脂片。该处方充分体现了老师作为现代中医既不忘"详辨病机，据机立法，随法处方"的中医辨治论治过程，又与时俱进，充分了解现代临床病理研究和应用最新药理研究结果的鲜明特点，收到显著临床疗效。

（六）“辛开苦降”法辨治脾胃疾病

以脾胃病为代表的消化系统疾病是临床常见病、多发病。曾老师在治疗脾胃病时，根据脾胃病多寒热错杂的中医病因病机特点，喜用“辛开苦降”法施治，临床疗效显著。现将曾师应用该方法治疗脾胃病经验浅析如下。

1. 脾胃为后天之本，其生理功能为升降相因、燥湿相济

曾老师教导我们，关于饮食物在体内的消化、吸收、转化、排泄过程，早在《素问·经脉别论》就进行了详细的描述：“食气入胃，散精于肝，淫气于筋。食气入胃，浊气归心，淫精于脉。脉气流经，经气归于肺，肺朝百脉，输精于皮毛。毛脉合精，行气于腑。腑精神明，留于四脏，气归于权衡。”“饮入于胃，游溢精气，上输于脾。脾气散精，上归于肺，通调水道，下输膀胱。水精四布，五经并行，合于四时五脏阴阳，揆度以为常也。”上述论述说明：饮食物的消化、吸收过程虽与五脏六腑功能活动有关，但整个活动的中心是脾与胃。《素问·玉机真脏论》云：“五脏者，皆禀气于胃，胃者，五脏之本也。”故自《内经》始，后世立脾胃为“后天之本，气血生化之源”之说。

饮食物的消化、吸收，“散精于肝”“浊气归心”“上归于肺”等过程均依赖脾脏的“运化”及“升清”功能，而

“游溢精气”“下输膀胱”等过程均依赖于胃腑的“受纳”及“通降”功能。脾为太阴湿土，其性喜燥而恶湿，主升，赖阳以煦之；胃为阳明燥土，其性喜润而恶燥，主降，须阴以润之。对脾胃的生理功能的论述，曾师认为以清代医家叶天士总结最为妥帖：“太阴湿土，得阳始运，阳明燥土，得阴自安”“脾宜升则健，胃宜降则和”。脾和胃纳运结合、升降相因的生理功能是饮食物消化、吸收、布散、排泄的基础。

2. 脾胃如市，其病机变化为寒热错杂、升降失常

“一有此身，必资谷气，谷入于胃，洒陈于六腑而气至，和调于五脏而血生，而人资之以为生者也。”（李中梓《医宗必读》），饮食物均通过胃肠道，经消化、吸收，给机体供应营养；“胃肠如市，万物入耶”，《素问·脏气法时论》云：“毒药攻邪，五谷为养，五果为助，五畜为益，五菜为充，气味合而服之，以补精益气。”无论是滋养人的“五谷”“五果”“五畜”“五菜”，还是攻毒祛邪治病的药物，均是通过脾胃“服之”消化、吸收而起作用。故饮食物“辛苦甘酸咸”五味的偏嗜，药物寒热温凉的偏盛，都会影响脾和胃的生理功能，导致脾脏“升清”、胃腑“降浊”功能失常。

脾气亏虚，往往是引起“寒证”的原因，《素问·刺志论》云：“气虚者，寒也。”而胃气壅塞，往往是发生“热证”的基础，《素问·刺志论》亦云：“气实者，热也。”这种寒热的病机临床上表现为热则气盛，消谷善饥；寒则气衰，运化无力。故《素问·脏气法时论》云：“脾病，虚则腹满肠鸣，飧泻，食不化。”，《灵枢·师传》云：“胃中热则消谷，令人悬心善饥。”且正是由于脾胃在生理功能上相互联系，因而在病理上两者多相互影响。如脾为湿困，运化无力，清气不升，可影响胃腑的受纳、和降功能，出现纳呆、痞满、恶心、呕吐等症；反之如果饮食不节，食滞胃脘，胃失和降，亦可影响脾脏的运化及升清功能，出现腹胀、便溏等症状。正如《素问·阴阳应象大论》所云：“寒气生浊，热气生清。清气在下，则生飧泄；浊气在上，则生䐜胀，此阴阳反作，病之逆从也。”

3. 针对脾胃病机，采用寒热并用、辛开苦降法

《素问·标本病传论》云：“间者并行，甚者独行。”针对脾胃病阴阳并病、寒热错杂的中医病机，曾师在临床上多采用寒热并施、辛开苦降的治疗大法，最喜用的是“半夏泻心汤”。该方为仲景治疗少阳误下成痞所立，“但满不痛为痞”，伤寒表邪未经表散而误下，误下伤中气，加之邪气由表入里而乘之，则脾不能升清，胃失于降浊，中焦痞塞不通而成痞满。张秉成论该方：“所谓彼坚之处，必有伏阳，故以芩、连之苦以降之，寒以清之，且二味之性皆燥，凡湿热为病者，皆可用之。但湿浊黏腻之气与外来之邪，既相混合，又非苦降直泄之药所能去，故必以干姜之大辛大热以开散之。一升一降，一苦一辛。以半夏通阴阳、行湿浊，散邪和胃，得建治痞之功。用甘草、人参、大枣者，病因里虚，又恐苦辛开泄之药过当，故当助其正气，协之使化耳。”曾老师认为：非独伤寒误下，脾病则生湿，胃病则化燥，脾胃在消化、吸收过程中相辅相成，若受病则相互影响，导致湿浊、热邪困

阻中焦，脾胃升降功能失常的临床表现，故在临床上脾胃病的治疗中，该方的应用范围非常广泛，且疗效显著。

曾师在应用“半夏泻心汤”治疗脾胃病时非独见“心下痞，但满不痛”之症使用之，还通过灵活加减在整个消化系统疾病的治疗中广泛应用：

（1）配伍理气止痛药物，治疗胃脘痛。“不通则痛”，胃脘痛多由于中焦气机升降失常，气血运行受阻所致。肝主疏泄、调畅气机，肝木偏亢易乘脾土，而脾土亏虚则易致肝木乘之，脾胃升降功能失常，湿浊及燥热内蕴，往往会影响肝木的疏泄功能，导致气机失常，气血受阻而发生疼痛。曾师在治疗胃脘痛过程中多加入疏肝理气、行气活血止痛的药物，如川楝子、延胡索、木香、乌药、郁金、白芍等，以行气止痛，柔肝缓急。

（2）结合巴渝地区气候、饮食及病机特点，灵活加减。巴渝地区，地处盆地，两江交汇，湿邪恒多，夏季暑湿蕴蒸，冬季寒湿侵淫，为祛湿邪，此地居民平素喜火锅等辛辣厚味，极辛、极热、极麻之品入于胃腑，最易化热生火，耗伤胃阴，故临床中脾胃疾病湿热尤多，寒湿相对较少。故曾老师在使用“半夏泻心汤”治疗脾胃病过程中，往往去大辛大热之干姜，代之以辛散开泻之砂仁、木香，既能辛散胃气，开泄湿浊，又无助热之弊；同时喜加蒲公英、半枝莲等清热化湿解毒之品，配合芩、连苦寒清热燥湿、和降胃气；若中气虚损不明显者，去参、枣、草，以免助湿，或加健脾运脾之山药、白术、薏苡仁等物，如是则湿化、热清、脾健、胃和，病自痊耶。

（3）结合现代药理研究，对症用药。曾老师对于通过胃镜检查确诊为胃溃疡、十二指肠溃疡的患者，加用根据现代药理研究有抑制胃酸分泌、保护胃黏膜作用的药物，如海螵蛸、白及、煅瓦楞等药物，以减少胃酸分泌，促进溃疡面愈合。对于幽门螺杆菌阳性者，曾老师喜用黄芩、黄连、蒲公英、槟榔、厚朴等现代药理学研究能抑制或杀灭幽门螺杆菌的药物，可明显缓解患者胃胀、胃痛、恶心、反酸等临床症状，且疗效持久。

4. 验案例析

曹某，男，47岁。反复胃脘疼痛1年余，2个月前行胃镜检查：糜烂性胃炎及十二指肠溃疡（A_2期），Hp（++），服用制酸药保护胃黏膜，抗Hp药物治疗1个月症状缓解。3天前因朋友团聚会餐，食用火锅，饮酒后加重就诊。临床症状：胃脘痞胀灼痛，痛引右侧胸胁，疼痛无明显规律，伴见口苦冒酸，口干喜饮，饮水不多，嘈杂纳呆，大便不成形，解便不爽，小便黄，舌红苔黄腻，脉濡数。

辨证：患者平素喜食辛辣厚味，且生活多无规律，饮食不节，损伤脾胃，脾失运化，湿浊内生，辛辣饮食损伤胃阴，燥热内盛，湿与热合，湿为阴邪，困阻气机，阳热耗气伤津，脾胃升降失司，肝胆疏泄失常而成本病。

治法：清热化湿，和胃理气止痛。

方药：半夏泻心汤加减。法半夏12g，黄芩12g，黄连6g，砂仁6g（后下），蒲公英15g，佩兰12g，竹茹12g，陈皮12g，川楝子10g，郁金12g，延胡索15g，浙贝母15g，薏苡仁 30g，厚朴 6g，茯苓 15g，煅瓦楞 30g（先煎）。6 剂，水煎服，每日 1 剂。

方中黄芩、黄连、蒲公英苦寒泻热，燥湿和胃；法半夏、砂仁、厚朴、佩兰辛散脾胃湿浊，行气运脾和胃；茯苓、薏苡仁、竹茹、陈皮健脾化湿，和降胃气；川楝子、延胡索、郁金疏肝理气止痛，配合黄芩、黄连、蒲公英泻肝胆湿火，复其疏泄之职；浙贝母、煅瓦楞制酸止痛，收敛生肌。诸药合用，辛开苦降、清热化湿，健胃运脾，疏利肝胆，和胃止痛。

患者 1 周后复诊，胃痛大减，反酸痞胀消失，胃纳增加，大便仍溏。曾师以上方合参苓白术散加减调治 1 个月，复查胃镜，溃疡愈合，Hp（+）。

正是因为对中医脏腑学说的透彻领悟和中医脾胃病机特点的准确把握，曾老师应用“辛开苦降”法治疗脾胃疾病获得显著的临床疗效，更可贵的是他与时俱进地将现代中药药理研究结果结合于临床治疗，进一步提高了临床疗效。

（七）“调营合卫”治疗中焦虚寒

桂枝汤为《伤寒论》第一首方剂，柯琴在《伤寒论附翼》中称其“为仲景群方之魁，乃滋阴和阳、调和营卫、解肌发汗之总方”。后世论桂枝汤总不离发汗、营卫之说，称其功能辛温发表，为治疗风寒表虚证的代表方。曾定伦老师则认为桂枝汤并非独具解表之功，更有温补中虚之效，且其调和营卫、发表解肌之功也是基于补益脾胃而实现的。

1. 桂枝汤证的病机实质

曾老师指出，张仲景在《伤寒论》第53条云："病常自汗出者，此为荣气和，荣气和者，外不谐，以卫气不与荣气和谐故尔。以荣行脉中，卫行脉外。复发其汗，荣卫和则愈，宜桂枝汤。"其第54条又言："病人脏无他病，时发热，自汗出而不愈者，此卫气不和也，先其时发汗则愈，宜桂枝汤。"可以看出桂枝汤证的病变本质是营卫不和。《伤寒论》第2条："太阳病，发热，汗出，恶风，脉缓者，名为中风。"第12条："太阳中风，阳浮而阴弱，阳浮者，热自发，阴弱者，汗自出，啬啬恶寒，淅淅恶风，翕翕发热，鼻鸣干呕者，桂枝汤主之。"根据其中描述的症状和脉象我们可以得出一个结论：营卫不和之表虚外感证，其病机实质是营卫不合、气血不足。《灵枢·本脏》云："卫气和，则分肉解利，皮肤润柔，腠理致密。"故卫气虚则肌腠不固，易为外邪所侵，正邪相争，营不内守，而见"发热、汗出"。《灵枢·邪实》云："营气者，泌其津液，注之于脉，化以为血。"营阴外泄，故见"脉缓""阳浮而阴弱"之气血不足，脉道不充之象。所以桂枝汤证除有卫气不足外，还有营阴不足，其病机实质为营卫不足，气血不充。故曾定伦老师认为桂枝汤证的证"眼"当是反映营卫不足、气血不充的"汗出、脉缓"，正如柯琴所说："头痛发热、恶寒恶风、鼻鸣干呕等病，但见一证便是，不必悉具。唯以脉弱自汗为主。"

《素问·痹论》："荣者，水谷之精气也，和调于五脏，洒陈于六腑，乃能入于脉也。故循脉上下，贯五脏，络六腑也。卫者，水谷之悍气也，其气慓疾滑利，不能入于脉也。故循皮肤之中，分肉之间，熏于膏肓，散于胸腹。”《灵枢·营卫生会》云：“营卫出于中焦。”曾定伦老师进一步指出，营卫之气均由脾胃运化的水谷精气所化生，它们的盛衰及和谐与否与脾胃运化功能关系密切，故桂枝汤营卫不和之表虚自汗证在一定程度上反映了脾胃功能的不足。有人对桂枝汤类方剂临床运用统计分析表明：各类症状出现频率最高的是发热、汗出、神疲体倦、恶风寒、纳呆少食。由此可以看出桂枝汤临床治疗对象是以虚弱病证为主的，纳呆少食与神疲体倦同时出现，直接反映了脾胃虚弱，运化功能低下。进而指出桂枝汤调和营卫的实质是激发中焦气血之化源，无论外感内伤，皆可用之。

2. 桂枝汤证析方及现代药理研究

桂枝汤由桂枝、芍药、炙甘草、生姜、大枣五味药组成。桂枝，《神农本草经》云其“补中益气”，现代药理研究表明，桂枝所含桂皮油具有增加胃肠蠕动、促进胃液分泌、增强消化功能等作用；芍药，《本草纲目》谓其：“安脾肺，收胃气，理中气，治脾虚中满。”芍药的有效成分具有缓解平滑肌痉挛及抗炎、抗溃疡的作用。方中桂枝温阳气，芍药益阴血，炙甘草甘温益气，既助桂枝益气温中，又合芍药酸甘化阴而益肝滋脾；生姜温胃，大枣补脾，合而升腾中焦生发之气而行津液，和营卫。五药合用，辛甘化阳以温脾，酸甘化阴而益肝，使中气建、化源充，则五脏有所养。曾老师十分重视现代中药药理对经典古方的研究结果，他指出，有研究表明，桂枝汤具有调整胃肠蠕动及传导功能；有效地抑制和清除幽门螺杆菌（Hp）；促进胃肠黏膜局部血液循环，改善胃肠黏膜缺血缺氧症状，解痉和镇痛等药理作用。有研究者观察了桂枝汤对大鼠实验性胃溃疡的治疗作用，提出中药桂枝汤能够减弱冰醋酸造成的胃黏膜损伤、有益于促进溃疡愈合的作用机制在于提高肝、胃、肾等脏器细胞中三磷酸腺苷酶、琥珀酸脱氢酶、碳酸酐酶活性，以增强组织细胞的代谢和修复水平。

3. 先贤以桂枝汤温补中虚的运用

曾定伦老师认为张仲景非常重视调畅营卫二气的功能，将其盛衰与脾胃运化功能紧密联系起来，认为只有中焦脾胃运化功能正常，营卫之气才能平和畅行。他在《伤寒论·辨脉法》中云："中焦不治，胃气上冲，脾气不转，胃中为浊，营卫不通，血凝不流。"故他将"温补脾胃，调畅营卫"的桂枝汤广泛应用于内伤杂症的治疗中。除《太阳病篇》外，《伤寒论·太阴病篇》仲景治疗腹满食不下，时腹自痛之太阴证所出四方，三首皆为桂枝汤加减。

伤寒大家曹颖甫谓桂枝汤"外证治太阳，内证治太阴""功能疏肝补脾"，在其《经方实验录》中有用桂枝汤治疗谢先生三伏天畅食冷饮致形寒下利，日十数度行，腹痛而后重之太阴证，和王姓妇人血运迟滞，胃肠虚弱案。验之《金匮要略》，也有用桂枝汤治疗妇人妊娠，胃肠虚寒，不能化水谷为精微，"其人渴，不能食"证。古有"阴阳形气不足，勿刺以针而调以甘药”之说，考《金匮要略·血痹虚劳病》治疗气血阴阳俱微，诸虚不足之证所列九方，附方两首中以桂枝汤为主方加减的竟达五首之多；《伤寒论》中，桂枝汤有三禁：一为太阳伤寒的麻黄汤证不可用；二为内有湿热的“酒客病”不可用，仲景认为“酒客不喜甘故也”；三为素有里热之人不可用。曾老师认为在这三禁之中，特别是后两禁，之所以禁用桂枝汤，大抵不脱桂枝汤是一首甘温偏补之方。

4. 桂枝汤类方的运用

《伤寒论》113 方中由桂枝汤加减者占二十余首，涉证广泛，曾老师经过反复研读，发现仲景是以本方作为一首温补主方化裁的，如加芍药、人参、生姜治疗发汗后，汗伤阳气及阴血，营卫俱弱见身疼痛、脉沉迟证；加桂治疗烧针强使汗出，致心阳虚损，中焦失运，下焦寒气乘虚上逆之奔豚；加附子治发汗后汗漏不止；还有加龙骨、牡蛎治疗盗汗失精；加当归、细辛、通草治血虚寒凝，手足厥寒等。桂枝类方中最具代表性的是小建中汤，在此笔者试析之以明其理：小建中汤为桂枝汤加芍药、饴糖而成，《伤寒论》100 条：“伤寒，阳脉涩，阴脉弦，法当腹中隐痛，先予小建中汤……”中焦虚寒，化源不健，气血亏虚，故脉涩，复为少阳邪乘，则脉弦而腹痛。本条所述，病情中虚较甚，木乘明显，故在桂枝汤的基础上，加用饴糖益脾气而养脾阴，其性甘温，既助桂枝、姜、枣益气温中，其质柔润，又合芍药酸甘化阴而益肝滋脾，缓急止痛。正如吴鞠通在《医医病书·虚劳论》

所云："从来最善补虚弱，莫如仲景。建中以调和营卫为扼要，全以补土为主。药止六味，而甘药居四，俾开胃健食，土旺生金，金复生水以生木，木生火而生土，循环无已。其意不欲以药补虚，但使脾胃健旺，饮食补虚，此君子以人治人之道。"可以看出桂枝类方不论如何化裁，终不脱其温中补虚、滋壮气血化生之源的功效。所以尤怡《金匮要略心典》中引徐彬之说："桂枝汤，外证得之为解肌和营卫，内证得之为化气和阴阳。"

5. 验案例析

郭某，女，47岁，反复胃脘隐痛，纳呆食少，乏力倦怠，自汗出两年，于2015年11月12日就诊。患者2年前春夏之交因外出游玩，淋雨后外感，恶寒发热，汗出身痛，自服感冒药物，症状未见缓解，于社区门诊处输注大剂量抗生素治疗1周后体温正常，恶寒身痛稍好，但出现口淡无味，纳呆食少，动辄汗出，继服健脾和胃、益气消食中药，未见好转，反复出现腹胀、胃脘隐痛，饥饿及饱餐后明显，行胃镜检查提示慢性非萎缩性胃炎，Hp（-），余未见异常。1周前因加班错过饭点，进食后再次出现胃脘隐痛，伴见低热（38.1℃）。刻下症见：胃脘隐痛，纳呆食少，心下痞满，口泛清涎，面色萎黄，乏力倦怠，自汗出，动辄明显，眠可，大便稍溏，小便清，舌淡红，苔薄，脉浮细。

辨证：营卫不调，中焦虚寒。

治法：调和营卫，温补中焦，缓急止痛。

方药：桂枝汤加减。桂枝12g，白芍15g，甘草6g，生姜9g，大枣12g，太子参15g，茯苓15g，陈皮12g，炒白术12g。3剂，水煎服，每日1剂。

嘱其注意保暖，服药后进食热粥以助药力。

2015年11月18日二诊。患者服药后精神状况明显好转，自诉服药3剂，感两年来全身束缚感基本消失，全身温暖、轻松，胃脘隐痛亦消失，食欲明显改善，自汗停止。舌淡红，苔薄，脉稍细。

辨证：营卫调和，脾运得健，则气血充沛，中焦虚寒自愈。

治法：效不更方，仍以调和营卫、温补中虚，加健胃消食药，以助脾运。

方药：桂枝汤合五味异功散加减。桂枝15g，白芍15g，甘草6g，生姜9g，大枣12g，太子参15g，茯苓15g，陈皮12g，炒白术12g，九香虫10g，炒扁豆25g，莲子20g，炒山楂15g，炒麦芽20g，隔山撬20g。6剂，水煎服，每日1剂。

综上所述，曾定伦老师认为桂枝汤不但可以治疗外感风寒，而且以其温补中焦、滋壮化源的功效可以广泛用于内科杂证的治疗，这正体现了“治脾胃以安五脏，治中焦以达四旁”这一灵活的中医临床辨证思维。倘若我们能突破某些习惯性思维的禁锢，仔细体会经方立法组方之意，师其法而不泥其方，随证化裁，灵活加减，对提高临床疗效是大有裨益的。

（八）“清热化湿，敛阴润燥”辨治口腔黏膜疾病

口腔黏膜疾病如“复发性口腔溃疡，灼口综合征，口腔扁平苔藓”等，是一大类病因不明，治疗困难，易反复发作、缠绵难愈的疑难杂症。笔者跟师临证抄方时发现，许多罹患口腔疾病而辗转求医的患者在老师的诊治下病情好转，症状改善，甚至痊愈。故将曾定伦老师治疗口腔黏膜疾病的诊治经验和用药规律分析、总结如下。

1. 因地制宜，确立“阴虚湿热”病机

中医治病有“三因制宜”之理论。“因地制宜”是要求根据患者所处的地域情况，包括该地域的气候环境、地理状况、饮食习俗等情况对人体的影响，分析患者的病情。叶天士《温热论》有“且吾吴湿邪害人最广”之说。巴渝之地，两江交汇，山城丘陵，群山环抱，形成热蕴湿蒸的气候环境，故此地无论男女童叟，饮食习惯多喜食极辛极辣，尤爱既麻且辣、极烫极热之“火锅”，但久食嗜食，最易损伤消化道。《难经》中有消化道“七冲门”之说，而口腔占其三，“口唇为扉门，牙齿为户门，会厌为吸门”。辛辣入口，化火伤阴，烫物入喉，如火炭内灼。饮食入口，胃肠如市，辛辣饮食损伤肠胃功能，脾失运化，胃失传输，肠道受盛化物之功失常，导致湿热内生。湿热化火，火毒内灼，耗散阴津，黏膜失于濡养且受湿热内火之熏灼而成本病，特别是对于病情迁延、长期反复发作的患者，病程日久，湿热内盛，难免

不伤津耗液，故曾老师在治疗口腔黏膜炎性疾病时据其病因，多以“阴虚湿热”立论。

湿性黏滞，湿与热合，如油入面，缠绵难愈，且清热燥湿、辛香化湿、淡渗利湿之品均有更加耗散阴津之虑，滋养阴精之药物又性味呆滞，有助湿碍胃之嫌，故治疗本病有易反复且疗效缓慢的特点。

2. 治以“清热燥湿，泻火解毒”，妙在“养阴润燥，酸甘化阴，酸收敛肌”

据其病机，曾定伦老师在治疗该类疾病时以清热燥湿、泻火解毒为主法，以“五味消毒饮”方加减，加入“疮家圣药”连翘，以及清热解毒兼可化湿之品如半枝莲、白花蛇舌草，为“银翘半白汤”，联合“黄连解毒汤”为主方治疗。方中金银花、连翘清热解毒，辛凉轻散内郁之火；野菊花、蒲公英、紫花地丁、半枝莲、白花蛇舌草苦寒清热、解毒凉血，气血两清在里之热毒。合用黄连、黄芩、黄柏、栀子，清热解毒，燥湿凉血。两方合用，清凉辛散，解毒燥湿，凉血清热，内彻上炎之湿毒，使湿毒清，内热彻，故病可痊。

同时，针对口腔黏膜疾病“阴虚”的病机，曾定伦老师在上方基础上加入“养阴润燥，酸甘化阴，酸收敛肌”之药物。养阴润燥，如生地黄、玄参；酸甘化阴，酸收敛肌，如乌梅、五味子、诃子。养阴与酸甘化阴相合，津液生而黏膜得濡润，酸收则“疡愈肿消”，对于这类黏膜溃疡损伤的疾病，使用酸收的药物有助于炎性渗出的减少和溃疡（损伤面）的愈合。

3. 取类比象，取皮类药物以治“皮”病

取类比象是中医理论的一种建构方法，这种方法的特点是在掌握大量感性材料的基础上，通过把两种不同的事物或现象联系起来加以比较，找出它们之间相似或共同的地方，然后把已知的某一事物或现象的有关知识和结论推论到与之相类似的现象或事物，也可能得出相同的知识和结论。该方法在探究药物作用和疗效机制的应用中认为药以其类，同形相趋，同气相求，故有“皮以治皮，节以治骨，核以治丸，子能明目”，以及蔓藤舒筋脉、枝条达四肢等说法。最为广大中医人熟知的例子就是叶天士以梧桐落叶为引，治疗秋令难产妇人的医案。曾定伦老师深得这一中医理论“本源精髓”之妙，他应用“取类比象”的方法认为：口腔黏膜均为人体之外候，为皮肤之延伸薄弱之地，口腔黏膜炎症与皮肤疾病病机相关，故曾师在临床治疗口腔黏膜炎及溃疡时多采用皮类中药，如白鲜皮、地骨皮、牡丹皮、苦参等，此为其治疗该病的一大特色，该类中药均有解毒化湿、生肌止痒、敛疮生肌之效。

4. 反复沟通，指导患者改变生活、饮食习惯

该病根本病因为辛辣、滚烫饮食及不规律的生活习惯，曾老师在临床上见此病患，除诊脉、察舌、辨证、处方外，还谆谆教导患者减少或杜绝辛辣、滚烫饮食，增加绿色蔬菜及水果摄入量，保持大便通畅，调整生活习惯及节律，指导其正确的养生防病之法，对患者进行健康教育，得到患者的

理解和配合，杜绝了致病因素，加之正确的治疗，所以曾老师在治疗该病方面获得收效快速、疗效稳定、较少复发的临床疗效，深得患者赞誉。

5. 验案例析

周某，男，43岁，2012年8月31日初诊。患者平素大量抽烟饮酒，熬夜或进食火锅后则发生口腔灼痛，甚则溃疡，疼痛难忍，反复发作，痛苦不堪。刻下因4天前聚餐吃火锅后口腔灼痛，口颊黏膜见米粒大小溃疡数枚，周边黏膜红肿，表面附有黄白苔，眠差梦多，二便调，舌红，苔黄白相兼，脉滑。

辨证：湿热内蕴，火毒内盛。

治法：清热化湿，解毒泻火。

方药：金银花15g，连翘20g，蒲公英30g，野菊花15g，黄连6g，黄芩12g，牡丹皮15g，栀子6g，玄参20g，生地黄15g，麦冬15g，赤芍20g，苦参20g，白鲜皮20g，土茯苓20g，土贝母15g，乌梅10g，薏苡仁30g，白茅根30g，半枝莲20g，蛇舌草20g。4剂，水煎服，每日1剂。

并告之烟酒、辛辣饮食为其病反复发作之根源，叮嘱其戒烟限酒，清淡饮食，按时服药，可得病痊，防止复发。

二诊，服药1剂后大便先稀溏，继续服用大便正常，4剂服完，口腔灼痛明显缓解，溃疡基本愈合，口干稍苦，舌红少苔，脉弦。

按：服药便溏，为湿热之邪从大便而出，《温热论》云："湿温病，大便溏为邪未尽，必大便硬，粪燥为无湿耶。"故药后则大便正常。4剂服完，口腔灼痛明显缓解，溃疡基本愈合，为内蕴之湿热火毒内清外彻之象，口干稍苦，舌红少苔，为余热未尽，湿去热孤，阴津内伤之征象。予上方去黄连解毒汤诸药之苦寒，加入玉女煎，继续清热解毒，佐以养阴，而获全效。

治法：清热解毒，泻火养阴。

方药：金银花15g，连翘20g，蒲公英30g，野菊花15g，半枝莲20g，白花蛇舌草20g，玄参20g，生地黄15g，麦冬15g，川牛膝30g，赤芍20g，苦参20g，白鲜皮20g，土茯苓20g，桑白皮15g，乌梅10g，薏苡仁30g，白茅根30g。7剂，水煎服，每日1剂。

《后汉书·郭玉传》:“医之为言，意也。”《旧唐书·许胤宗传》也载:“医者意也，在人思虑。”强调行医治病，贵在思考，而传承名医思想，总结老师经验又何尝不是如此。曾老师看似平凡的方剂中蕴含有对疾病纷繁复杂病机的深刻认识和精妙、灵动的诊疗用药思想，仔细研读，分析之，对提高中医素养与临床疗效是大有裨益的。

（九）“塞因塞用”法治疗老年顽固性便秘（阴结便秘）

便秘为临床常见病，一般中医辨证分虚、实两大类，实证便秘根据其病性分“热秘”“冷秘”“气秘”三类，虚证便秘根据其病因不同分气虚不运或血虚不荣两种。据笔者经验，“冷秘”亦当属于“虚秘”范畴，因其阴寒内盛必致伤阳，阳气衰微，阴寒凝结，则糟粕不行而成便秘，未有阴寒内盛而不伤阳气者，治疗需温运阳气以散寒凝。便秘的治疗或予承气汤类方咸寒软坚，通腑泻热，或用麻仁、济川煎润肠通便。但实际临床中所遇患者病情往往不是非实即虚，多见虚实夹杂、寒热错杂之证，特别是老年习惯性便秘（顽固性便秘），这类患者高年体虚，肾精不足，气血津液均有所不足，若予硝、黄通腑，虽得一时畅通之快，但易耗伤正气，更伤脾阳；若用桂、附温阳，参、芪补气，则无形之阳气不能速生，恐有形之燥结不能速去，其阳燥之物恐再耗其津，无水行舟，治疗颇为棘手。在跟师过程中，笔者发现曾老师把握“阴结”便秘病机，遵《内经》“塞因塞用”之旨，运用大剂量白术、白芍，并立足中焦，以恢复脾升胃降生理功能为目标，治疗本病疗效极佳，现试将其治疗该疾病的经验总结如下。

1.“阴结”便秘的中医病机

“阴结“病名首见于仲景《伤寒论》,《伤寒论·辨脉法》云:“其脉沉而迟，不能食，身体重，大便反硬，名曰阴结也。”“脉累累，如循长竿者，名曰阴结也。”详细描述了“阴结”的脉象和临床症状。与同样有“脉沉、手足冷，心下满，不大便”的“阳微结”的鉴别，仲景在其后的《伤寒论·辨太阳病脉证并治法》第148条中论述最详:“伤寒五六日，头汗出，微恶寒，手足冷，心下满，口不欲食，大便硬，脉细者，此为阳微结，必有表，复有里也。脉沉，亦在里也。汗出为阳微，假令纯阴结，不得复有外证，悉入在里，此为半在里、半在外也。脉虽沉紧，不得为少阴病，所以然者，阴不得有汗，今头汗出，故知非少阴也，可与小柴胡汤。设不了了者，得屎而解。”后世医家对其病机在仲景基础上又多有阐发。《证治汇补·秘结》：“阴结者，阴寒固结肠胃，血气凝滞而秘结也。外症不渴不食，肢冷身凉，大便硬闭，脉沉而迟。”《金匮翼·便秘统论》中说：“冷闭虚闭即阴结也。”可知“阴结”中医病机为阴寒内蕴，损失脾肾阳气，寒凝津液，如水冰冻，故肠腑传化不行，糟粕停滞而导致便秘。

2. 大剂量白术、白芍治疗“阴结”的学术思路源流探讨

仲景首倡“阴结”病名，而对于“阴结”便秘的治疗亦论治最详。《伤寒论·辨太阳病脉证并治》第174条：“伤寒八九日，风湿相搏，身体疼烦，不能自转侧，不呕不渴，脉浮虚而涩者，桂枝附子汤主之。若其人大便硬，小便自利者，去桂枝加白术汤主之。”白术附子汤中剂量为附子三枚，白术四两，生姜三两，炙甘草二两，大枣十二枚。方中白术量独大，古今换算剂量至60g，仲景在该条明确提出加如此大剂量白术是为治疗“其人大便硬，小便自利”症状，可见大剂量白术治疗“阴结”便秘始于仲景。

曾师揣测仲景心法认为，《黄帝内经》云：“阳明者五脏六腑之海也。脏腑各因其经而受气于阳明（包括大小肠），故脾为胃行其津液。”本证寒湿内外均盛，内伤脾阳，无法为胃将水谷精微输布全身，包括润泽肠腑。寒性凝滞，其性收引，湿性黏滞，寒湿内蕴，内燥津液，如水冰冻，故虽无阳热而肠燥便秘为之生也。白术性温味苦，温能散寒，苦可燥湿，且专运脾阳，健脾气，使寒湿散，脾阳运，脾气健，津液行，肠燥润则肠腑得通，糟粕可下。曾老师认为白术在此之用符合《素问·至真要大论》中“塞因塞用”之旨，他十分推崇张景岳在《类经》中对该方法的阐述：“塞因塞用者，如下气虚乏，中焦气壅，欲散满则更虚其下，欲补下则满甚于中。治不知本而先攻其满，药入或减，药过依然，气必更虚，病必渐甚。乃不知少服则资壅，多服则宣通，峻补其下以疏启其中，则下虚自实，中满自除，此塞因塞用之法也。”可谓深得岐黄、仲景之心法。

无独有偶，《伤寒论·辨太阴病脉证并治》第279条：“本太阳病，医反下之，因而腹满时痛者，属太阴也，桂枝加芍药汤主之。大实痛者，桂枝加大黄汤主之。”其中桂枝加芍药汤及桂枝加大黄汤中“芍药”用量较“桂枝三两，大黄二两”最大，均为六两，剂量相当于现在90g，不可谓不重。但该条中仅云“腹满时痛”，腹虽满是否应是误下伤脾阳，脾气不运，气机不畅之气滞腹满证？曾师独具慧眼，将第279条与紧接的第280条相参研。第280条：“太阴为病脉弱，其人续自便利，设当行大黄芍药者，宜减之，以其人胃气弱，易动故也。”在本条中，仲景告诫若患者便利，当减大黄、芍药用量，可知仲景第279条中加大剂量芍药，是把大剂量芍药看作与大黄同等功效的通便药物。《神农本草经》云：“芍药味苦平。主邪气腹痛，除血痹，破坚积……益气。”《名医别录》记载：“芍药味酸……通顺血脉，缓中，利膀胱，大小肠。”正是对经典的字斟句酌、反复研读，并结合临床实践，故曾师深得仲景心法，将大剂量白术、芍药用于体质虚弱，且寒湿浊邪内盛的长期习惯性便秘的中老年患者，往往效如桴鼓。

3. 补益气血，行气助运，复脾胃升降以通“阴结”

白术性温味苦，温能散寒，苦可燥湿，且专运脾阳，健脾气，脾阳运，脾气健，津液行，肠燥润则肠腑得通，糟粕可下。白芍味苦性平,《本草经疏》云:“手足太阴引经药，入肝、脾血分。”功能养血柔肝，缓中止痛，敛阴收汗。针对老年患者气血津液诸不足，白术、白芍之用主要为峻补气血、增水行舟。该类患者尚有脾胃虚弱，升降失常，传化无力，无力行舟之病机，故见腹胀、打嗝，腑气上冲之现象，曾老师勘透病机，合以五磨汤,《医方考》云:“气上则上焦气实而不行，下焦气逆而不吸，气上宜降之，故用沉香、槟榔；气逆宜顺之，故用木香、乌药；佐以枳实，破其滞也。”该方主以降气行滞，曾师在此之用，取其行气导滞，宽中运肠，促进胃排空，加快肠蠕动，减少大便在肠道中停留时间而起到促进排便的作用。该法既无承气汤之峻下热结、推墙倒壁之猛力，又不似济川煎、润肠丸之缓攻，用乌药、沉香、槟榔、木香、枳实行气导滞，使壅滞上逆之腑气畅而下行，合用大剂量白术、白芍，峻补中下二焦气血阴精，增水以行舟，同时可避免五磨汤破气耗气之弊，实为标本同治之妙法。

4. 验案例析

案 1 王某，男，73 岁，2012 年 9 月 4 日因“大便秘结 10 余年，3 日未解”来诊。患者长期反复便秘 10 余年，初服通腑导泻中西药物，大便得解，腹胀减轻，但停服不久，便秘再次发生。反复治疗 10 余年，近年来便秘、腹胀症状加重，口服通腑导泻药物效果差，大便干结，排便困难，且解便后腹胀无明显缓解，并出现气短、气往下落、心悸等症状。就诊时已 3 日未解大便，症见腹胀，气短乏力，精神萎靡，口干，纳差，形寒怕冷，眠可，舌质淡红，苔白滑腻，脉沉细。

辨证：寒湿内蕴，气滞便秘。

治法：温化寒湿，行气导滞。

方药：白术 60g，白芍 60g，肉苁蓉 30g，当归 10g，槟榔 6g，莱菔子 30g，升麻 10g，桂枝 12g，桑寄生 30g，川牛膝 30g，乌药 6g，甘草 6g。6 剂，水煎服，每日 1 剂，分 3 次温服。

按：患者年逾古稀，患便秘十余年，初每以泻药快意下利，虽腹胀减、肠腑通而损伤脾阳，耗伤胃津，日久脾阳虚衰，胃液耗伤，脾气亦不足，中焦失煦，运化失司，脾不散津，故见纳差腹胀，口干，精神萎靡，形寒怕冷；寒湿内生，停于胃肠，凝阴固结，如水冰冻，水凝则舟不行，故见反复便秘，泻下后腹胀不减；泻后心悸气短，气往下落，舌淡红，苔白滑腻，脉沉细，均是脾阳气虚，无力升清之明证。

2012年9月14日二诊：服药1剂则大便得通，解出较多干结大便后腹胀明显减轻，未见气短、气往下落、心悸现象。继服余下药物，服药期间大便能每日一行，大便质软，虽不成形，但无稀溏，腹胀稍有减轻，精神亦稍好转，仍乏力困倦，饮食未见明显增加。舌质淡红，苔白薄滑腻，脉沉细。

按：寒湿稍化，脾运稍行，效不更方，加大健运脾阳、补益脾气药物，患者年龄较大，男子五八肾气衰；七八天癸竭，肾脏衰。酌加温补肾气药物，先后天并补，以断病根。

方药：上方加南沙参30g，茯苓20g，制何首乌30g，巴戟天20g。6剂，水煎服，每日1剂，分3次温服。

2012年11月因“外感咳嗽4天”来诊诉：二诊服药后大便通畅，每日一解，精神、饮食状态明显改善。至今虽停药2个月，未再复发。

案2 尹某，女，69岁，2014年4月15日初诊。患者诉反复顽固性便秘10余年，长期靠芦荟排毒胶囊、排毒养颜胶囊、黄连上清丸、大黄通便胶囊等药物排便，若停药则不能自然排便，最久有1周之久不能大便1次，颇为所苦。刻下症见形体消瘦，3天未解大便，腹部胀满，但肛门无排便感，食冷饮食则打嗝，自觉腹中腑气上冲，不能下行，未见反酸、烧心、恶心、呕吐等症，腹胀时矢气觉舒。纳呆，小便次数多，眠尚可，舌红嫩，边尖部无苔，中根部苔薄黄腻，脉细弦。

辨证：患者老年女性，年近七旬，形体消瘦，女子七七肾气衰，太冲脉衰少，脾气亏虚，气血生化之源不足。血少则肠失濡润，精枯血燥，无水行舟；气虚则升降失常，肠道传化无力。单纯泻下通腑，初期可糟粕去而肠腑通，但气血未充，传化无力，则停药如故。舌红嫩、边尖部无苔为太冲衰少，血气匮乏之明证；而中根部见薄黄腻苔为肠腑不通，糟粕内结，此为化燥伤阴，不需也不用急下存阴。

治法：益气养阴润燥，行气助运通腑。

方药：桑膝增液汤合四磨汤加减。桑寄生 30g，川牛膝 30g，当归 6g，白芍 60g，白术 60g，枳实 12g，厚朴 10g，乌药 6g，沉香 3g，桃仁 12g，槟榔 12g，火麻仁 30g，玄参 20g，麦冬 20g，生地黄 20g，肉苁蓉 30g。6 剂，水煎服，每日 1 剂。

叮嘱其清淡易消化饮食，忌辛辣厚味，条畅情志，注意排便习惯，每日定时排便，清晨多饮清水。

2014 年 4 月 23 日二诊。服药后大便通畅，肛门排气较多，且服药过程中未见明显腹泻，大便质软不溏，此后服药期间，大便每日一行，排便过程顺利，腹胀、打嗝、腑气上冲感明显缓解，舌红嫩，边尖部见薄润苔，中根部苔薄黄苔，脉细。

辨证：现大便通畅，肠腑虽通，但仍需补益气血，调理脾胃，复其升降，以杜复发。

治法：益气养阴润燥，健脾行气助运。

方药：黄芪四君子汤合四磨汤加减。黄芪 20g，党参 30g，当归 6g，白芍 60g，白术 60g，枳实 12g，厚朴 10g，乌药 6g，沉香 3g，桃仁 12g，槟榔 12g，火麻仁 30g，茯苓 20g，麦冬 20g，熟地黄 20g，肉苁蓉 30g，桑寄生 30g，川牛膝 30g。6 剂，水煎服，每日 1 剂。

叮嘱其继续易消化饮食，忌辛辣厚味，条畅情志，注意排便习惯，每日定时排便，清晨多饮清水，大便通畅，未再复发。

综上所述，曾老师治疗血气亏虚、气机不畅之老年习惯性便秘的特色治法是针对气血衰少、气机不畅、虚实夹杂的病因病机，采用大剂量白术、白芍峻补气血津液，“塞因塞用”的同时，合用条畅气机、复其升降的五磨汤，实为“通补兼施之法”，甚合中老年人体质情况，故效如桴鼓，堪为师法。

（十）“平补脾肾”法辨治恶性肿瘤

肿瘤是机体在各种致癌因素作用下，局部组织的细胞在基因水平上失去对其生长的正常调控，导致其克隆性异常增生而形成的新生物，常表现为身体局部出现肿块，伴随出血或疼痛。一般将肿瘤分为良性和恶性两大类，所有的恶性肿瘤总称为癌症。中医文献中没有“肿瘤”一词，根据其临床表现属于中医“癥瘕、积聚、瘤、岩、癌”等范畴。

1. 中医肿瘤学的发展

早在殷商时期，甲骨文中就有“瘤”字的记载，该字由“疒”及“留”组成，说明了当时对该病已有“留聚不去”的病理认识。《周礼》记载食医、疾医、疡医和兽医四类医官，“疡医”治疗“肿疡”就包括肿瘤一类疾病，其“以五毒攻之，以五气养之，以五药疗之，以五味节之”的方法是最早的内科治疗肿瘤的方法，可以看出早在中医治疗肿瘤的萌芽阶段，就体现出攻养并举、攻补兼施的思想。《黄帝内经》中有“癥瘕、肠覃、积聚、石瘕、反胃、噎膈”等类似现代肿瘤的病症记载，并在分析肿瘤病因病机上提出许多观点：“四时八风之客于经络之中，为瘤病者也”“喜怒不适，寒温不时，邪气盛之，积聚已留”“虚邪之入于身也深，寒与热相搏，久留而内著……邪气居其间而不反，发为筋溜……肠溜……肉疽。”同时该书还提出了“坚者削之，留者攻之，结者散之”，以攻邪除疾为主的治疗原则，同时指出“大积大聚，其可犯也，衰其大半而止，过者死”，告诫医家攻邪除积需要适可而止，注意保护正气。至《难经》，对“积”“聚”的鉴别诊断提出“病有积有聚，何以别之……积者阴气也，其始发有常处，其痛不离其部，上下有所终始，左右有所穷处；聚者，阳气也，其始发无根本，上下无所留止，其痛无常处谓之聚”的观点，并详细记载了五脏之积的名称和临床表现。“肝之积，名曰肥气，在左胁下，如覆杯，有头足。”“心之积，名曰伏梁，起脐上，大如臂，上至心下。”“脾之积，名曰痞气，在胃脘，覆大如盘。”“肺之积，名曰息贲，在右胁下，覆大如杯。”“肾之积，名曰贲豚，发于少腹，上至心下，若豚状，或上或下无时。”张仲景承《难经》之意，在肿瘤与非肿瘤的临床表现和预后上作了区别，“积者，脏病也，终不移；聚者，腑病也，发作有时，展转痛移，为可治”；华佗在《中藏经》中指出：“夫痈疽疮肿之所作也，皆五脏六腑蓄毒不流则生矣，非独因荣卫壅塞而发者也。”提出“毒聚”是肿瘤生成的病因。公元7世纪《晋书》中记载：“景帝目有瘤疾，使医割之。”这是最早明确记录采用手术开刀切除眼部肿瘤的病例。隋代巢元方所著《诸病源候论》不但分门别类地记载了许多肿瘤疾病和症状，如“癥瘕”“积聚”“食噎”“反胃”“瘿瘤”等病证，并且已经认识到良性肿瘤与恶性肿瘤的区别：良性者“不能杀人”，而恶性者“积引岁月，人皆柴瘦，腹转大，遂致死。”

宋金元时期，中医肿瘤学理论基本形成。《圣济总录》在“大金牙散”治疗疾病中有“恶疮肿瘤”的记载，是“肿瘤”名称在中医典籍中首次出现。《卫济宝书》中所见“癌”的记载，将其列为“痈疽五发”之一，云：“癌疾初发者，却无头绪，只是肉热痛，过一七或二七，忽然紫赤微肿，渐不疼痛，迤逦软熟紫赤色，只是不破。”《仁斋直指方》则对“癌”的临床表现作了细致的描述：“癌者，上高下深，岩穴之状，颗颗累垂，毒根深藏。”《三因极一病证方论》中，陈言将瘿瘤分为五瘿六瘤，并详载了其病因和表现及临床治法。金元诸家对肿瘤的病因病机进行了详细的探讨，张子和认为“积之成，或因暴怒喜悲思恐之气”，强调情志致病；朱震亨则认为积聚痞块是由痰饮、气滞、血瘀而成。明清时期对肿瘤的论述进一步丰富，对其临床症状、体征、病程、病因病机、预后等论述更加详尽，是中医肿瘤学发展和成熟的阶段。高秉钧在《疡科心得集》中指出“癌瘤者，非阴阳正气所结肿，乃五脏瘀血、浊气痰滞而成”，并指出情志内伤是恶性肿瘤发生的重要病因，“舌疳者……由心绪烦扰则生火，思虑伤脾则气郁，郁甚而成斯疾，其证最恶”。叶天士根据“著而不移，是为阴邪聚络”，提出治则：“大旨以辛温入血络治之。可容不移之阴邪者，自必无阳动之气以旋运之，而必有阴静之血以倚伏之，所以必藉体阴用阳之品，方能入阴出阳，以施其辛散温通之力也。”同时明清医家在成方制订和应用上颇有建树，如吴谦《医宗金鉴》小金丸、王惟德《外科证治全生集》西黄丸、陈实功《外科正宗》蟾酥丸均为治疗肿瘤的名方名药，至今仍为临床所习用。

2. 中医对肿瘤病因病机的论述

根据历代医家对肿瘤病因病机的认识和论述，结合临床实际，将肿瘤的病因概括为内伤病因和外源病因。内伤病因包括正气亏虚和精神情志失调；外源病因包括病邪侵袭和饮食所伤。

（1）正气亏虚：《黄帝内经》云：“正气存内，邪不可干”“邪之所凑，其气必虚”“邪气盛则实，精气夺则虚。”指出人体正气的盛衰是疾病发生、发展和转归的决定因素。《灵枢·百病始生》：“是故虚邪中人……留而不去……息而成积。”是说体虚外邪入内，留而不去而成积。巢元方《诸病源候论》中说：“积聚由阴阳不和，脏腑虚弱，受于风邪，搏于脏腑之气所为也。”“瘤者，由寒温失节，致脏腑之气虚弱，而饮食不消，聚结在内。”《活法机要》曰：“壮人无积，虚人则有之，脾胃虚弱，气血两衰，四时有感，皆能成积。”《外证医编》提出“正气虚则成岩”。明代张景岳也说：“脾胃不足及虚弱失调之人，皆有积聚之病。”李中梓《医宗必读》

中亦谓："大抵气血亏损，复因悲思忧恚，则脾胃皆伤，血液渐耗，郁气而生痰……噎塞所由成也。"还指出："积之成者，正气不足，而后邪气踞之。"以上论述，说明人体正气亏虚是肿瘤发病的内在因素，也是其他各种致病因素导致肿瘤发生的基础条件。正气亏虚还与年龄有一定关系，年龄越大，正气越亏，经络脏腑功能越弱，肿瘤的发病率就越高。《景岳全书》中说："少年少见此证（噎膈），而唯中年丧耗伤者多有之。"明代申斗垣谓："癌发四十岁以上，血亏气衰，厚味过多所生。"明代赵献可《医贯》中指出："唯男子年高者有之，少无噎膈。"

（2）情志内伤：七情是指喜、怒、忧、思、悲、恐、惊，七种精神情志活动的异常变化。情志活动在一般情况下，属于生理活动的范围，并不足以致病。但是，由于长期持久的情志刺激或者突然强烈的精神创伤，超出了生理活动所能调节的正常范围，以致造成人体内在的阴阳气血、脏腑经络的功能失调，导致疾病发生。《素问·举痛论》云："百病生于气也，怒则气上，喜则气缓，悲则气消，恐则气下……惊则气乱……思则气结矣。"《素问·玉机真脏论》谓："忧、恐、悲、喜、怒，令人不得以其次，故令人有大病矣。"《灵枢·百病始生》曰："若内伤于忧怒……著而不去，而积皆成矣。"说明长期持久的精神刺激是积聚生成的病因之一。朱震亨《丹溪心法》提出"人身诸病多生于郁"："气血冲和，万病不生，一有怫郁，诸病生焉。"指出在精神情志失调的情况下，易导致脏腑气机逆乱，气血运行失调，功能失常，疾病由生，并制"越鞠丸"之气、血、痰、火、食、湿六郁之疾。精神情志失调也是导致癌肿发生的一个重要的内伤病因，对这方面的论述，历代医学文献记载颇多。如关于乳岩病因，朱震亨《格致余论》说:“忧怒抑郁，朝夕积累，脾气消阻。肝气积滞，遂成隐核……又名乳岩。”清代王维德《外科证治全生集》指出，乳岩“是阴寒结痰，此因哀哭忧愁，患难惊恐所致”；有关噎膈病因，《素问·通评虚实论》云:“隔塞闭绝，上下不通，则暴忧之病也。”明代邵达《订补明医指掌》亦说：噎膈“多起于忧郁，忧郁则气结于胸，臆而生痰，久则痰结成块，胶于上焦，……而病已成矣。”关于失荣病因，明代陈实功《外科正宗》记载:“失荣者，或因六欲不遂，损伤中气，郁火相凝，隧痰失道，停结而成。”金代窦汉卿《疮疡经验全书》说:“茧唇皆由六气、七情相感而成，或忧思太过，忧思过深则心火焦炽……”清代邹岳《外科真诠》曰：失荣是“由忧思哀怒，气郁血逆，与火凝结而成”。清代包永泰《图位喉科杓指》指出:“此症属忧郁血热气滞，妇人多患之。”清代高思敬《外科问答》谓:“筋瘤……此证得自郁怒伤肝，忧虑伤脾伤肺。”“翻花岩，与乳岩仿佛，由肝郁不舒，木火鸱张而得，甚不易治。”上述文献均说明了“乳岩、噎膈、失荣、茧唇、舌疳、喉菌、筋瘤、翻花岩”等各类癌肿的发病都与情志失调密切相关。

（3）感受外邪：中医外邪称“六淫”是指：风、寒、暑、湿、燥、火六种外感病邪。在自然界里，风、寒、暑、湿、燥、火为六种气候现象，亦称为“六气”。在正常情况下，这六种气候变化对人体无害，是人们赖以生长发育的自然环境变化。如果人们不注意调摄起居，或因各种原因造成体内阴阳气血亏损，使适应能力或抵抗力下降；或是出现骤冷骤热等气候环境的急剧变化，导致人体因此发生疾病，六气就变为六淫，成为致病因素。中医学对外感邪气致肿瘤的认识是很早的。《灵枢·九针论》就有："四时八风客于经脉之中，为瘤病者也。"《灵枢·百病始生》："积之所生，得寒乃生，厥乃成积也。"《灵枢·刺节真邪》曰："虚邪入至于身也深，寒与热相搏，久留而内著，……邪气居其间而不及，发为筋瘤……肠瘤……肉疽。"隋代《诸病源候论》说："恶核者，内里忽有核累累如梅李，小如豆粒，……此风邪夹毒所成。"清代《医宗金鉴》指出唇癌（茧唇）的成因是"积火积聚而成"。古人认为风邪、寒邪、虚邪、风邪夹毒、火邪等外邪是发生癌瘤的外源病因。

（4）饮食劳伤：饮食是人体与外界进行能量交换、维持生命活动的必要条件，但饮食失宜、饮食不洁或者饮食偏嗜都可以损伤脏腑功能，如《素问·生气通天论》云："味过于酸，肝气以津，脾气乃绝；味过于咸，大骨气劳，短肌，心气抑；味过于甘，心气喘满，色黑，肾气不衡：味过于苦，脾气不濡，胃气乃厚；味过于辛，筋脉沮弛，精神乃央。"饮食劳伤使脾胃受损，受纳减退，健运失常，气机升降功能紊乱，气血运行失常，则湿浊内聚，瘀血内停，或可化热，伤及气血，形成湿聚血瘀痰凝，导致肿瘤的发生。《素问·生气通天论》说："膏粱之变，足生大丁。"《灵枢·百病始生》云："肠胃络伤，则血液溢于肠外，肠外有寒，汁沫与血相搏，则并合凝集不得散，而积成。"《金匮要略·禽兽鱼虫禁忌并治》中指出："秽饭、馁肉、臭鱼，食之皆伤人……六畜自死，皆疫死，则有毒，不可食之。"现代研究亦证明，腐败霉变的粮食中含有高致癌物黄曲霉素，而常吃腌制熏烤之物可导致致癌物质亚硝酸盐或多环芳烃摄入过量，导致肿瘤的发生。《诸病源候论》记载："癥瘕者，皆由寒温不调，饮食不化，与脏气相搏结所生也。"宋《咽喉脉证通论》指出：喉菌"因食膏粱炙煿厚味过多，热毒积于心脾二经，上蒸于喉，结成如菌"。《景岳全书》谓：反胃"或以酷饮无度，伤于酒湿，或以纵食生冷，败其真阳，……致损胃气而然"。明代《外科正宗》曰："茧唇乃阳明胃经症也。"与"食煎炒，过食炙煿有关"。喻昌在《医门法律》中指出："过饮滚酒，多成膈症。"清代何梦瑶《医碥》中说："酒客多噎膈，好热者尤多，以热伤津液，咽管干涩，食不得深入也。""好热者，多患膈症。"上述古代医籍都说明了：嗜食生冷霉变、炙煿膏粱之品，长期过度饮酒，易致蓄毒体内，损伤脾胃，郁热伤津，气机不利，脉络不通，毒邪与痰瘀互结，引发肿瘤。

（5）痰凝血瘀毒聚：湿不化，津液输布失常，水液停聚，化热烁津而为痰；疏泄失职，气机不畅，血流受阻，脉络不通，血凝成块而成瘀；毒在中医药理论中是一个广泛而模糊的概念，"癌毒"概念的提出来源于中医"邪毒致病"说，目前广为大家接受的中医"癌毒"的概念为：在正气亏虚基础上，内外各种因素共同作用所导致肿瘤发生、发展的特异性致病因子。痰、瘀、毒既是病理产物，又是导致人体患病的病因。中医认为"百病均由痰作祟。"《圣济总录》

曰：“若三焦气塞，脉道壅滞，则水饮停聚，不能宣通，聚而成痰饮，为病多端。”痰液的生成主要在脾、肾两脏功能失调。《景岳全书》云：“痰即水也，其本在肾，其标在脾，在肾者，以水不归源，水泛为痰也。在脾胃，以饮食不化，土不制水也。”瘀血是气机不畅，血行失常而成。元代滑寿《难经本义》云：“积聚也，言血脉不行，蓄积而成病也。”《医学摘粹》：“积聚者，气血凝滞也。积者所谓血滞而不濡也。”皇甫中《明医指掌》指出：“若人之气，循环周流，脉络清顺流通，焉有瘤之患也。”说明气滞血瘀是肿瘤形成的重要病因。《中藏经》记载：“痈疡疮肿之所作也，皆五脏六腑蓄毒之不流则生。”“癌毒”由周仲瑛教授所提出，他主张“癌毒既可直接外客，又可因脏腑功能失调内生，癌毒阻滞，诱生痰浊、瘀血、湿浊、热毒”是肿瘤发生发展的关键。

3. 中医治疗肿瘤的法则

中医认为肿瘤的病因病机是由于正气亏虚，毒邪留滞人体，致气滞血瘀，痰凝毒蕴，而成有形之疾。其治疗法则有扶正固本、活血化瘀、软坚散结、化湿祛痰、清热解毒等。

（1）扶正固本：中医认为“虚而成岩”“因虚成积”，故扶正固本补益法在恶性肿瘤的治疗中占有举足轻重的地位。扶正是针对肿瘤患者正气虚损给予扶助正气而改善“虚证”状态，从而达到增强机体抗病能力，进而防治肿瘤的一种治疗方法。扶正固本根据方法、用药的不同可细分为健脾益气、养血滋阴、补肾温阳等。《黄帝内经》里“虚者补之”“损者益之”都属于这个法则，“温之、和之、调之、养之”都是属于补法。扶正培本不仅是扶助机体正气不足，还要协调阴阳气血之平衡，是当前中医治疗肿瘤的最大特色。朱政在消化道肿瘤患者术后治疗中应用健脾益气法，发现可以明显提高患者的外周血小板计数，改善患者生活质量，缓解临床症状。肖卫云以益气健脾法联合 XELOX 方案治疗晚期大肠癌肝转移患者，结果发现益气健脾法可以提高晚期大肠癌肝转移患者对于化疗方案的耐受率，并提高患者外周血 T 淋巴细胞计数，改善患者体能状况，从而达到提高临床疗效的目的。贾媛媛等将益气健脾中药应用于接受紫杉醇脂质体联合顺铂化疗的晚期胃癌患者，治疗组患者的恶心呕吐评分、生活质量评分及骨髓抑制评分均明显优于对照组。滋阴养血法主要用于放疗后损伤阴津和接受放化疗后骨髓抑制加重的恶性肿瘤患者。杜坤一等应用养血扶正丸治疗放化疗后骨髓抑制的肿瘤患者，观察治疗前后外周血中性粒细胞计数、血红蛋白、血小板计数的变化情况，并与常规治疗相对照，结果服用养血扶正丸患者外周血相关血细胞指标较对照组改善明显，显示出养血扶正法对放化疗后骨髓抑制患者有较好疗效。放射性肺炎和放射性肺纤维化统称放射性肺损伤，是接受胸部肿瘤放射治疗患者最常见也是危害最大的并发症，根据其临床表现，中医辨证属于肺阴亏虚、热毒血瘀证，武如通据此应用滋阴清热活血方预防性治疗接受胸部放疗的恶性肿瘤患者，经过为期 6 个月的随访，发现观察组患者治疗后放射性肺炎的发生率（35%）显著低于对照组（77.5%）；治疗组患者身体功能的状态评分均高于对照组，且对照组患者在各个监测点的反射性肺损伤的损伤程度分级评分均高于观察组。肾藏精，为先天之本，精化气生血。在肿瘤的中医治疗中，补益肾气一直是补法的重要内容。中医认为肾主骨生髓，与西医学骨髓是血细胞生发中心的观念是一致的，所以中医治疗肿瘤患者放化疗后骨髓抑制主要采用补肾为主的方法。严玮观察健脾补肾汤辨证加减治疗对35例妇科恶性肿瘤患者化疗期间免疫能力、毒副作用及症候的影响，发现观察组治疗后CD3、CD4、CD4/CD8均高于对照组。观察组治疗后潮热出汗、失眠、抑郁、感觉障碍评分均低于对照组，且观察组患者恶心、呕吐和白细胞减少的Ⅱ～Ⅳ级发生率也分别低于对照组。

（2）活血化瘀：肿瘤属于中医“癥瘕”“积聚”范畴，其发生、发展与血瘀关系密切。《黄帝内经》云：“五脏之道，皆处于经隧，以行血气，血气不和，百病乃变化而生。”“血气稽留不得行，故宿昔而成积矣。”气虚运血无力则血行瘀滞，气滞血瘀，血瘀日久致毒，虚瘀毒相互胶着，日久生变，终成癌肿。成瘤后，局限的原位癌毒不断侵蚀周边，造成机体功能的损伤；另一方面，癌毒郁积，局部血瘀日久，量和质发生变化，少数散出原位癌肿的癌毒随经脉中的气血运行，停滞于机体他处，终成转移灶。研究表明，恶性肿瘤患者血液流变学改变主要表现在血瘀黏度高、异常血凝状态、血小板异常升高等，而活血化瘀药物能降低血瘀黏度，改善血液循环，促进抗肿瘤药物进入肿瘤组织，改善肿瘤细胞缺氧状态，增加肿瘤组织对放化疗的敏感性。雷宝智选取113例确诊为恶性肿瘤，中医辨证为瘀血证的患者，在手术后将其分为两组，对照组50例接受单纯的化疗，治疗组63

例在化疗基础上配合服用活血化瘀的中药方剂。对照组1年内复发转移率为38%，治疗组1年内复发转移率19%，提示活血化瘀法能明显降低血瘀证肿瘤患者的复发转移率。董青等认为胃癌患者的高凝状态与肿瘤组织代谢产物和坏死组织进入血液激活凝血系统、肿瘤细胞分泌细胞因子与炎性因子激活凝血系统和肿瘤组织高表达纤溶酶原激活物抑制剂（PDI–1）有关，活血化瘀法能明显改善该类患者中医血瘀证证候评分和血凝指标，从而延缓疾病进展，延长患者生存期。

（3）化痰软坚散结:《疡科心得集》云:“癌瘤者，非阴阳正气所结肿，乃五脏瘀血，浊气痰滞而成。”肿瘤有形结块，无根盘紧束，漫肿无头，无红肿热痛，为痰浊凝结之象，故痰凝为中医恶性肿瘤病因病机之一，化痰软坚散结法为中医治疗肿瘤常用方法。马政纯等根据晚期食管癌患者吞咽梗阻、呕吐痰涎、苔滑腻的临床症状，认为中医辨证为痰瘀互结，予化痰散瘀法联合放射治疗，能提高接受放疗的中晚期食管癌患者临床缓解率及肿瘤稳定率，改善临床症状和患者生存质量，减轻放疗对骨髓的毒性，可以达到对放疗的增效减毒作用。周岱翰等应用多中心、临床前瞻性队列研究的方法，采用益气除痰法为主治疗，辨病与辨证相结合治疗Ⅲ、Ⅳ期老年NSCLC患者，结果中医队列、化疗队列中位生存期分别为385天、305天；中位TTP分别为114.0天、116.5天，由此认为益气化痰法为主的中医药综合治疗在延长Ⅲ、IV期老年NSCLC的中位生存期与控制肿瘤进展方面均与化疗作用相当，对于老年晚期非小细胞肺癌患者是一种有效替代治疗方案。

（4）清热解毒：热毒内蕴可形成肿瘤，热灼血凝，凝结成块；热灼津液，久积成块等。热邪可以直入，也可因诸邪侵入，郁久化热；七情不舒，郁结成热等，同时癌症自身也可生热成毒。热毒与肿瘤的关系比较密切。临床实践证明，清热解毒药或清热解毒法对某些恶性肿瘤或某些恶性肿瘤的某个阶段有一定疗效，这是因为清热解毒药能控制肿瘤周围炎症的其他感染的缘故。清热解毒药不仅能减轻症状，且在一定程度上能控制肿瘤的发展。王云启等采用益气养阴、清热解毒散结法治疗中晚期非小细胞肺癌（NSCLC），结果显示该治疗方法对患者体重指数及免疫功能如 NK 细胞、IL-2、$CD4^+/CD8^+$ 等方面均有显著改善。

4. 现代中医名家治疗肿瘤的方法

郁存仁教授提出肿瘤发病“内虚学说”，他认为肿瘤发生的根本病因病机以内虚为主，肿瘤发展过程中实证表现多因虚致实，并认为气虚是恶性肿瘤患者广泛存在血瘀证的根本原因，提出“益气活血法抗肿瘤”的思想。治疗上郁教授主张“三原则、三结合”：扶正与祛邪相结合原则，辨证与辨病相结合原则，整体与局部相结合原则；中医药与手术、放化疗相结合，提出肿瘤中西医结合综合治疗的思想。

刘嘉湘教授强调应扶正祛邪并重治疗恶性肿瘤，扶正是根本，祛邪是目的，“扶正之中寓以祛邪”“祛邪之中意在扶正”，扶正祛邪二者不能偏废，他反对一见肿块（肿瘤）就滥用攻伐；同时他主张治病求本，重视调理脾肾功能。恶性肿瘤，尤其是晚期肿瘤，临床多呈一派脾肾两虚之征，在辨证论治时，特别要重视健脾益气、温肾阳、滋肾阴等法则的应用。他主张辨证与辨病相结合，根据肺癌之虚以阴虚、气阴两虚为多见的病理特点，倡导益气养阴、扶正抗癌治疗原发性支气管肺癌。他在结合辨证应用古方同时，注重结合现代药理研究遣方用药，临床多选用既符合中医辨证，又有一定抗癌活性的药物，选药精当，疗效显著。

周仲瑛教授认为正气亏虚，酿生癌毒是恶性肿瘤发病的基础，提出“癌毒”理论，癌毒的来源主要是在六淫邪毒、饮食劳倦、七情内伤等多种内外因素作用下，人体脏腑功能失调所形成的一种病邪，与痰浊、瘀血胶结为患，为肿瘤发生、发展的一种特异性致病因素，并提出癌毒有猛烈性、顽固性、流窜性、隐匿性、损正性的特点；病变脏器主要在肺、肝、脾、肾；病理性质多属本虚标实，虚实夹杂。中医辨证，周仲瑛要求从辨病理因素、辨疾病分期、辨病理性质、辨主症、辨病位、辨预后六个方面进行详细分析。对于肿瘤的治疗，他主张早期正盛邪轻，宜速攻祛邪；中期邪盛正伤，宜攻补兼施；晚期正虚邪盛，宜补不忘攻。针对恶性肿瘤的临床表现，他灵活采用抗癌解毒法、化痰散结法、理气活血法和扶正培本法，擅长采用复方大法治疗。

孙桂芝教授从事中西医结合治疗恶性肿瘤40余年，她主张中医与西医相结合，整体与局部相结合，辨证与辨病相结合，扶正与祛邪相结合，尤重视攻补兼施治疗肿瘤。扶正，她重视脾肾二脏，脾为气血生化之源，肾为阴阳之根，补益法必须通过调理脾肾功能来达到扶助人体阴阳气血的目的；祛邪，她强调“痰”是肿瘤发生、发展的根本原因。在肿瘤的治疗上，祛邪应重痰、热，扶正应重顾护胃气，并注重气机的枢机开阖，遣方用药擅用复方大剂。

何任教授认为中医扶正祛邪抗肿瘤的重点要落实在扶脾、益肾上，扶脾益肾包括对气血阴阳的扶助补益。他强调运用扶正补养法时，当首先顾护脾胃，因为后天生化之源不能正常运化，则任何补养均不能起作用。脾和肾代表身体内正气的根本，正气得到扶助，就能够防御和抵抗病邪，这也是古人“养正则积自消”之意。他根据恶性肿瘤“因虚致实”的病因，总结出“不断扶正，适时祛邪，随证治之”的治疗原则，主张把健脾益肾、补气养血贯穿于整个肿瘤治疗的始终，提高肿瘤患者自身免疫功能以对抗肿瘤。

钱伯文教授主张治疗恶性肿瘤中医、西医各有优势，应中西医结合，西医辨病与中医辨证相结合，中医辨证首辨阴阳和所属经脉，在此基础上处理好整体与局部、扶正与祛邪的关系。在肿瘤治疗中处理扶正与祛邪关系上，他提出补中有泻，补而不滞；攻中寓补，攻而不伐。同时他强调中医人要与时俱进，对现代先进的研究成果积极汲取和学习，在将近 90 高龄时，还亲笔撰文发表了《中医治疗肿瘤从基因层面探讨》一文。他提出，现代医学有观点认为癌变的原因是致癌因素引起细胞基因的调控失常，癌症能否逆转也取决于调控能否恢复正常。有研究表明：中医学的“气”与“气机”，与人体正常的基因调控有共同的物质基础和生理功能，这为用理气法治疗胃癌，使失常的调控恢复正常，从而使癌变逆转，提供了有力的依据。

中医药治疗肿瘤有着悠久的历史，具有并正在体现着巨大的优势，“因虚成积，虚实夹杂”是公认的恶性肿瘤的中医病机，“扶正祛邪，重视脾肾”则是中医治疗恶性肿瘤的根本大法，需要充分学习、总结、继承、研究，并将之不断推陈出新。

5.“平补脾肾法”辨治恶性肿瘤经验总结

持“整体观”的中医认为，恶性肿瘤是全身疾病在局部的表现，是人体自身正气虚衰、情志失常、气血运行不畅、五脏六腑经络功能障碍条件下，邪气、毒邪等外部因素侵袭人体，产生气滞、血瘀、痰凝、湿聚、热毒等病理变化，形成有形疾患，故而“扶正祛邪”已经成为中医界公认的治疗恶性肿瘤的根本大法。祛邪不能离开扶正，扶正能调整机体的阴阳平衡，恢复脏腑生理功能，提高机体抗病能力；同时扶正亦不能忽视祛邪，祛邪能去除影响脏腑功能、耗散气血津液的致病因素。但如何在临床诊疗中正确践行“扶正”与“祛邪”两大基本原则？曾定伦老师认为应回到中医“辨证论治”上。一般认为肿瘤治疗，早期以攻邪为主，中期攻补兼施，晚期扶正为主，曾老师反对这种机械的论断，主张恶性肿瘤早期也亦补，晚期亦可攻，攻与补主要取决于患者自身阴阳气血的盛衰、脏腑经络的虚实和邪正双方力量的对比，归根结底需要通过临床详细辨证，明确患者身体内邪正关系后决定。

辨证论治是基于对不同患者、疾病不同发展阶段下病情性质的判断，体现了个体性、专属性和灵活性。恶性肿瘤的发生、发展中，是否有规律性、共性的中医证候？曾定伦老师通过数十年临床观察发现：几乎所有荷瘤患者都或多或少表现出“纳呆腹胀”和“乏力神疲”两大症状，而在那些经过手术、放化疗后处于稳定期的恶性肿瘤患者也常常有“易疲劳”和“易外感”的临床表现。近几十年来中医学界对肿瘤患者发病特点、中医证候的调查、分析表明：各类肿瘤患者中医证候以“虚”为主，证候分型以“气虚”和“气阴两虚”最为多见。有学者研究认为，肿瘤患者症状表现以“脘腹胀满、纳减食少、形体消瘦、神疲乏力”最为常见。“脾胃者仓廪之官，主运化，为后天之本；肾者作强之官，主藏精，为先天之本。”曾定伦老师总结数十年临床经验，提出恶性肿瘤是人体整体正气不足、病灶局部邪实内蕴的本虚标实证，“脾肾气虚”是所有肿瘤患者的基本病机，“补益脾肾”应作为中医治疗恶性肿瘤的根本大法，贯穿于肿瘤诊治的始终。

《灵枢·百病始生》云：“风雨寒热，不得虚邪，不能独伤人。”中医认为人体正气的强弱是疾病发生的决定性因素，疾病的发生、发展与转归，是正气与邪气相互斗争、相互消长结果的反映，肿瘤也不例外。历代医家对“正气虚是肿瘤（积聚）发病的首要原因”这一观点多有阐释。《诸病源候论》云：“积聚者，由阴阳不和，脏腑虚弱，受于风邪，搏于脏腑血气所为也。”提出积聚的根本病因是脏腑虚弱、阴阳失调。张元素进一步指出，脾胃虚弱是“积”病发生的关键：“壮人无积，虚人则有之。脾胃怯弱，气血两衰，四时有感，皆能成积。”李中梓在《医宗必读》中明确提出：“积之成者，正气不足，而后邪气踞之。”指出正气虚衰是积聚发生的内在根本因素。清代余听鸿《外证医案汇编》中提出“正气虚则成岩”的观点，为当代中医肿瘤治疗的开拓者和奠基者之一的刘家湘教授所称道。中医素来讲究“治病必求其本”，明代张景岳根据“肾主先天之本，脾为后天之本”的理论，提出肿瘤患者正气虚衰实为脾肾两脏虚损，“凡脾肾不足或虚弱失调之人多有积聚之病。”

中医理论认为肾藏精，内育元阴元阳，乃先天之本；脾主运，为气血生化之源，乃后天之本。脾之运化需得肾阳温煦之助，肾中精气必有赖于后天水谷精微的滋养与培育。脾与肾相互促进，相互补充，对维持人体正常生理功能和脏腑活动，抵御外邪侵犯，防止疾病发生、发展具有重要作用。如《医宗必读·虚劳》所云：“脾肾者，水为万物之元，土为万物之母，二脏安和，一身皆治，百疾不生。”脾或肾功能的衰弱或失调，不仅可以导致脾气虚、脾阳虚、肾气虚、脾肾两虚等脾肾本脏的疾病，还可以影响其他脏腑的功能和气血津液的生成、运化、输布和代谢，而出现各种疾病；反之，其他系统或脏腑功能异常，日久不愈，亦可影响脾对饮食水谷的运化、吸收功能和肾精、肾气的滋养温煦功能，故张景岳在《景岳全书》中说：“盖其病之肇端，则或由思虑，或由郁怒，或以积劳，或以六淫、饮食，多起于心、肺、肝、脾四脏，及其甚也，则四脏相移，必归脾肾。盖阳分日亏，则饮食日减，而脾气胃气竭矣；阴分日亏，则精血日涸，而冲任肾气竭矣。故曰：阳邪之至，害必归阴；五脏之伤，穷必及肾。此源流之必然，即治疗之要着。”

对于恶性肿瘤治疗中的“补法”应用，曾定伦老师反对滋补药物的简单堆砌，也不主张不分阴阳气血，十面围攻的“十全大补”，他指出，临床恶性肿瘤患者主要分为两大类。

一种是早中期确诊，及时行根治性手术并完成辅助放（化）疗者，这类患者需要通过长期口服中药，调整体质、脏腑、邪正偏盛状态，减少或防止肿瘤的复发、转移。由于治疗的长期性，故该类患者采用峻补、峻攻、大寒、大热的治疗方法是不适当的，应采用“平和”的方法，所谓“王道无近功”，培补先、后天之本的脾、肾脏腑正气，使脏腑功能正常，气血条畅，而达到减少或防止肿瘤的复发、转移的目的。

另一类患者则是中晚期肿瘤患者，已无根治机会，或行化疗放疗中，或肿瘤进展仅能行最佳支持治疗，该类患者均为正气亏虚，邪气内聚，体虚不耐攻伐，急需扶助正气，但此时邪气盛而正气亏，气血匮乏，脏腑功能衰弱，采用峻补有致壅、致塞、助热、生湿之虑，故此类病例也应采用“平补脾肾”的方法，使脾胃运化功能恢复，气血生化有源，肾之精气得到培补，则诸脏腑功能得以恢复，从而改变患者饮食、精神、体能状况，提高其生活质量及抗病能力，通过该手段延长患者生存期。

6. 验案例析

案 1　宋某，男，68 岁，2014 年 2 月 5 日因“确诊肺癌 3 个月，末次化疗后恶心、呕吐、乏力 1 周”来诊。患者既往吸烟 40 余年，40 支 / 日，3 个月前因“胸闷，喘累，痰中带血”于某三甲医院行胸部CT、纤维支气管镜病理活检确诊右肺中央型鳞癌，无手术机会，分别于2013年12月21日、2014年1月20日行吉西他滨联合奈达铂化疗2个疗程。第1疗程化疗后患者出现3度消化道反应，恶心、呕吐胃内容物、纳呆、大便干结、乏力腿软、精神萎靡等症状，经对症治疗后缓解。本次因化疗后再次出现上述症状，经西医对症治疗1周，症状未见明显缓解。于今日就诊。症见恶心干呕，纳呆腹胀，厌闻食臭，气短乏力，身疲脚软，精神萎靡，口干不欲饮，时有咳嗽，胸闷气促，咯白色泡沫痰，眠尚可，舌质瘀暗，苔滑厚腻，脉弦细。

辨证：湿滞中焦，肝胃不和，肺脾肾虚夹痰瘀。

治法：化湿理脾，疏肝和胃。

方药：橘皮竹茹汤合三仁汤加减。橘皮15g，竹茹30g，姜半夏15g，太子参30g，砂仁6g（后下），豆蔻15g（后下），杏仁15g，藿香15g，薏苡仁30g，炒山楂15g，炒麦芽15g，莱菔子30g，苍术12g，厚朴15g，白术60g，泽泻15g，茯苓30g，浙贝母15g，隔山撬30g。7剂，水煎服，每日1剂，分3次温服。

2014年2月13日二诊。患者服药后恶心、呕吐症状基本消失，食欲改善，大便通畅，但仍厌油、纳呆，口干不欲饮，乏力气短，身疲脚软，精神萎靡，咳嗽，胸闷气促，咯白色泡沫痰，眠可，舌质瘀暗，苔薄腻，脉弦细。

辨证：肺脾肾虚夹痰瘀。

治法：健脾补肺，化痰祛瘀。

方药：五味异功散合三拗汤加减。陈皮15g，炒白术

30g，茯苓 30g，党参 30g，砂仁 9g（后下），麻黄 3g，杏仁 15g，紫菀 15g，竹茹 30g，法半夏 15g，浙贝母 15g，炙枇杷叶 15g，薏苡仁 30g，炒山楂 20g，炒麦芽 15g，莱菔子 30g，苍术 12g，厚朴 15g，隔山撬 30g，丹参 15g，莪术 10g。12 剂，水煎服，每日 1 剂，分 3 次温服。

2014 年 2 月 27 日三诊。患者服药后食欲明显改善，饮食增加，精神状态亦有所改善。家属诉 3 天前再次返院复查胸部 CT 提示右肺炎症较前吸收，但右肺门肿块未见明显缩小，化疗无效。患者及家属拒绝二线化疗方案，决定予中医药治疗。目前症见咳嗽，胸闷气促，咯白色黏痰，气短乏力，身疲脚软，精神困乏，大便通畅，饮食正常，睡眠可，口干时苦，舌质瘀暗，苔薄腻，脉弦细。

辨证：肺气郁闭，肺脾肾虚夹痰瘀。

治法：宣肺化痰，平补脾肾，化痰祛瘀，解毒散结。

方药：五味异功散合桑膝补肾汤。陈皮 15g，炒白术 30g，茯苓 30g，党参 30g，黄芪 30g，砂仁 9g（后下），桑寄生 25g，川牛膝 25g，杜仲 25g，巴戟天 30g，山茱萸 25g，鳖甲 30g（先煎），麻黄 6g，杏仁 15g，法半夏 15g，浙贝母 15g，炙枇杷叶 15g，蛤壳 30g，五味子 10g，全蝎 5g（酒洗），蜈蚣 2 条（去头足），土鳖虫 15g，丹参 15g，莪术 15g，排风藤 30g。10 剂，水煎服，每日 1 剂，分 3 次温服。

2014 年 3 月 13 日四诊。患者诉精神状态明显改善，饮食、睡眠正常，除仍有胸闷、活动后气促、时有咳嗽外，基本恢复到患病以前。要求继续服中药治理肿瘤，舌质淡红有瘀斑，苔薄滑，脉弦细。

辨证：肺气郁闭，肺脾肾虚夹痰瘀。

治法：宣肺化痰，平补脾肾，化痰祛瘀，解毒散结。

方药：效不更方，适当加减。陈皮15g，法半夏15g，炒白术30g，茯苓30g，党参30g，黄芪30g，桑寄生25g，川牛膝25g，杜仲25g，巴戟天30g，山茱萸25g，龟甲25g（先煎），鳖甲25g（先煎），麻黄6g，杏仁15g，浙贝母15g，胆南星15g，蛤壳30g，五味子10g，壁虎15g，山慈菇15g，水红花子15g，土鳖虫15g，丹参20g，鸡血藤30g，排风藤30g。15剂，水煎服，每日1剂，分3次温服。

该患者从2014年2月服中药治疗，每3个月复查胸部CT，观察病情变化；2014年9月因肺部病灶稍增大，在老师建议下行右肺肿瘤伽玛刀治疗，治疗期间及治理后继续于曾定伦老师处口服中药治疗；2015年9月出现脑转移及骨转移（颈5，胸2、3椎体），再次行脑部病灶伽玛刀治疗，并定期门诊行唑来膦酸注射液治疗，生活质量维持尚可，于2016年3月因“阻塞性肺炎，肺部感染”而死亡，总病程27个月。

案2　李某，女，57岁，2013年6月12日初诊。患者因“直肠癌根治术后2个月，恶心、肛门坠胀、腹泻1个月”来诊。患者于2个月前因“肛门坠胀、疼痛，大便中带血”于某三甲医院就诊，确诊为直肠低分化腺癌，遂于2013年4月13日行“直肠癌根治术”，术后恢复可，2013年5月17日行辅助化疗1个疗程。化疗后患者出现恶心、呕吐、腹泻，大便每日十余次，肛门坠胀，灼痛，乏力腿软，精神萎靡，经对症治疗症状缓解不明显而求诊。刻下症见：恶心干呕，纳呆厌食，腹胀腹泻，黄色稀水样便，肛门坠胀，灼痛，口干口苦，气短乏力，身疲脚软，精神萎靡，舌质红嫩，苔黄腻，脉弦细。

辨证：湿热困阻中下焦，肝胃不和。

治法：清热解毒，行气化湿，和胃止呕。

方药：橘皮竹茹汤合甘露消毒丹。橘皮 15g，竹茹 30g，姜半夏 15g，太子参 30g，砂仁 6g（后下），豆蔻 15g（后下），藿香 15g，茵陈 15g，苍术 12g，薏苡仁 30g，炒山楂 15g，莱菔子 15g，黄连 6g，黄芩 15g，葛根 30g，地榆 15g，槐花 12g，槐角 15g，鱼鳅串 15g。7 剂，水煎服，每日 1 剂，分 3 次温服。

2014 年 6 月 27 日二诊。患者服药后恶心、干呕症状消失，食欲改善，肛门坠胀、灼痛稍好转，大便稍稠，但仍不成形，次数较多，每日十余次，肛门坠胀灼痛，腰酸胀，时有潮热，不汗出，口干不欲饮，乏力气短，精神差，舌质红嫩，苔黄腻，脉弦细。

辨证：脾虚湿困，脾肾虚夹瘀。

治法：化湿健脾，补肾祛瘀。

方药：参苓白术散合桑膝补肾汤加减。陈皮 15g，炒白术 30g，茯苓 30g，党参 30g，炒扁豆 20g，莲子 25g，砂仁 6g（后下），薏苡仁 30g，桔梗 10g，黄连 10g，葛根 30g，地榆 15g，槐花 12g，槐角 15g，侧伯叶 20g，桑寄生 25g，川牛膝 25g，杜仲 25g，巴戟天 30g，山茱萸 25g，龟甲 25g（先煎），鳖甲 25g（先煎），牡蛎 30g（先煎）。7 剂，水煎服，每日 1 剂，分 3 次温服。

2014年7月10日三诊。患者服药后大便基本成形，每日大便次数减少至每日3～5次，肛门坠胀、灼痛亦好转，潮热、口干不欲饮、乏力气短诸症改善，精神可，舌质淡红，苔薄腻，脉弦细。

辨证：脾虚夹湿，脾肾虚夹瘀。

治法：化湿健脾，补肾祛瘀。

方药：上方加减。陈皮15g，炒白术30g，茯苓30g，党参30g，炒扁豆20g，莲子25g，砂仁6g（后下），薏苡仁30g，黄连10g，葛根30g，地榆15g，槐角15g，侧伯叶20g，桑螵蛸15g，肉豆蔻10g，桑寄生25g，川牛膝25g，杜仲25g，巴戟天30g，山茱萸25g，龟甲25g（先煎），鳖甲25g（先煎），藤梨根30g，石打穿30g，全蝎5g（酒洗），蜈蚣2条（去头足）。12剂，水煎服，每日1剂，分3次温服。

该患者术后行辅助化疗8个疗程，每每化疗结束后即到曾老师门诊口服中药，以一诊方为基础迅速缓解其消化道反应症状，化疗过程顺利。结束化疗后，患者定期于门诊口服中药治疗，并定期复查肠镜、彩超，至今未见肿瘤复发、转移，恢复正常生活。

按：关于"平补脾肾"法的运用，曾定伦老师主张"不偏寒热，补气为主，以运为补"的观点，补脾以"五味异功散"为主方，采用党参（南北沙参或太子参）、白术、茯苓、山药补益脾气，加入陈皮理气健脾、化湿和胃，复其脾胃之运化功能，使气血生化有源；补肾以"桑膝补肾汤"为主方，应用桑寄生、川牛膝、杜仲、巴戟天、山茱萸、龟甲、鳖甲等平补肾气药。曾老师认为桑寄生、川牛膝、杜仲、巴戟天不偏寒热，药性平和，无所禁忌，适用范围极广，以补肝肾气为主，肾气者，精则养神，柔则养阴，肾气充则五脏得充，六腑得畅；山茱萸一物，为近贤张锡纯善用、爱用药，张氏谓其“味酸而性温，大能收敛元气，振作精神”“救脱之功，较参、术、芪不更胜哉”。龟甲、鳖甲滋肾填精健骨，软坚散结，质虽潜重，但无黏腻之性，其气为血肉有情之品中最清轻灵动者，功能助肾藏精化气，使诸脏腑体用得满。两方合用，使脾气健运，气血生化有源，肾气充盛，阴精元气得养，从而达到改善患者体能状态，提高抗病能力及生活质量，延长带瘤生存的目的。

参考文献

［1］凌昌全．“癌毒”是恶性肿瘤之根本［J］．中西医结合学报，2008，6（2）：111–114.

［2］陈四清．周仲瑛教授从癌毒辨治肿瘤经验［J］．新中医，2004，36（2）：729.

［3］程海波，吴勉华，周红光．周仲瑛从癌毒辨治恶性肿瘤的经验［J］．北京中医药，2009，28（11）：844–846.

［4］张林，丁治国，滕占庆．应用益气扶正法治疗肿瘤的研究进展［J］．医学综述，2010，16（7）：1086–1089.

［5］朱政．健脾益气法在消化道肿瘤患者术后治疗中的应用［J］．中国医药科学，2014（21）：96–98.

［6］肖卫云．益气健脾法联合 XELOX 方案治疗晚期大肠癌的临床观察［J］．实用癌症杂志，2013，28（3）：305–306.

［7］贾媛媛，邹玺，胡守友．健脾益气法联合化疗治疗晚期胃癌的临床观察［J］．中国中西医结合消化杂志，2014，22（12）：703–705.

［8］杜坤一，单纪芬，杨桂霞，等．养血扶正丸治疗恶性肿瘤放化疗后骨髓抑制 150 例总结［J］．湖南中医杂志，2014（5）：54–55.

［9］武如通．滋阴清热活血方防治胸部肿瘤放疗致放射性肺炎的临床疗效［J］．齐齐哈尔医学院学报，2014（12）：1758–1759.

［10］严玮．健脾补肾汤辨证加减辅助妇科恶性肿瘤化疗［J］．新中医，2014（5）：241–242.

［11］赵晶，姜达．恶性肿瘤高凝状态及其干预［J］．癌症进展，2013，11（1）：1527–1535

［12］王莉，裴文仲，杨建东，等．血栓弹力图在恶性肿瘤高凝状态诊断中的应用价值［J］．实用临床医药杂志，2013，17（11）：119–121.

［13］郑洋，孙霈，董青，等．恶性肿瘤高凝状态发病机制与诊断标准探讨［J］．中国医刊，2014（5）：1068–1070.

［14］任闽山，黄珊珊，郭文秀．灯盏细辛注射液改善恶性肿瘤高凝状态的作用及机制分析［J］．实用临床医药杂志，2013，17（14）：62–64.

［15］雷宝智．活血化瘀中药防治恶性肿瘤复发与转移探讨分析［J］．世界最新医学信息文摘，2013（16）：278–279.

［16］董青，侯丽，田劭丹，等．胃癌高凝状态的发生机制及中医研究进展［J］．中国医学创新，2014（3）：134–136.

［17］马纯政，王蓉，张明智，等．化痰散瘀法对中晚期食管癌放疗增效的研究［J］．北京中医药大学学报，2014，37（12）：2154–2157.

[18] 马群力，赵梅霖．疏肝理气化痰法治疗恶性淋巴瘤举验［J］．中医临床研究，2014（12）：1674–1676.

[19] 周岱翰，林丽珠，田华琴，等．益气化痰法为主中医药治疗方案对老年非小细胞肺癌中位生存期的影响：一项多中心、前瞻性临床队列研究［J］．世界中医药，2014（7）：833–838.

[20] 王云启，梁慧，何欣，等．益气养阴、清热解毒散结法治疗中晚期非小细胞肺癌 40 例临床研究［J］．中医药导报，2014，20（15）：17–20.

[21] 富琦，张青．郁仁存应用清热解毒药物治疗肿瘤经验［J］．中医杂志，2014，55（21）：2163–2166.

[22] 乔路敏，张培彤．清热解毒法治疗肺癌辨析［J］．中国肿瘤，2014，23（4）：316–321.

[23] 任红艳，方肇勤，梁超．白花蛇舌草、半枝莲、蒲公英治疗肿瘤体外研究近况［J］．辽宁中医杂志，2013，40（11）：2381–2383.

[24] 郭坤霞．清热解毒法对细胞因子水平调节的研究进展［J］．中医研究，2013，26（12）：71–72.

[25] 王云启，梁慧，何欣，等．益气养阴、清热解毒散结法治疗中晚期非小细胞肺癌 40 例临床研究［J］．中医药导报，2014，20（15）：17–20.

[26] 罗敏．郁仁存教授治疗肿瘤的学术思想总结［D］．北京中医药大学，2007.

[27] 于洁．郁仁存老师学术思想、经验总结及健脾补肾法在肿瘤治疗中的应用［D］．北京中医药大学，2011.

[28] 孙建立，刘嘉湘．刘嘉湘治疗恶性肿瘤学术思想探讨［J］．辽宁中医杂志，2002，29（7）：389–390.

[29] 孙建立，李春杰，李和根，等 . 刘嘉湘扶正法治癌学术思想介绍 [J]. 中医杂志，2006，47（11）：814–816.

[30] 沈晨君 . 刘嘉湘运用扶正法治疗肺癌经验 [J]. 河北中医，2010，32（7）：966–967.

[31] 刘嘉湘 . 金复康口服液治疗肺癌的研究 [C]. 2008 年首届国际中西医肿瘤研究论坛，2008.

[32] 赵智强，李嘉 . 略论周仲瑛教授的"癌毒"学说及其临床运用 [J]. 新中医，1998，30（10）：6–8.

[33] 程海波，吴勉华 . 周仲瑛教授"癌毒"学术思想探析 [J]. 中华中医药杂志，2010，25（6）：866–869.

[34] 周计春，邢风举，颜新 . 国医大师周仲瑛教授治疗癌毒五法及辨病应用经验 [J]. 中华中医药杂志，2014，29（4）：1112–1114.

[35] 陈建华，孙桂芝 . 孙桂芝教授治疗肿瘤攻补兼施的学术思想 [J]. 中华中医药杂志，2011，26（2）：288–291.

[36] 王振华 . 孙桂芝教授关于肿瘤学术思想初探 [J]. 中华中医药杂志，2009，24（7）：891–894.

[37] 吴洁，孙桂芝 . 孙桂芝教授防治肿瘤转移复发临床常用中药及现代药理研究 [J]. 中华中医药学刊，2007，25（1）：64–68.

[38] 何任 . 扶正祛邪说肿瘤 [J]. 天津中医药，2004，21（5）：353–355.

[39] 徐光星，何若苹 . 辨证治癌 扶正为先——何任治疗癌症学术经验探究（上）[J]. 浙江中医杂志，2007，42（5）：249–250.

[40] 徐光星，何若苹 . 辨病抗癌 适时祛邪——何任治疗癌症学术经验探究（中）[J]. 浙江中医杂志，2007，42（9）：502–503.

[41] 徐光星，何若苹 . 加减化裁 随证治之——何任治疗癌症学术

经验探究（下）[J]. 浙江中医杂志，2007，42（12）：696–697.

[42] 陈伟，钱力兰. 钱伯文教授学术思想及治疗肿瘤经验简介[J]. 中医药研究，1992（1）：14–16.

[43] 朱国福，钱力兰，金文. 技精德厚 回春妙手——记著名中医药学家钱伯文[J]. 上海中医药杂志，2006，40（5）：1–3.

[44] 钱伯文. 中医药防治肿瘤从基因层面探讨[J]. 上海中医药杂志，2005，39（6）：3–4.

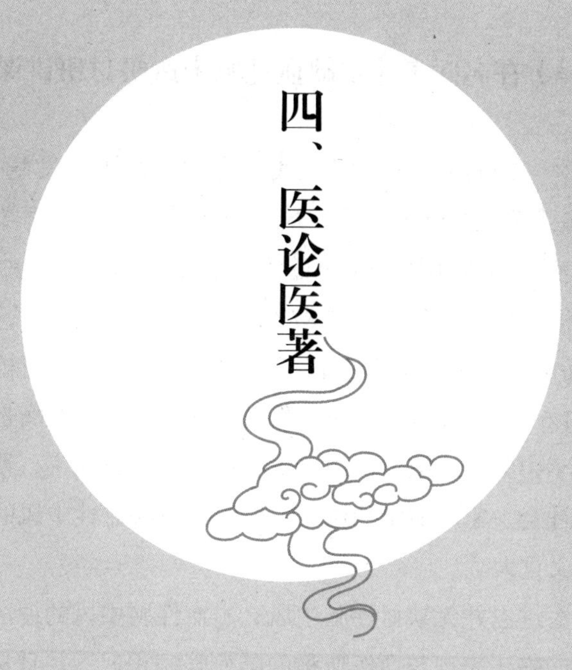

四、医论医著

（一）在名医工作室缺血性脑中风研讨班讲课稿

1984～2004年20年间，我国缺血性中风发病率由100.5/10万升至213.2/10万，最新公布的美国流行病学研究结果证实，2010年所有中风的流行病学发病率为2.9%，其中缺血性中风占全部中风的87%；我国最新调查显示，在经CT诊断的病例中，缺血性脑卒中与出血性脑卒中的相对比例在（1.67～2.44）：1，证实我国人群中脑卒中发病是以缺血性脑卒中为主。缺血性中风病临床高发，致死率、致残率高，对社会、家庭的影响巨大，所以，对缺血性中风的有效治疗意义重大。

中医过去并无缺血性脑中风、出血性脑中风的说法，由于中风的临床表现与西医所称的脑血管病相似，并且从中医临床实践中发现，出血性脑血管病和缺血性脑血管病在病因病机、临床表现、治疗、转归和预后等方面有明显的不同。因此，1984年，有的学者结合西医对本病的某些认识，认为应把中风分为出血性中风和缺血性中风两大类。事实上，近年来中医、西医的临床实践已普遍使用这一概念。

多年来，曾老师在临床上接诊过不少中风患者，在运用中医中药对缺血性中风进行治疗方面有一些经验体会，先后在《中国急症通讯》《中国中医急症》《重庆医学》等刊物上发表过几篇相关文章，并曾研制院内制剂“中风一号”和“十味降脂片”运用于临床，为医院创造效益数以百万计。现将曾老师对缺血性脑中风进行中医辨证治疗的临证思路及经验体会介绍如下。

1. 辨证步骤与思路

（1）抓住主诉、明确诊断：中风的诊断标准主要根据患者的叙述和临床表现，只要具备五大主症：“偏瘫、神志昏蒙、言语謇涩或不语、偏身感觉异常、口舌㖞斜”中两个主症以上；或五大主症中的一个主症和六个次症“头痛、眩晕、瞳神变化、饮水发呛、目偏不瞬、共济失调”中的两个次症；结合急性起病、发病前多有诱因、常有先兆症状、发病年龄多在40岁以上等因素，即可确诊；不具备上述条件，结合影像学检查结果亦可确诊。

（2）分析病情，确定病位：曾老师主张中风病位在脑髓血脉，临证时首要注意辨察患者“神”的变化。一般先根据有无神志障碍而分为中经络、中脏腑。神志清楚，以半身不遂等症为主者属中经络，病位较浅，病情梢轻；以神志昏蒙为主者属中脏腑，病位深，病情重，需积极救治，法以祛邪开窍醒神为先。神志时清时寐，是痰热上扰清窍，或痰浊、湿邪、瘀血蒙塞清窍者正邪交争的表现，如患者渐致神昏，瞳神变化，甚至呕吐、头痛、项强者，说明正气渐衰，邪气日甚，病情加重。如神志转清，则正盛邪衰，机体逐渐恢复。根据临床表现，大多数缺血性脑中风都属于中经络，少数病例属于中脏腑。

（3）认真鉴别，排除疑似

［注意缺血性中风与出血性中风鉴别］

相同点：缺血性中风与出血性中风都是脑血管疾病，二者的表现有许多相似之处，如大多见于50岁以上的人群，以及程度不同的半身不遂，瘫痪侧的鼻唇沟较浅，口角下垂，瘫痪侧的半身感觉减退或消失，可能出现话语不清或失语。

不同点：①缺血性中风通常继发于脑动脉粥样硬化，血管内有血栓形成，血流受阻，以致相应的脑组织缺血、坏死。出血性中风通常是在长期高血压和血管病变的基础上，由于血压骤然升高引起脑血管破裂而发病。②缺血性中风发病多在安静状态下，常在人们休息、静止或睡梦中不知不觉地发病。出血性中风多因情绪激动、脑力紧张、使劲排便、用力举重物等，促使血压骤升而突然发病。③缺血性中风病情进展缓慢，症状相对较轻，偏瘫症状在数小时到数天内越来越明显，意识常保持清晰。出血性中风患者病情进展迅速，症状非常危急，往往在数分钟至数十分钟内发展到高潮，随即发生偏瘫和意识模糊或昏迷，昏迷时患者呼吸深沉，带有鼾声。④缺血性中风临床症状一般比出血性中风为轻，故出现中风之中经络者较多，中脏腑者较少，脱证者更为少见。出血性中风临床症状一般比出血性中风为重，中脏腑者较多，脱证者也不少见。⑤缺血性中风与出血性中风影像学上表现不同。有学者对中风的临床证类与头颅CT结果比较分析发现，中经络者病灶以小片状、低密度改变为主，以缺血性为主，病损在表；中脏腑者病灶以大片状、高密度改变为主，以出血性为主，病损在里。中经络者病灶主要在脑叶，中脏腑者病灶全部在基底节区和脑干。中脏腑者全部有病灶周围水肿及中线结构的移位和破入脑室的改变。中腑者其病灶大小、密度改变或周围病理变化等各项参数均介于中经络和中脏之间。⑥缺血性中风与出血性中风中医证候存在差异。国家“八五”攻关期间，对中风证候学进行了系统深入的研究，其中对1663例中风始发态证候与病变性质、病变范围、病变部位的关系进行了相关分析研究，结果发现中风始发态证候与病变性质具有非常显著的相关关系，中风始发态证候的得分均值和发生概率与病变性质显著相关。脑出血中风证、火热证、痰湿证、血瘀证、气虚证的均值和发生概率显著高于脑梗死。脑梗死阴虚阳亢证的均值和发生概率显著高于脑出血；混合性中风证候的均值和发生概率介于两者之间。说明差异主要取决于出血和梗死两种不同的病变性质，脑出血证候的严重程度和发生概率高于脑梗死。值得注意的是，脑出血血瘀证的均值和发生概率亦高于脑梗死，这与中医理论“离经之血为瘀血”是一致的，为活血化瘀治疗脑出血提供了依据。

［与口僻、痫病、厥病、痉病、痿病相鉴别］

病名	主要证候特征	基本病机
中风病	半身不遂、昏仆，言语謇涩 口舌㖞斜，偏身麻木	气血逆乱，直冲犯脑 脑脉痹阻或血溢脑脉之外
口僻	口眼㖞斜，多伴有耳后疼痛	正虚邪中，经络痹阻
痫病	发作性神昏，肢体抽搐	脏腑失调，肝风内动
厥证	突然神昏，四肢逆冷，移时苏醒 醒后无半身不遂等症	气机逆乱，阴阳失调
痉病	四肢抽搐，项背强直，甚至角弓反张	邪壅经络，伤津耗液，筋脉挛急
痿病	肢体痿软无力，肌肉萎缩	筋脉失于濡养，弛缓不收

注意点：

中风病患者多数表现为口舌㖞斜（即中枢性舌面瘫），但少数患者可出现口眼㖞斜（即周围性面瘫），此时应与面神经炎引起的周围性面瘫相鉴别，要结合起病形式、伴随症状及神经系统体征等综合分析判断，如伴有其他颅神经损伤的体征或出现交叉瘫，则需要除外脑干病变。

中风病患者在恢复期以后可出现继发性癫痫，属于中医的痫病范畴。部分中风先兆患者以癫痫样发作为表现形式，应注意密切观察，并做必要的检查与处理。

（4）分析病机，明确病性：病机是指疾病发生、发展、变化及其结局的机制。只有把病因病机分析透了，才能对疾病进行正确的辨证施治。关于中风的病因病机历代多有争议，所论甚为丰富。病因方面有外风论、内风论、外风引动内风论；病机方面有气血论、痰邪论、风火论、脑随神机说等。曾老师认为，在科技高度发达的今天，我们观察分析问题要站在时代的高度，古人由于科技落后，看不透大脑，不知中风究竟是大脑哪一点出了问题，怎样出的问题，只能根据中医基本理论和自己的经验来推论是哪里有问题。现在借助现代高科技检查设备，我们可以清楚地知道，缺血性中风的病理就是脑脉瘀阻，附近的脑髓因失于血供或被病灶周围水肿挤压而受损，而引起了神志不清、失语、半身不遂、口眼㖞斜等症状的发生。瘀阻大脑血管的痰浊、瘀血是缺血性中风的主因。痰浊、瘀血瘀阻大脑血管，使附近脑髓因失于血供或被病灶周围水肿挤压而受损。脑为元神之府，神机之源。王清任《医林改错》谓："灵机记性在脑者……两耳通脑，所听之声归脑""两目系如线长于脑，所见之物归于脑；""鼻通于脑，所闻香臭归于脑；"小儿"周岁脑渐生……舌能言一二字。"从而把忆、听、视、嗅、言等归为脑的生理功能，与现代医学对脑的认识相吻合。

张锡纯提出心脑同治的理论，认为"脑为元神，心为识神。""神明之体藏于脑，神明之用出于心""心脑息息相通，其神明自湛然长醒"，说明脑是神明、灵性所在，主宰人体的生命活动，产生意识行为，并支配其相应行为。脑髓受损必然导致神机失灵，产生神志、语言、感觉、行为障碍；而脑为髓海，肾主髓，肾为作强之官，技巧出焉。强者，强健有力之意；技巧，只有感觉灵敏、手脚灵巧方可为也。肾为作强之官，"技巧出焉"实际上表明肾是主感觉、运动的，具体是由脑髓在主管这项工作。故脑髓受损必然影响到人体的运动功能，产生肢体瘫痪、身体麻木的症状，由于脑髓受损部位不同，所影响到人体的运动功能部位也不同。

痰浊、瘀血是致病之因，但它们又是病理产物。痰浊、瘀血是由于多种致病因素的干预，气、血、心、肝、脾、肺、肾五脏受损所导致的。气为血帅，气行则血行。气滞、气虚可以导致血滞、血瘀；血虚、血热可以导致血受煎灼而血瘀，所以气虚、气滞、阴虚、血热都可造成血瘀，血瘀阻塞大脑脉络、清窍，使气血运行受阻，脑髓得不到血液供养而受损，经脉失养而出现半身不遂、不语等症，从而发为中风。五脏受损均可致脑脉瘀阻：心主血脉，心气不足，血缓而瘀；心阴不足或心火亢盛，均可炼血为瘀；肝为血脏，属木主风，肝阴不足、肝阳上亢，可引动肝风，夹痰夹瘀，上行于脑，瘀阻脑脉；脾主运化，转输水谷精微，脾失健运，胃失和降，水谷精微聚而成痰浊，随胃热熏蒸而上，瘀塞脑脉而发本病；肺主气，主治节，敷布全身水液，若肺气虚，气难为血帅，血运行乏力，易滞而为瘀；若肺热壅盛，水液煎熬成痰，随气上行也可瘀阻脑脉。肾藏精，主水，主骨，生髓，主纳气，为先天之本，五脏之阴非此不能滋，五脏之阳非此不能发。肾阳亏虚，水液代谢失调，可凝聚成痰，加之血脉因寒收缩，遂成瘀滞；若肾阴亏虚，阴不敛阳，水不制火，火邪可煎津成痰，灼血生瘀，随风阳妄动，上犯脑之血脉而发为中风。导致气、血及心、肝、脾、肺、肾五脏受损的原因，无外乎正气虚衰，劳倦内伤，饮食不节，五志所伤，情志过极，虚邪贼风，痰浊、瘀血等等。此外，气候骤变、烦劳过度、情志相激、用力过猛等均可诱发或加重本病。

因此，中风的病机是由于长期不注意养生，劳倦内伤，饮食不节，五志所伤，情志过极，虚邪贼风，痰浊、瘀血等因素长期作用于人体，导致五脏受损，正气虚衰，气血运行失调，产生痰浊、瘀血，阻塞大脑脉络、清窍，使气血运行受阻，脑髓受损，脑脉不通而神机失灵，作强、技巧功能失调，出现半身不遂、不语等症，而发为缺血性中风。若发病时，风火夹痰瘀壅塞脑脉，脑脉不堪其力而破损，血液不循常道而溢出脑脉之外，致使脑髓严重受损，神机失灵，作强、技巧功能严重失调，出现神志昏迷的症状，则发展成为中风的腑证、脏证了。

明确了缺血性中风的病机病理，针对缺血性中风病的基本治疗原则也就确定了。针对痰浊采用化痰祛浊；针对瘀血应用活血行瘀；针对瘀阻的大脑脉络要通脉活络；针对受损的脑髓，则需要祛腐生新、补肾益髓。

中风的病性为本虚标实，以气阴两虚为本，以内风、痰浊、瘀血、邪热为标。急性期，多以标实证候为主。若素有头晕、眩晕等症，突然出现半身不遂，甚或神昏、抽搐、肢体强痉拘急，为内风动越；若病后咯痰较多，或神昏而喉中痰鸣，舌苔白腻，属痰浊壅盛为患；若面红目赤，口干口苦，甚或项强身热、躁扰不宁、大便秘结、小便黄赤，则是以邪热为主；若肢体瘫痪而舌质紫暗，说明瘀血较甚。恢复期及后遗症期，多表现为气阴两虚，阳气虚衰，如肢体瘫痪、手足肿胀、口角流涎、气短自汗，多属气虚；若兼有畏寒肢冷，为阳气虚衰的表现；若心烦少寐、口干咽干、手足心热、舌红少苔，多为阴虚内热证。

（5）详查病情，辨明证型：辨证分型是临床治疗中至关重要的环节。虽然缺血性中风的基本病机大致都一样，但由于每个患者的体质不一样，发病的诱因、致病的因素不一样，病程不一样，临床表现也就不会完全一样，因而辨证分型也会不一样。要辨证准确，详察病情，运用中医理论去分析病情的来龙去脉、病因、病性、病机、病程、病势等，要注意以下几点。

①要注意五诊合参，知常达变：望、闻、问、切加上现代诊断仪器设备检查合称为五诊。现代诊断仪器设备的检查和中医传统四诊并不矛盾，它是四诊的延伸，能够帮助我们更加全面地掌握病情，只有在全面掌握、认真分析病情的情况下，才能辨证准确。同时要特别注意患者的感受和我们的分析不一致的情况，要知常达变，把辨识体质与辨证结合起来。

②参照标准，辨证分型：没有规矩，不成方圆。为了便于缺血性中风治疗及评价治疗的效果，需要对缺血性中风作出规范、统一的临床分型。20 世纪 90 年代以前，参考中医药大学本科教材的诊断分型标准，结合 1985 年长春全国中风协作组研讨会上通过的《全国中风病中医诊断标准》，将缺血性中风（中经络）分为风中经络、肝阳上亢、痰湿瘀阻、气滞血瘀、阴虚风动五型。后来国家先后出台了几个标准，可根据医院实际进行选择。目前中医临床主要根据《中风病诊断与疗效评定标准》（二代标准）将中风分为风痰火亢、风火上扰、痰热腑实、风痰瘀阻、痰湿蒙神、气虚血瘀及阴虚风动 7 个证型。也可根据《中风病证候诊断标准》，

用风、火、痰、瘀、气虚、阴虚阳亢六个证候因素的组合来进行辨证分型。《中风病证候诊断标准》建立了风、火、痰、瘀、气虚、阴虚阳亢六个证候因素，每个证候因素包含若干项具有辨证特异性的症状、体征，并根据权重赋予不同的分值。每个证候因素的各项最高分值之和为 30 分；≥ 7 分，证候诊断成立；7～14 分为轻度；15～22 分为中度；≥ 23 分为重度。

2. 缺血性中风分阶段论治

临床实践证明，缺血性脑中风病的急性期、恢复期和后遗症期三个阶段在临床表现、证型分类、治疗原则、用药特点方面都有很大的不同。缺血性中风分阶段进行辨证治疗很有必要。早在 20 世纪 90 年代初，曾老师主持一项课题曾对 50 例缺血性中风患者临床辨证进行了观察统计，发现在 1 个月以内是以肝阳上亢和痰热瘀阻为主进行辨证分型的。但是病程超过 1 个月后，情况就发生了显著变化，气滞血瘀型占了主导地位，肝阳上亢、痰热瘀阻型降到了次要地位。

（1）缺血性中风急性期治疗

①急性期治疗要突出“变”字：中风病理极为复杂，风、火、痰、瘀、虚常相兼为患，涉及肝、肾、心、脾、脑等多个脏器，临床病情变化迅速，由实而虚、由虚而实常在转瞬之间。王永炎院士研究表明，中风急性期证候是动态变化的，平均每例变化 3.75 个证次，从单证到 6 个证组合共出现 58 种证候组合形态。20 世纪 90 年代对 50 例脑缺血性中风患者观察统计也表明，中风急性期临床病情变化是非常迅

速的，因此治疗时必须密切观察病情变化，严守辨证论治原则，证变法变，法变药变；选药组方既要突出针对主要病机的药物，又要考虑中风是多种病邪联合致病的特点，选择恰当的药物治疗。

②急性期当以平肝潜阳、清热化痰为主：缺血性脑中风急性期患者多表现为肝阳暴亢、痰热瘀血阻络的症状，如头昏、头重、头部紧绷感，口角㖞斜、语言不利、肢体不用、喉间痰鸣等。肝肾阴虚，水不涵木，风阳肆虐；木亢乘土，土化失运，生痰化火生风，是“中风”的两大病机，如朱震亨所云：“湿生痰，痰生热，热生风。”朱良春也认为中风急性期主要有两种类型：一是肝阳上亢，内风肆扰；二是痰热壅盛，蒙窍阻络。这与我们对中风病急性期证型的观察是吻合的。故在中风急性期，中医治疗常以平肝潜阳、化痰通络为主。这时多以天麻钩藤汤、桑钩温胆汤、涤痰汤、菖蒲郁金汤合血府逐瘀汤加减治疗，平肝息风，清热化痰，活血通络。

③急性期邪实热盛，可适当通腑逐邪：治疗中风急性期患者，主张适当通腑泻浊。中风病急性期以标实为主，风、火、痰、瘀互见，阳火亢盛，痰热互结，瘀阻脑络，导致窍闭神昏，人体脏腑功能失调，气机升降逆乱，中焦运化传导功能失司，热灼津液，胃肠燥结；大便干结难行，腑气壅滞，蕴郁化热，壅愈甚则火愈盛，形成恶性循环，而土壅木横，火盛迫血上逆，使原风火、痰热上扰症状加重，见半身不遂，口舌㖞斜，舌强言謇或不语，偏身麻木，腹胀、便干、便秘，头晕目眩，咯痰或痰多，舌质暗红或暗淡，苔黄

或黄腻，脉弦滑或偏瘫侧弦滑而大。当此之时，唯有釜底抽薪，通腑泻热，挽救危局。

化痰通腑的作用不可小视，它具有如下五大功效：①釜底抽薪，清除肠胃痰热积滞，使火热之邪从下而出，使浊邪不得上扰神明，元神之府清净，达到防闭欲脱或启闭开窍之目的。②胃气降，脾气升，中焦气血转输顺畅，通痹达络，气血运化有度，有助于患者脏腑功能、经脉气血运行的恢复。③借泻下阳明之力上病下取，引血热下行，直折肝阳暴逆之势，令阳潜而气返，迅速截断血瘀脑络之病理环节，达泻火泄热之目的。④急下存阴，使受火热煎灼将竭之真阴得以保存，以防阴劫于内，阳脱于外，发生变证、复中诸症，邪去正安。⑤泻热逐瘀，凉血止血，对于阳热上攻，迫血妄行，脑脉损伤，血液外泄证，有迅速截断血瘀脑络之内或血溢脑脉之外病理环节的作用。中风急性期使用通腑逐邪法有四点要注意：①辨证应是邪实热盛证；②患者正气不虚；③注意中病即止；④对老弱患者要慎用此法。

（2）缺血性中风恢复期的治疗

①缺血性中风恢复期的病理特点：缺血性中风恢复期患者中医证型会出现显著变化，此期辨证为风肝阳上亢、痰热瘀阻型的病例大幅下降，而气滞血瘀型占据主流地位，并可见阴虚风动的证型。经过急性期治疗的患者，患者的肝风、痰热相对已不很盛，瘀血阻络及由此导致的各种后遗症成为本阶段主要矛盾，此期脉络瘀阻所导致的神经、肢体功能的障碍成为临床主要症状。但这一时期患者的病情仍不十分稳定，肝风、痰热并未消退，仍时时为患，病势仍有反复的

可能。

②恢复期治疗当突出活血化瘀，防止病势反复：由于恢复期瘀血阻络及由此导致的各种后遗症成本阶段主要矛盾，故这时在中医辨治中应当突出活血化瘀、疏通经络药物的应用，以期尽快改善脉络瘀阻所导致的神经、肢体功能障碍。同时由于本期患者的病情并不稳定，故仍然不应放松对风火、痰热的警惕，在活血化瘀的同时，根据患者的实际情况，可选加平肝潜阳、清热化痰类药物，防止肝风、痰火病势反复，若肝风、痰火仍盛，治疗的主攻方向仍须保持不变。

（3）缺血性中风后遗症期的治疗

缺血性中风后遗症期的病理特点：脑中风后遗症是指在脑中风发病半年后，还存在半身不遂或者语言障碍或口眼㖞斜等症状，就叫做脑中风后遗症。该时期也叫做脑中风后遗症期，与恢复期相比，恢复速度及程度较慢。中风后遗症期的中医病理特点可以用两个字加以概括：虚、瘀。

虚：中医学认为“久病多虚”，脑血管缺血病本身就是本虚标实之证，加之经过半年在病榻与病邪相争，元气大伤，患者大都显得形体邋遢，精神委顿，肌肉松弛，除遗留半身不遂或者语言障碍、口眼㖞斜等症状外，许多患者要么是气虚表现，如面色㿠白，气短乏力，口流涎，自汗出，心悸便溏，手足肿胀，舌质暗淡，舌苔薄白或白腻，脉沉细、细缓或细弦；要么是阴虚的表现，如烦躁失眠，眩晕耳鸣，手足心热，舌质红绛或暗红，少苔或无苔，脉细弦或细弦数；甚或气虚、阴虚兼而有之。

瘀：脑缺血后遗症主要有偏瘫（半身不遂）、半身肢体障碍、肢体麻木、偏盲、失语等。这些症状产生的原因本身就是在于痰浊、瘀血两种病理产物堵塞脑动脉，导致脑局部的血流中断和脑组织缺血缺氧坏死。如果影响到由脑神经控制的运动神经系统，就会出现偏瘫、肢体障碍等相应的后遗症；如果影响到脑神经控制的语言中枢神经，就会导致语言障碍甚至失语等相应神经系统症状。加上又经过长达半年时间，“久病多瘀”，致使原有的瘀滞更加深伏经脉，痼结难除。

虚瘀并存：虚瘀并存为中风后遗症期又一病理特点。在脑中风后遗症期，气阴两虚和痰瘀、血瘀并不是孤立存在的，根据中医气血相生的理论，虚瘀往往并存，且紧密地联系在一起，因为气虚无力行血，阴虚消灼精液，血流更加不畅。

根据缺血性脑中风后遗症期的以上病理特点，治疗大法就应该是益气养阴、化痰祛瘀，并且由于中风后遗症期原有的瘀滞更加深伏经脉，痼结难除，一般的活血药往往力不能逮，应该用大剂搜风逐络的虫类药增强活血通络的力量方能胜任。曾老师在临床上对缺血性脑中风后遗症的治疗，多数是采取益气养阴、化痰祛瘀、活血通络数法合用，往往收到满意的效果。

（4）重视咸辛虫类通络药物的应用：中风病的经络闭阻与一般意义上的“瘀”又不尽相同，曾老师推崇著名医家叶天士“久病入络”“久痛入络”的络病理论。主要表现在络阻更为深伏，病变也更为复杂。尽管对血瘀与络阻不能简单地比较轻重，但从临床实践来看，对络阻的治疗更为棘手。这显然与“络”之所在及络阻形成的过程密切相关。此外，“络阻”还可理解为一个阶段或过程，病变由“经”到“络”，反映的是一个由气至血、由浅入深的过程。

关于通络的方法，叶氏有辛润通络和辛咸通络之法。所以用辛者，叶氏认为“辛散横行入络”，且多能行气、散结、止痛。辛润通络常用当归尾、桃仁、红花、牡丹皮、赤芍、威灵仙、秦艽、降香、延胡索、络石藤等。辛咸通络多选用虫类药，所以然者，叶氏认为虫蚁尤能搜剔络道邪气，“飞者升，走者降，灵运迅速”，功专“追拔沉混气血之邪”“搜剔络中混处之邪”，“藉虫蚁血中搜逐，以攻通邪结”。叶氏此法源自仲景治劳伤血痹诸法，每取“虫蚁迅速飞走诸灵”，如水蛭、土鳖虫、全蝎、蜈蚣、地龙之品，轻灵流通，松动痼疾，搜剔络中病邪，俾“飞者升，走者降，血无凝著，气可宣通”。

（5）益气养阴为中风治本之图，不可不用，亦不可滥用：中风本质上是肝肾不足，气血衰少，属本虚标实之证，急性期以实证为主，恢复期多虚中夹实之证，中风后遗症期虽多气阴两之证，但往往兼夹其他病情，单纯的气阴两虚证极少，故治疗当辨清病情虚实多少，在辨证的前提下适当配伍益气养阴类药物，方可收标本兼顾之效。

①养阴慎用滋腻涩补，主张灵动清补：中风基本病机为肝肾不足，水不涵木，肝风内动，故传统中医治疗主张中风急性期后采用大剂养阴滋水、血肉有情之品，如大定风珠。曾老师的经验是：中风属于本虚标实之证，虽然肝肾阴虚、

水不涵木为该病发生的根本，但患者急性期往往以肝阳上亢、痰热瘀阻之邪实为主，而恢复期亦多虚中夹实、虚实夹杂之证，单纯的气虚、阴虚纯虚无邪证于临床中是很少的，所以临床上既要填精滋阴，亦勿忘助肾气，使精血津液生化有源，恢复肺、脾、肾对于水液输布的功能，以消壅滞脉络之顽痰，调畅气机，有利于气血津液的输布，濡养脏腑经络，以起瘫救痿，其为治本之至要。不可一云滋水涵木，辄妄投大队滋肾填精、厚质稠黏腻之品，因为风木过动，中土受伐。“脾以运为健，胃以通为补”，脾胃不健，难于运化则易气滞膈满，导致痰浊阴霾更甚，犯虚虚之弊。所以曾老师在临床中风病的治疗过程中较少使用阿胶、龟胶、熟地黄、鸡子黄等血肉有情、滋腻之品，主张中风病恢复期治疗亦需以化痰、通络、化瘀祛邪为主，应当在辨证的前提下适当配伍益肾气、养肾阴类药物，如龟甲、鳖甲、白芍、山茱萸、女贞子、桑寄生等灵动清补药物。

②益气不宜温燥壅补，以甘平助运为佳：气滞血瘀是中风病的基本病机之一。“气为血帅”，气行则血行，气运则血运，益气活血法是历代医家治疗中风病的常用之法。清代王清任发明了补阳还五汤后，因其切合气虚中风证的病机，疗效显著，更成为杏林同仁治疗中风情有独钟之方。在该方的使用上，大剂黄芪、人参等益气药物在缺血性中风急性期使用有滞气生满、壅塞脾胃运化、生风助痰之虑，且现代药理学证明，以黄芪为代表的补气药物有升高血压的作用，在中风病的急性期最好不用。

近代医学大家张锡纯有“偏枯者不可轻用补阳还五汤”

之告诫。他认为："一虚一实，同为偏枯之证，而其病因病机不同，若药有误投，必致凶危立见。"同时他指出"一虚一实"辨证施治的关键在于："细审其脉，且细询未病之先状何如。"若患者脉洪大有力，或弦硬有力，且素有原发性高血压、头痛眩晕之病，或兼觉心中发热者，或兼身热体盛者，或痰热素盛，切不可轻用。即使中风病过急性期后，还应该视患者上亢之肝阳是否下潜，内动之肝风是否平息，内盛、内壅之痰热是否清化的基础上，并且患者表现为气虚血阻，脉细弱无力，或时觉呼吸短气，病发之后并无心热头痛诸证，方可投以补阳还五汤，并可参张锡纯"起痿汤"义，采用代赭石配黄芪，防其升发太过，煦动风阳，且需注意轻清灵动，甘平助运为主，不可恃峻补图近功，一味壅补，方可收到标本兼顾之效。

（二）《金匮》"病痰饮者，当与温药和之"一文之解析

"病痰饮者，当以温药和之"是《金匮要略·痰饮咳嗽病脉证并治》里的一节经文。粗看之，文字浅显，殊无深义，而潜心研讨，则感字字珠玑，涵义深刻，正确理解此节经文的涵义，对我们治疗痰饮病有很重要的意义。要完满地理解和认识仲景这节经文就必须要回答以下问题：何谓"病痰饮者"？此处痰饮和后世所谓痰饮是否是一回事？其产生的病理机制是什么？为什么对痰饮病者要治之以温？对其他水液内停的痰病可否用温法？"和之"的含义是什么？为什

么仲景不提“当以温药治之”而说“和之”？在临床实践中，怎样才能做到“和之”或“和之”有哪些方法？“当以”为何义？为什么仲景说“当以温药和之”而不说“定以温药和之”等等。下面围绕对这几个问题的认识，来谈谈对这节经文的理解和体会。

1. 温化法是治疗一切水液疾病的根本大法

本节经文里的“病痰饮者”，就是患了痰饮病的人。此处所谓的“痰饮”，和后世所说的痰饮是有区别的。后世所说的“痰”含义非常广泛，既可指经肺部咳出或经口腔吐出的黏涎痰液，它是由水津为寒所凝或为热所炼灼而成，也可指许多不明原因的癥、瘕、痞块、瘿瘤、梅核气等，还有所谓“怪病多痰”“百病皆由痰作祟”的提法。因此，它既是病理产物，又可是致病之因。而本处“痰饮”仅指水液内停于局部的水饮病。因为通观《内经》无“痰”字，《脉经》《千金翼方》俱作“淡饮”，《活人书》说：“痰，胸中水病也。”也就是说在《金匮要略》成书之前无痰饮的提法，而在《金匮要略》成书后很长时间，痰饮也仅指淡饮、水饮。因此，此节经文所谓“痰饮”仅指水饮，没有后世所说的痰饮意义。

关于对水液病的治法，在《金匮要略》以前的著作中都未明确地加以提出。《内经》对水液病是有所认识的，《素问·至真要大论》说：“诸病水液，澄澈清冷，皆属于寒。”《灵枢·五癃津液别》说：“邪气内逆，则气为之闭塞而不行，不行则为水胀。”又说：“阴阳气道不通，四海闭塞，三焦不泻，津液不化，水谷并行肠胃之中，别于回肠，留于下焦，不得渗膀胱，则下焦胀，水溢则为水胀。”《灵枢·水胀》说：“水始起也，目窠上微肿，如新卧起之状，其颈脉动，时咳，阴股间寒，足胫肿，腹乃大，其水已成矣。以手按其腹，随手而起，如裹水之状，此其候也。”这些经文都表明古人当时对水液病的病因病机及临床表现已有一定程度的认识，虽然在“病机十九条”也曾提出“寒者热之”的原则，但均未提出明确的治法和方药。因此，张仲景在本节经文中第一次鲜明地提出了用温药治水饮的理论，即“当以温药和之”，并将它用到临床施治之中，这是张仲景对中医学的一大贡献。

用温化法治疗水饮病，在理论上是非常正确的，在实践中是行之有效的，它是针对痰饮的病因病机而提出的一条根本治疗法则，因为水饮的产生主要是由于在内处因素作用之下，肺、脾、肾气化功能失常，使津液的输布排泄发生障碍造成不正常的停聚。其中，脾失健运，水精不得四布，以致水液内停是形成痰饮的主要病理机制。肺脏功能失调不能通调水道，肾阳虚弱，不能够克服这一致病机理。首先，温法能温化脾湿，健运脾土，脾阳健运，水液按正常的途径转输而不致内停，就从根本上消除了水饮为患之源。其次，温法能振奋胸中阳气，宣散肺寒，发泄腠理，通行水道，使水气得以外从皮肤而散，下归膀胱而出，不致停聚为饮。再次，温法能使衰败的肾阳复振，司其正常的蒸腾气化水液的功能，从而使胃关的开阖、膀胱的启闭功能正常，水液得以进入膀胱气化为尿，并随小便排出体外，庶不致蓄积体内为患。这样，与水液代谢主要相关的脾、肺、肾三个脏器的功能均恢复正常，水饮就无由以生了。另外，对已成之饮，温法还能促使其消散。因为水为阴邪，得阳则化。正如赵以德说：“痰饮由水停也，得寒则聚，得温则行，况水从阴气，温药能发越阳气，开腠理，通水道也。”这就很好地阐发了这一机制。总之，温法对于已成之饮可促其消散，未成之饮可使其无由以生，其为治饮良法，实不过誉。

从上面的论述可以知道，痰饮由水液内停所致，应当以温法治之，那么对于因水液内停的其他疾病诸如水肿、寒湿之类又可否用温法呢？回答是肯定的，因为水肿、寒湿之类水液疾病与痰饮相比，虽然临床表现各有特点，但其病理机制却是大体相同的。追本溯源，都与肺、胃、脾、肾四者功能密切相关，其中尤以脾胃为重点，无外乎是在内外因素作用之下，或由脾阳失运，或由肺失通调，或由肾不主水而致水液代谢失常，水湿停留所致。因为其停留的部位及兼夹的外邪不同，而有各种不同的表现形式而已。如水饮停留于局部则为水饮，溢泛于全身则为水肿，夹风寒而留滞于肌腠、经络、关节则为寒湿痹痛。总之，病理机制基本一致，所以治疗法则也应当大致相同，即均可以温法进行灵活的治疗。在临床实践中也基本上是按此原则进行的。通观《金匮要略》全书，无论治疗痰饮，还是水气和寒湿等水液病，几乎都不同程度地选用了相应的温药，很少有例外的。因此可以说，温法是治疗一切水液内停疾病的通则。

2. 治饮用温法当以“和之”为度

水液内停所致疾病当以温化法施治已如前述，但仲景在经文中并未直说“病痰饮者当以温药治之”，而是说“当以温药和之”。“治之”和“和之”仅一字之差，而意义却大不一样。以温药治之，就是单纯用温法温药施治，别无他法药可言；而“和之”则含有灵活使用，勿太过、勿不及之意，涵义异常丰富。查《辞海》，“和”字在此处可有温和、和缓、和谐、协调、和解、温合等多种意思；“之”字除可指代患者外，也可指代除温药以外的其他药物，也可作语气助词而无实际意义。仲景为什么要选用“和之”这样一个灵活多变、涵义广泛的词组来对温药的使用加以限制和修饰呢？难道仅仅是出于偶然吗？其实不是的，观仲景《伤寒》《金匮》为文，构思极为谨严，遣词用字，精敲细打，用心极为周到，从无敷衍之处，于此大纲大法之处岂有不狠下功夫之理。之所以仲景不用“治之”一词而用“和之”二字，是因水液内停所致疾患，基本病理虽然大致相同，但因患者禀赋各有不同，致病的内外因素各有差异，临床的表现千差万别，绝非单纯的温法温药所能圆满奏效，必须根据每个患者的具体病因病机和临床表现，以温法为则，温药为主，配合其他各种适当的治法和方药变通使用，方能取得预期的疗效，因此选用了“和之”一词，而没用“治之”二字，意在启迪后人，治水饮一类疾病时，要用心思考，不要以文害义，一见水饮，率投温药，要具体问题，具体分析，灵活变通地使用温法温药，可见“和之”实为治疗饮病中正确使用温法温药的关键所在。

那么临床中究竟该怎样去掌握和使用“和之”这一原则呢？仲景在经文中并未言明，但是综观仲景在“痰饮病”“水气病”等篇中对各种不同的水液疾患所进行的辨证施治，则“和之”之法不难了解，主要有以下几个方面。

（1）根据饮邪所在部位和病势之不同而配合不同的治法：大凡饮邪在表在上、病势向外向上者，当因势利导，配合发汗之法，使邪从汗泄，如“痰饮病”篇的大小青龙汤证；水邪在里在下、病势向内向下者，则当顺其水势，利其州都，使水饮化津四布或从小便去之，如“痰饮病”篇的五苓散、苓桂术甘汤等证，若停痰蓄饮，内结深痼，发汗、利小便之力不能胜任，则当配合攻下之法，使水从大便而去，如“痰饮病”篇的十枣汤、已椒苈黄丸、甘遂半夏汤等证。总之，水邪为病，变动不羁，病位有上下内外之殊，病势有向上向下之异，所以治疗时就必须在扶脾固本、温化水饮的同时，根据病位病势的不同而分别配合发汗、攻下、利小便等法则，方能提高疗效。

（2）根据不同的临床表现和兼夹证辅以不同的治法：由于个体差异、感邪轻重和兼夹证的不同，同一水饮可有不同的临床表现。因此在治疗时就必须辅以不同的治法。今以支饮为例加以说明，支饮的主证是咳逆倚息不得卧。如兼寒邪，而见恶寒发热、胸痞、干呕、咳喘等症，为内饮外寒，治宜发汗解表，兼温化里饮，方用小青龙汤；如外证未解，饮邪郁而化热，而见脉浮紧、发热恶寒、身疼痛、不汗出而喘、烦躁之症，则当发汗散饮，兼清郁热，方用大青龙汤；

如下有支饮，其人苦冒眩，为水停心下，清阳不升，浊阴上冒，当补脾利水，利水除饮，以泽泻汤主之；如“支饮不得息”为痰饮壅塞，肺气不利，当破结利饮、通肺和中，以葶苈大枣泻肺汤主之；如支饮兼见腹满，当疏导肠胃、荡涤实邪，以厚朴大黄汤主之；如“膈间支饮，其人喘满，心下痞坚，面色黧黑，其脉沉紧，得之数十日，医吐下之不愈”，乃属支饮重症，病情虚实错杂，宜用木防己汤，或木防己去石膏加茯苓芒硝汤，温清并用，邪正兼顾，攻补兼施。总之，随着水饮不同表现和寒热虚实的兼证之不同，必须在温化水饮的同时，佐以行消开导等不同治法，才能丝丝入扣，切合病情。

（3）不同的病情当用不同的温药：温药是个非常非常广泛的概念，它有许多不同的类属。从“味”来看，有辛温、苦温、甘温、苦辛温、甘苦温等类；从“温”的程度上分，有微温、温热、大热等类；从浮沉升降来看，有温而升散，也有温而沉降之不同：从科属来看，有植物类、动物类、金石类；从作用来看，有温补、温运、芳化、温下等类。总之，温药的种类属性非常之多，而仲景在经文中笼统地言“以温药和之”而不指明何类温药，这不是为了节省笔墨，而是由于临床上水液疾病千变万化，人体素质各不相同，其病因病机也有微妙的差别，是不能固定地用某一类温药的，必须根据患者禀赋、病因病机、临床表现的不同，审时度势，恰当地进行选择。如水邪在上焦、肺部、肌肤的，则当选用质轻升散的辛温药，如麻、桂、辛等类：邪在中焦脾胃的，则当选用芳香运脾、苦温辛温甘温等治燥湿之品，如白术、甘草、半夏、陈皮等；如下焦阳虚，饮邪不化，则当选具有温肾回阳、化气行水功能的辛热之品，如附子、肉桂、干姜之属；如身体壮实，正气不虚之人，则少选或不选甘温之品；如身体亏乏，中气不足者可酌情选用甘温补益之类以扶正气，如人参、白术、大枣、山药等，只有这样，才能药尽其用，充分发挥其疗病的功效。不然，上病用下药，下病用上药，外病用里药，里病用表药，体实用温补，体虚用刚燥，则没有不出差错的。

（4）注意剂量和给药的方法及护理：如前所说，“和之”有勿太过、勿不及、缓和、温和之意，这既是我们使用温法的原则，也是我们使用温法所达到最佳境界，因为只有勿太过、勿不及，才能达到邪去人安的目的。我们要达到用药时既勿太过，又勿不及，除要做到前几项之外，还必须注意剂量的给予及服药的方法、护理等。在剂量上，必须根据患者的体质、病情的轻重而权衡大小，若重病轻投，无异隔靴搔痒；若浅病重予，则药过病所，于病无益，反损正气。在服药及护理上，煎煮、服法（每次给药量、间隔时间、饭前服或是饭后服等）、有哪些禁忌等，都要一一加以考虑。仲景对这方面十分重视，为我们作出了良好榜样。

以十枣汤为例加以说明。十枣汤，治悬饮的名方，是祛痰蠲饮的猛剂，用之得当，效如桴鼓；如用不当，则留患无穷。因此，仲景对此方的配制、煎法、服法、注意事项和护理等都作了极为明确细微的交待。①药物组成：芫花（熬），甘遂，大戟；②各药比例：各等分；③制作：右三味，捣筛；以水一升五合，先煮肥大枣十枚，取八合，去滓，纳药末；

④每次用药量：强人服一钱七，羸人服半钱；⑤服药时间：平旦；⑥方法：温服之；⑦注意事项：不下者，明日更加半钱；⑧护理：得快下后，糜粥自养。不难看出，仲景临床用药是多么一丝不苟，认真负责啊！

总之，在运用温法治疗水饮一类疾病的时候必须根据患者体质、病位、病势、兼症等不同情况配合不同的其他治法，选择不同类别的温药，组成大小适宜的方剂，注意给药方法和护理，才能达到水邪去，正气复，人体安，勿太过亦无不及的治疗效果和治疗目的。这就是“和之”二字对我们所要求的。因此“和之”是我们使用温法必须十分注意的法则。

3. 治饮不离温法，但不可拘泥于温法

世界的事物都是由矛盾构成的，而在众多的矛盾中必有一个是主要矛盾，由它决定着事物的本质和发展方向。我们抓住了主要矛盾，就掌握了解决矛盾的钥匙。但是，矛盾是在此消彼长地变化着的，在一定条件下，矛盾的双方各自向自己的相反方向转化，原先的主要矛盾可以退居为次要矛盾，次要矛盾可以转变为主要矛盾，因此，我们在解决矛盾的时候也必须随时注意各方面矛盾的变化，主要矛盾变化了，我们工作的重点也得跟着变化，这样才能找到解决矛盾的正确方法，绝不能死死地抱住原来的主要矛盾不放。

治疗水邪为患的疾病也是这样的。当水邪是主要矛盾或水邪的主证突出的时候，我们运用温化法进行施治是绝对不会错的，因为它是针对水邪致病的病因病机拟定的正确治法。但是，在我们治疗水邪致病的过程中，往往一些原来是隐伏着的因素或未曾预料到的新因素有时会突然冒出来，干扰和控制病程的发展，从而变生出许多未曾预料到证候。有时，水饮邪的临床表现就退居次要地位，而其他因素和变证却占据了主导地位，我们的治疗法则当然就不能再以温化水邪为主，而只能以目前主导了病程发展的其他因素或所致的变证为主攻方向了。这就是急则治其标，缓则治其本。绝对不能死抱“治痰饮必用温药”的法则不变，例如，内有水饮而感受外邪，并且以外感症状为突出，此时就应以疏解外邪为主，而以温化水饮为辅，这时可以大小青龙汤发汗兼化里饮或清热兼化饮。又如用小青龙汤后出现冲气上逆，而见“寸脉沉，尺脉微，气从小腹上冲胸咽，手足痹，其面翕热如醉状，因复下流阴股，小便难，时复冒”等变诊急症，为其人真阳素虚，支饮上盛，服小青龙汤后，固然寒饮得暂解，但虚阳亦随之上越，冲气反因上逆，成为主要矛盾，当此之时，宜急予敛气平冲之剂，再议他法，故仲景云“与茯苓桂枝五味甘草汤治其冲气”。再如“痰饮病”篇十八条：“支饮胸满者，厚朴大黄汤主之。”也是这样。内有支饮，本应温化为主治之，但由于饮势交结成实升为主要矛盾，治疗就应着重疏导肠胃，荡涤实邪，故仲景处以厚朴大黄汤，大黄用六两之重。不若此，大便不通，痞满不开，饮热不得已。

在《金匮要略·痰饮咳嗽病脉证并治》篇中这样的例子是不胜枚举的。该篇的二十条：“支饮不得息，葶苈大枣泻肺汤主之。”也是这样的例子。支饮的正治本应用温化法，选用辛热走上发汗散水的药物治疗，但由于本处支饮化热成实，水热互结，上逆射肺，肺气阻滞，失于清降，以至于出现喘咳气逆、吐清稀涎沫、胸满张口抬肩、脉弦滑数等不得息的见症，属实证、急证。故此时不可拘泥于温化法用温药发汗散饮进行治疗，而是要根据支饮壅肺化热、肺失肃降的病机和邪实证急的临床表现，只有以葶苈这样的苦寒泻肺之品为主药，直泻其肺水兼清其饮热，方能奏效，否则是会延误病机的。这些例子都说明，在治疗水液疾病的过程中，必须遵循中医学辨证施治的原则，以温法为本，但也不能强求一律，特色情况也可以不用温法，或虽用温法但不作为主要治法，而是辅设他法进行治疗。总之，具体问题具体分析，治水不能离温，但也不能泥于温，之所以仲景在本节经文中说“当以温药和之”，而不是说“一定以”或“必以温药和之”，其意义就在于此，提示人们治疗时饮病当视具体情况而论，不可拘于一格。

通过以上的论述，我们可以看出，“病痰饮者，当以温药和之”确实是涵义深刻、内容丰富，它不仅是我们治疗水饮类疾病的总的治疗原则，同时也给我们提示了如何正确使用这一法则的方法。认真总结这一治法，正确地理解这一法则，合理地运用这一法则，无疑会对我们临床治疗水液类疾病发挥很大的指导作用。

（三）浅谈尿频从肝论治

尿频是临床上一种常见病，以尿频尿急，每日 10～20

次，甚则30次以上为特征。临床治疗一般从脾、肾、膀胱及气血入手，或清利湿热，或清热凉血，或健脾益气，或补肾固涩，多能收到较好疗效。但临床上也不乏遇到用上述治法不效者，笔者每每从肝入手进行辨证治疗，往往收到良效，有时甚至有意想不到的效果。兹举二例与同仁共研。

案1　彭某，43岁，教师。1984年4月8日来院门诊。自诉1年来尿频尿急，日20余次，每次小便量少、色清、无痛，曾到重庆市第九人民医院诊治，检查提示尿道口狭窄，予抗菌消炎、利尿等西药治疗无效，又服清热解毒、利尿通淋及固肾缩泉中药数十帖，效亦不显，现除小便频数、心烦眠差外，余无不适，尿常规无异常，舌质淡红，苔薄白，脉沉弦数。证属厥阴虚寒，疏泄失职所致。治当以暖肝散寒、缓急涩尿为法。药用暖肝煎化裁。

方药：台乌药6g，当归12g，枸杞子25g，肉桂4g（研末吞服），沉香3g（研末吞服），小茴香6g，茯苓15g，白芍30g，覆盆子20g，金樱子30g，桑螵蛸30g，郁金15g，甘草10g。2剂，水煎服，每日1剂。

患者服后症状全部消除，小便恢复正常，1年后患者前证复发，仍以前方与之，随访未再复发。

案2　李某，女，35岁，小学教师。1985年10月4日因小便频数，每日20余次，来余处就诊。患者发病后曾到重庆市第九人民医院诊治，实验室检查，小便常规及泌尿系统彩超检查未见异常，中西药杂投无效。现尿频难禁，每隔不到1小时即欲小便，夜尿频，难以安眠。心烦易愁，苦不堪言，每次尿量不多，舌红少苔，脉弦数。证属肝郁化火，疏泄太过。治当滋水涵木，柔肝缓急。方以芍药甘草汤加味。

方药：白芍 30g，甘草 20g，郁金 12g，枸杞子 25g，女贞子 25g，当归 10g，覆盆子 25g，桑螵蛸 30g，金樱子 30g，益智仁 12g，台乌药 6 分。2 剂，水煎服，每日 1 剂。

2 日后，患者欢喜来告余，服药当日夜尿即减至 3 次，已能安枕，白天小便亦减至 6 次，遂又进 4 剂，病告愈矣。1 年后随访未发。

试讨论如下。

1. 尿液的生成在肾，经过三焦水道的通调而下达膀胱，通过膀胱的气化作用从前阴排出体外，因此小便不利的直接原因和主因是肾和膀胱气化、约束功能失调，但肝主疏泄，全身各脏腑气化功能的调节与肝的疏泄功能密切相关。同时肝肾同源，精血互生，五行相生，无论从生理功能还是病理变化上均关系密切，相互影响。因此，肝脏有病，疏泄功能失常，无论太过或不及，影响到肾和膀胱的气化及约束作用，均可能导致小便失常为病。再从经络的循行部位来看，足厥阴肝经“循阴股，入毛中，环阴器，抵小腹”；足厥阴络脉“其别者，循经上睾，结于茎”；足厥阴经筋“循阴股，结于阴器，络诸筋”。因此，肝经与阴器的关系非常密切，肝经出现病变也可以影响阴器的功能而出现小便失调。《灵枢·经脉》说：“是主肝经所生病者……遗溺，癃闭。”因此小便不利、尿频等症，若属由肝脏或肝经的病变影响到肾及三焦、膀胱等气化功能所导致，只单纯针对肾、三焦和膀胱来治疗往往效果就不好，这时就必须从肝入手进行辨证治疗，才能达到预期效果。

2. 尿频从肝论治的关键是要抓住以下辨证要点：①小便窘迫难禁，尿量少；②心烦易怒；③舌红、苔薄、脉弦；④查体及实验检查，无阳性结果；⑤从肺、脾、肾、三焦、膀胱论治，疗效不显著。

3. 尿频从肝论治仍需分清寒热虚实。一般病久多虚多寒，结合色脉不难辨认；肝热化火者往往窘迫为甚，小便黄、心烦、口苦、舌红少苔等可资辨别。肝经虚寒者可用暖肝煎为基础方加减进行治疗；肝火灼迫、疏泄太过者可用芍药甘草汤加减治疗；但无论寒热虚实，尿频一症从肝论治时均需加入柔肝缓急之品。《内经》云："肝苦急，急食甘以缓之""辛以补之，酸以泻之。"故在辨证治疗的基础上加当归、白芍、枸杞子、甘草之属，以收酸甘化阴、柔肝缓急之效。

4. 在尿频的临床治疗中，凡辨证与肝有关者，无论寒热虚实，笔者在辨证用药的基础上多套入芍药甘草汤进行治疗，且重用其量，芍药可用至60g，甘草可用到20g，往往收到异乎寻常的疗效。根据药理研究，"芍药甘草汤对横纹肌、平滑肌的挛急，不管是中枢性的还是末梢性的，均有镇静作用。""对于身体的挛急有效，不仅对表浅性的躯体和四肢的平滑肌，而且对深在的平滑肌组成的脏器，如胃、肠、胆囊、输卵管、子宫、膀胱、尿道及血管等，都能缓解其挛急，制其疼痛"，并且动物实验表明"芍药甘草汤低浓度时对肠管及胃平滑肌呈兴奋作用，当浓度增加时，方能起到抑制作用"。(《上海中医杂志》1957年第10期）临床中实验室检查结果为阴性，辨证与肝有关的尿频多由于自主神经功能紊乱或其他各种原因引起的膀胱及其平滑肌收缩、舒张功能失调，处于病理性亢奋状态所致，故用大剂量芍药甘草汤多能收到良效。

5. 本病主症是小便频数难禁，病位在肾与膀胱，故治疗时当随证加入固肾涩尿之类药物，如覆盆子、金樱子、桑螵蛸、益智仁之属，则其效更彰。

（四）辛开苦降法治疗胃脘痛

胃脘痛指上腹胃脘部近心处发生疼痛，同时伴有食欲不振，恶心呕吐，嘈杂泛酸，嗳气呃逆，脘腹胀，大便不调，可伴有倦怠乏力，四肢酸软，心悸气短，消瘦失眠，呕血黑便。现代医学急慢性胃炎、十二指肠炎、胃及十二指肠溃疡等可归属此病。其病因主要有气候因素、情志因素、劳逸失度等，其病位在胃。由于脾主升清，胃主降浊，共处中枢之位，而肝胆职司疏泄，与脾胃乃木与土的关系，肝随脾升，胆随胃降，肝胆疏泄失常，必然会影响到脾胃的功能，使之失调，反之亦然。所以胃脘疼痛与肝、胆、脾、胃几个脏器功能关系最为密切。许多学者认为在诸多内外因素作用下，由肝、胆、脾、胃功能失调，导致体内寒热偏盛偏衰，气机升降逆乱，痰湿、瘀血郁阻是胃脘痛的主要病机。在中医院校内科统编教材中，将胃脘痛分为寒邪犯胃、饮食停滞、肝气犯胃、肝胃郁热、阴虚胃痛、瘀血停滞、脾胃虚寒等七个证型进行辨证施治，对临床有一定指导意义。但在临床上据笔者所见，除极少数患者外，胃脘痛很少为单纯因素所致，也很少表现为单一证型，很多情况下都表现为寒热错杂、虚实互见的证候。这时单纯清热则胃热虽除而中阳更伤；单纯温化则恐伤阴助温，胃火更炽；单纯补益则恐闭门留寇，病邪难除，颇为棘手。故在临床上针对胃脘痛的这一病理特点，喜欢采用辛开苦降，寒热并用，攻补兼施之法进行治疗，由于切中胃脘痛的病因病机，所以在临床上收到很好效果。其代表方剂就是半夏泻心汤。

半夏泻心汤乃《伤寒金匮》中治疗脾胃虚损，邪热内陷，寒热错杂于中焦，脾胃升降失调，症见心下痞痛、呕吐、肠鸣下利的名方，方中以黄芩、黄连苦寒泄热，半夏、干姜辛温散寒降逆，人参、甘草、大枣以养中气，共奏辛开苦降、寒温共济、虚实皆顾、阴阳并调之功，非常切合胃脘痛的基本病机。据白晓菊、朱子良等研究，半夏泻心汤对动物模型胃溃疡具有对抗盐酸型溃疡的作用。认为可能与其促进胃黏膜合成，改善胃黏膜的血流量有关，并表明该方具有较好的抗幽门螺杆菌的作用。据有关资料表明，该方能促使胃黏膜充血、水肿消失，解除幽门痉挛，促进胃排空。在临床上用本方治疗胃、十二指肠的炎症和溃疡确实非常有效，关键在于要根据临床辨证加减。若肝郁化热伤胃，症见胃脘灼热疼痛，嘈杂吞酸，烦躁易怒，口干苦，脉弦数，则加牡丹皮、栀子、柴胡、枳实，竹茹、川贝母、紫花地丁、川楝子、延胡索、吴茱萸之属；辨证为寒邪客胃，胃凉暴痛，遇冷痛甚，当减黄芩、黄连，选加细良姜、丁香、肉桂、川椒、紫苏叶、荜茇、细辛之类，以温中散寒，通达气机，达到寒去痛止的目的；若辨证属于虚寒证，症见胃凉隐痛，喜按喜热，纳少便溏，畏寒肢冷，当减黄芩、黄连，选加益气健脾、温中止痛药，如黄芪、桂枝、附子、蜀椒、茯苓等、白术等；若属肝气犯胃，症见胃脘胀满，攻撑作痛，连及两胁，当去党参，选加白芍、川楝子、香附、郁金、佛手、青皮、沉香、降香等疏肝理气、和胃止痛之品，若见胃痛隐隐，口咽干燥，大便干燥，舌红少津，属胃热伤阴，当养阴益胃，去党参、大枣，选加沙参、麦冬、天花粉、石斛、白芍之类，以养阴益胃止痛；若胃痛如针刺，且有定处并拒按，属胃络有瘀滞，当选加蒲黄、五灵脂、血竭、丹参、生三七等活血化瘀、理气止痛之品；若呕血、便血，可加大黄、茜草、白及、地榆炭、侧柏炭等；若见胃胀、嗳腐吞酸、大便不爽、苔腻脉滑，则当选加山楂、神曲、莱菔子、砂仁、枳壳等消导之。

根据笔者临床观察，胃脘痛属湿热中阻或肝胃郁热型者占60%左右，而脾胃虚寒型占20%～30%，阴虚型、瘀血型及其他各型仅占10%而已。胃和十二指肠炎的前期或胃、十二指肠溃疡慢性活动期所表现出的症状，中医辨证一般以实证为多，其治疗当以祛邪为主，补益药当谨用；后期多虚实夹杂，以虚为主，治疗当攻补兼施，或以补虚为重点，不可过用苦寒辛温等克伐之品，以免犯虚虚实实之忌。

另外，据笔者多年治疗本病经验，治疗胃脘痛特别是消化道的炎症、溃疡所引起的胃脘痛，要特别注意以下几点。

1. 要重视理气止痛药的运用。如前所述，胃脘痛是由于内外因素导致肝胆脾胃功能失调，升降气机逆乱，气血运行受阻引起，正所谓“不通则痛”。故在治疗过程中，在辨证的基础上选加疏肝理气、行气活血止痛的中药很有必要。笔者临床上喜欢选用郁金、肉桂、枳壳、厚朴、木香、台乌药、三七、丹参、白芍、檀香、降香、高良姜等品。据有关研究，这些药物多具有缓解平滑肌痉挛，增加胃肠运动的作用。

2. 对诊断明确为胃、十二指肠溃疡的病例，要在辨证施治前提下，注意选加据现代药理有抑酸止痛，、收敛生肌功能的中药，以中和或减少胃酸分泌，保护消化道黏膜，促进溃疡面的愈合。笔者在临床上喜欢随证选用“煅瓦楞、海螵蛸、川贝母、白及、血竭、儿茶、甘草等品。

3. 对明确诊断为萎缩性胃炎、胃及十二指肠溃疡的胃脘痛病例，治疗时应有针对地选加对幽门螺杆菌有抑制和杀灭作用的中药，可起到增强疗效作用。幽门螺杆菌在中医可视为一种邪毒，中药的一些苦寒燥湿药如黄芩、黄连、大黄及祛湿化浊药如槟榔、厚朴等对幽门螺杆菌具有明显的抑杀作用，可随证选加。

4. 在治疗胃脘痛的过程中，清热燥湿、芳香燥热之品是常用品类中药，虽能取效，但不宜久用，剂量也不宜太大，因本病多为本虚标实之证，选用药物一定要时时注意照顾气阴，防止苦寒伤胃、芳燥伤阴，用之不当，不但会加重病情，甚至可能引起变证。

病案举例：曾某，35 岁，巴南区人，因胃脘反复疼痛 2 年多，加重 7 天，来本处就诊。症见脘腹胀满灼痛，痛彻背心，牵连右胁，餐前餐后均痛，口苦流涎，恶心泛酸，纳呆嘈杂，大便溏而不爽，小便黄，舌红苔腻，脉濡数。胃镜检查提示慢性胃及十二指肠溃疡活动期。此乃肝脾素虚，运化失职，日久酿生湿热，湿热困阻中焦，胆胃失和，气机升降失常之症。治当清热化湿、疏肝和胃止痛。方用半夏泻心汤化裁。

方药：黄芩 12g，黄连 6g，法半夏 12g，厚朴 6g，薏苡仁 30g，佩兰 12g，茯苓 12g，干姜 6g，竹茹 12g，吴茱萸 12g，川贝粉（冲）10g，炒瓦楞（先煎）30g，郁金 12g，延胡索 15g，甘草 6g。

方中黄芩、黄连苦寒泄热，法半夏、干姜、厚朴、佩兰辛散脾湿，薏苡仁、茯苓甘淡实脾，吴茱萸、郁金、延胡索疏肝理气止痛，川贝母、煅瓦楞、甘草抑酸护胃，共奏辛开苦降、运脾除湿、疏肝理气、和胃止痛之功。患者连服 6 剂，病情大减，效不更方，又在此基础上加减服用 2 个多月，诸证缓解。后期以参苓白术散加减调理脾胃，服用 3 个月后复查胃镜，溃疡已全部愈合。

（五）如何当好中医规培师承指导教师

1. 师承的概念

（1）什么叫师承：师承教育是通过教师手把手带学徒的一种传统教学方式，是我国几千年来中医教育传承的主要形式。

（2）师承与校承的区别：所谓校承，就是通过学校来培养中医专业人才的一种现代教育形式。我国大规模的中医校承教育是从新中国成立后，特别是 1956 年后，周总理亲自批准成立四所中医学院后才开始的。

师承和校承，它们在学生的来源、对师资的要求、学习的时间和培养的目标上都是有很大区别的。由于师承教育和校承教育各有优劣，所以这两者需要配合起来，取长补短，共同发挥作用，为培养更多优秀的中医继承人服务。

2. 师承教育的分类

师承教育主要分为以下几大类。

	生源	师资	教学形式	学习时间	培养目标	毕业生特点
师承	民间具备高中以上学历，通过与教师签订师徒合同成为师承学生	具有 15 年以上中医临床经验或副主任医师以上职称	老师手把手进行教学	3 年	通过 1 年考核，成为助理师承临床中医师	优点：在临床上动手能力强 缺点：知识面较窄，只是单纯对老师经验的复制
校承	国家教育部门组织的统一考试入学	教育行政部门认可，学校统一安排，具有正规教师资格	各科老师按照学校的教学计划统一课堂授课	中专 2~3 年；本科 5 年；硕士 3 年；博士 3~5 年	拥有正规的国民教育序列学历的中医专业毕业生	优点：知识面较宽 缺点：临床实践经验差，动手能力较弱

（1）跟师学徒：跟师学徒就是由老师手把手地从理论到实践对学生进行教学，一般是3年以上方可结业。跟师学徒的教师，需要具备15年及以上临床经验或副高以上职称的中医师方可执教。

（2）短期师承：短期师承主要是学历教育中的临床见习或毕业实习，短期跟随老师学习一段时间，教学地点、教学老师和教学时间都由学校统一进行安排。短期师承可以让学生更好地印证课堂所学的中医理论知识。

（3）研究生跟师：培养研究生（硕士、博士）跟师的指导教师，必须具有副高以上职称，并且具有较强的科研教学能力。研究生阶段的学习中，也需要抽取出一定时间跟师学习，主要目的为学习老师的学术思想、临床经验，以便于进行科研与论文写作。在本阶段的教学活动中，老师主要起引导和指导的作用，而不是手把手地进行教学和临床实践。

（4）规培师承：住院医师规培师承教育是为了培养合格的住院医师。规培师承教师的师资要求为具有8年以上临床经验的主治医师。在规培师承教育的3年学习中，学生每周应不少于半天时间进行跟师，以学习老师的学术思想与临床经验，提高自己的中医思维能力，为今后中医临床工作打基础。

（5）中医专家或名中医师承：市级名中医师承指导教师必须是正高以上职称，并具有25年以上临床经验的中医医生。国家级指导教师则必须是正高以上职称，并具有30年以上临床经验的中医医生。学生在本阶段学习中，每周必须达到不少于3个半天的跟师学习，以总结和继承老师的学术思想与临床经验，同时在此基础应有所发展创新，并逐步形成自己的学术思想、观点和临床特点特色。

3. 师承教育是培养名医的重要途径

（1）名医关幼波治疗肝病经验电脑化教育失败的启示：20世纪80年代，全国著名中医、北京中医院肝病专家关幼波在临床治疗肝病的电脑化推广的尝试最后以失败告终。他的实践结果告诉我们，仅仅把关幼波治疗肝病的经验储存在电脑里面来治疗肝病，是无法重现关幼波本人在临床中对肝病患者所进行的辨证施治的。因为对电脑输入信息的人不是关幼波本人，掌握机器操作的人不具备关幼波本人的临床经验和学识，他采集和输入的患者的信息资料和关幼波本人是不可能一样的，因而无法完成对患有同一种疾病，但有千差万别临床表现的不同个体模拟同一名医进行治疗。关幼波临床治疗肝病的电脑化推广的失败，说明了名医的经验仅靠现代科技是难以进行复制的。电脑处方并不等于名医处方，拥有电脑并不等于拥有关幼波。在医疗这个特殊领域，每个患者的体质、病因、表现都必须具体问题，具体分析，辨证施治，都需要临床医生个人经验的判断，统一的信息化技术并不能完全代替师承教育。传承医生的学术思想和学术经验，必须要教师亲自向学生进行面对面或手把手的传授方可能实现。

（2）师承教育的传承方式是由中医本身的特点所决定的：师承教育这种特殊的传承方式，是由中医这门学科本身的特点所决定的。中医定性的指标多，定量的指标少，辨证施治、处方用药又往往因人而异，不能像模块那样进行复制，往往需要根据医生的学识和经验来进行判断和处理，因此医师的丰富经验在临床应用中尤为重要，而这又是刚走出校门的年轻医师所极为缺乏的，而学术思想和临床经验的获得必须要通过相当长的临床实践。所以，师承教育可以通过老师的指导，大大地缩短这个过程，在年轻医师的成长过程中显得尤为重要。

（3）师承教育可对院校教育缺陷进行弥补：在中医院校学习中，理论学习占了绝大部分学习时间，虽然拓宽了学生的知识面，但是却造成了学生的理论和临床实践是脱节的，并没有有机结合起来，所以院校毕业生的动手能力普遍较差。

而师承教育一开始就是由老师手把手带领学生完成临床学习，所以师承学生的动手能力更强。据统计，第一、二批国医大师中，大多数都是通过师承教育所培养出的。由此可以证明师承教育确实是培养名医的一个重要途径。

由于师承教育与校承教育各有所长，因此应取长补短，互相配合，才能更好地服务于中医教学，培养出更专业的中医人才。

4. 如何当好师承教师

（1）要有师承教师的责任感与荣誉感：作为以中医为毕生事业的中医人，要深刻认识到传承我国中医文化，为中医培养合格的接班人，是每一位师承指导教师的责任和义务，这是一份光荣。我们不能够把做传承工作看作一份负担，只有我们心情愉快地进行师承工作，才能有可能把这份工作搞好。

（2）教书育人，以德为先：我们培养学生，不光是要向他们传授专业知识，更重要的是要教育他们做一个品德高尚、人民需要的中医师。我们每一个师承教师都应以孙思邈的《大医精诚》作为我们的座右铭，并用实际行动来教育我们的学生：①树立起慈悲为怀、普度众生的思想，培养为人民服务的意识，学会设身处地为患者着想；②对患者一视同仁；③不怕苦、不怕累，一心为患者解除病痛；④不诋毁同行以炫耀自己；⑤不得以医谋私；⑥对技术精益求精，永不满足。

我们要求学生做到，自己必须首先做到，只有具有良好的医德，师承教师才能受到学生、患者的敬重，才能培养出德艺双馨的学生。

（3）学好规培文件，吃透精神，明确要求和任务：有关规培教育的文件，是我们师承教师进行规培传承的指南，只有吃透了文件精神，按照文件要求认真贯彻落实，才能确保规培任务的完成。

结语：以上是对如何做好师承老师的一些不成熟的认识、体会。希望和大家一起，共同把规培师承教育搞好，为中医的传承发展添砖加瓦，尽自己的一份责任和义务。

（六）用药心得

1. 麻黄止痒有殊功

麻黄辛温，能发汗、平喘、利尿。《神农本草经》谓其主中风、伤寒、温虐，发表止汗，去邪热气，止咳逆上气，除寒热，破癥坚积聚。但少有人知道麻黄还是一味止痒的妙药。从《伤寒论·太阳病》第23条张仲景用桂枝麻黄各半汤治疗“……面色反心热色者，未欲解也，以其不得小汗出，身必痒”中得到启示，在临床中大胆运用麻黄治疗痒疾，不论外感、内伤或是皮肤病，常在辨证施治基础上加入一味麻黄，往往收到意想不到的疗效。兹举数例。

案1 吴某，女，68岁，因全身瘙痒半年，来院就诊。查皮肤干皱，散在抓搔痕迹，偶见血痂，舌红，苔薄白，脉浮弦。自述半年前患感冒，药后即觉身痒，虽屡经中西医治疗无效。辨证属于表邪久郁肌肤，不得宣泄；治宜轻解表邪，祛风止痒。

方药：麻黄3g，桂枝10g，白芍10g，杏仁10g，白鲜皮3g，蝉蜕6g，鲜浮萍30g，甘草6g。

服上方2剂后，病家喜来告余，药后身热，微微汗出，半年痒疾从此痊愈。

案2 朱某，男，63岁。素有高血压病史，曾因中风，半身不遂，住院治疗达半年之久，因周身瘙痒数月，服氯苯那敏（扑尔敏）、注射胶性钙等无效来余处诊治。

诊其皮肤散在极细小的白色疹子，形似痱子，思其乃久病缺乏运动，阳气不得伸展，郁于肌肤所致。遂以辛温宣泄、通络止痒为法。

方药：麻黄6g，桂枝6g，蝉蜕6g，苦参15g，蛇床子15g，浮萍20g，荆芥12g，防风12g，木通12g，甘草6g。

2剂即愈，痒疾不再扰人矣。

案3 张某，男，44岁。因暑假回乡参加打谷，返家后即觉周身奇痒，非搔至皮破、出血、流黄水则痒不稍减。查其周身遍布湿疹，颜色鲜红如血，舌红，苔黄腻，脉浮洪。辨证为感受暑热毒邪，复用冷水洗澡，毛窍闭塞，热毒内蕴肌肤入营，宣泄不及所致。遂以解毒除湿、泄热凉血止痒为法。

方药：金银花30g，连翘30g，薏苡仁30g，土茯苓30g，赤芍20g，紫草30g，牡丹皮15g，生地黄20g，黄连10g，熟大黄10g，黄芩12g，麻黄6g，石膏25g，白鲜皮30g，甘草6g。

连服3剂后，患者专程访余致谢，言湿疹全消，瘙痒亦不复作。

按：在临床实践中，凡遇以上病例，均可于处方中加麻黄以建功。究其麻黄何以能止痒？在于痒之一疾，多为人体感受风、寒、湿、热、毒等病邪，郁于肌肤腠理，宣泄不及或宣泄无处所致。麻黄为辛温之品，功能散寒祛风、发汗解表、开泄腠理，从而使郁积于肌肤腠理之邪得以从汗而解，透泄于皮肤之外。病邪既去，痒复何作？且据《神农本草经》，麻黄能破癥坚积聚，故有活血通络作用，有利于各种疹子、斑块、疹疖的消散。因此，麻黄确实是治疗多种皮肤瘙痒的妙药。

2. 灶心土治疗消化道溃疡

灶心土，为农家烧柴草的灶或窑心里取出的烧结的土块，用刀削去焦黑部分及杂物，即为药用灶心土。灶心土辛温，归脾胃经，功能温中散寒、降逆止呕、收涩止血、温肠止泻。《名医别录》谓其："主治妇人崩中，吐下血，止咳逆，出血，消痈肿毒气。"《本草便读》谓其："功专入脾胃，有扶阳退阴，散结除邪之意。"并说凡诸血症，由脾胃阳虚而不能统摄者，皆可用之，《金匮要略》黄土汤即此意。在临床中，对辨证属脾胃虚寒不能统血所致的吐血、便血，中焦虚寒、胃气不降所致的呕吐及脾虚久泻不止等症，在辨证施治的基础上于处方中加入一味灶心土，常常收到意想不到的效果。兹举数例与大家分享。

案 1 唐某，男，56 岁，因反复呕吐清水 3 年来院诊治。观患者面色萎黄，频频呕吐清涎，脘腹冷痛，喜温喜按，纳呆，腰以下常冷，大便溏，小便清长。曾在某医院诊为神经性呕吐，中西药治疗效果不显，舌淡，苔白滑，脉数无力。此乃中焦虚寒、命门火衰所致，胃气不降即呕，脾肾阳虚，运化功能不足则脘腹冷、纳呆、便溏，命门火衰则腰以下逆冷，治当温阳散寒、降逆止呕。方用桂附理中汤加灶心土。

方药：肉桂（研末，冲服）3g，制附片（先煎）6g，党参 20g，白术 12g，干姜 10g，灶心土（布包煎）50g，姜半夏 10g，茯苓 6g，陈皮 6g，丁香 6g，砂仁（杵，后下）6g，甘草 6g。

3 剂后，患者复诊，气色转佳，呕吐只偶尔发生，纳食转香，大便已不溏，效不更方，前方加减治疗月余，呕吐止矣。

案 2 王某，女，44 岁。因腹痛腹泻，口干咽干，便中带脓血、黏液半年多，来院诊治。患者面色㿠白浮红，少气懒言，四肢欠温，纳差，小腹胀痛，痛即欲泻，肛门坠胀，便后痛减，舌红少苔，脉虚数。曾在某医院做肠镜诊为溃疡性结肠炎，住院治疗月余，出院后仍便脓血不止，曾多方求医，中西药服数月均无显效。血红蛋白仅 29.8g/L，白细胞 11×10^9/L，其中中性粒细胞比例 80%，淋巴细胞比例 17%。此为湿热蕴积肠道，热壅血瘀，热毒腐蚀肠膜所致。由于病程日久，脾阳受损，阴血亦伤，故治宜益气养阴、清热解毒、凉血止血，方用葛根芩连汤合茜根散加减。患者服 3 剂后，复诊大便次数减少，精神稍好，但大便脓血黏液如故。前方更进 6 剂，脓血仍未止。遂细问患者大便及腹痛情况，言大便紫暗不鲜，腹痛喜温。联想患者面色㿠白，少气懒言，遂断定此证为湿毒未尽而脾阳亦虚，应当清化湿毒兼温阳摄血，当即在前方基础上加灶心土（布包煎）90g，患者连服 6 剂后复诊，精神大为好转，言大便脓血基本止住，小腹已不作胀，大便仅偶尔带血，纳食转香，口干咽燥亦好转。遂予前方加减进退 30 余剂，后以调理脾胃收功。至今 24 年未复发。

五、经典杂病医案赏析

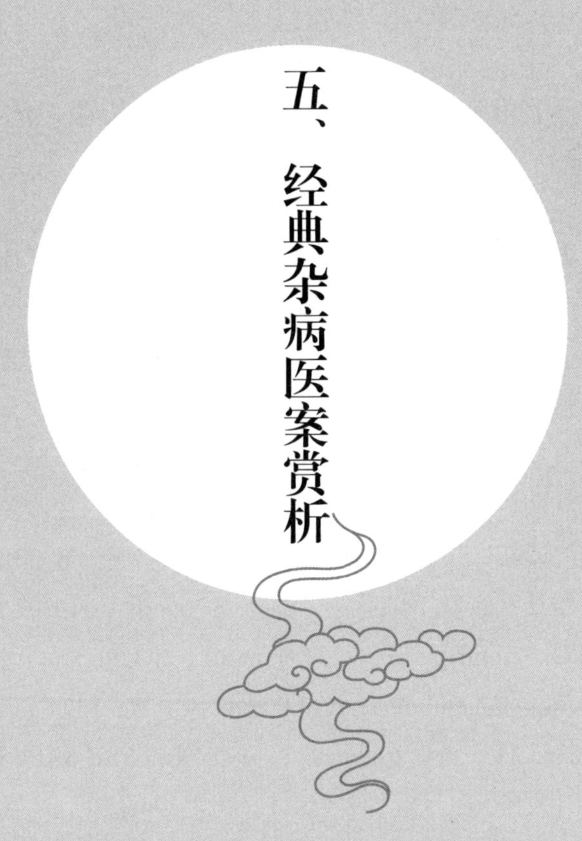

（一）重症肺胀（分清标本，守方长服，治疗久病沉疴）

患者罗某，女，59岁（2013年）。工作单位：重庆市某机械厂退休，从事冶金轴承锻造工作，有接触金属粉尘史。

患者2009年5月6日因“咳嗽、咳痰1个月，活动后气促、胸痛20天”，于某医学院附属三甲医院行胸部CT：中纵隔及双侧肺门可见多数明显肿大淋巴结，双下肺可见散在小片状阴影和少许胸膜增厚粘连。5月7日入住该院呼吸科，入院诊断：①右肺癌伴纵隔淋巴结转移癌？②淋巴瘤？③右肺结核？④双下肺感染。急查血气分析（未吸氧）：pH 7.46，PO_2 72mmHg，HCO_2 20.6mmol/L，SO_2 95.5%。急查肾功能：肌酐52.8μmol/L，K^+ 3.00mmol/L，Na^+ 139.6mmol/L，Cl^- 108.0mmol/L，血糖6.49mmol/L。血常规：WBC 6.41×10^9/L，RBC 4.51×10^{12}/L，Hb 129×10^9/L，PLT 190×10^9，N 70.5%。凝血四项：TT 16.3，APTT 29.7，PT（ACL）11.6，PT INR 0.95，Fib（ACL）4.53g/L。肝功能：ALT 13IU/L，AST 30IU/L，GGT 123IU/L，TP 84.8g/L，Alb 46.0g/L；血沉26mm/h，血CEA

4.03ng/ml，血结核抗体（–）；心肌酶谱：CK–MB 27IU/L，LDH 316IU/L，a–HBDH 180IU/L，CK 62IU/L；痰涂片 G^+ 球菌及 G^- 杆菌，反复查痰未见抗酸杆菌及真菌。PPD 及加强试验（–）。CEA 4.03ng/ml。行纤维支气管镜：右中间支气管后壁黏膜充血肿胀，右中叶支气管黏膜呈黏膜下浸润性改变，右下叶支气管黏膜肿胀明显，黏膜表面粗糙，右下叶基底段开口明显缩小；右上叶支气管未见异常，左主支气管及左上下叶支气管表面见散在的小颗粒样突起，黏膜粗糙，尤以左下叶支气管为甚，左下叶支气管黏膜肿胀明显，左下背段及左下基底段开口缩小。病理:（右中叶）结核（病理切片见干酪样坏死）。5 月 12 日予“异烟肼 0.3g，1 次 / 日；利福平胶囊 0.45g，1 次 / 日；乙胺丁醇 0.7g，1 次 / 日；吡嗪酰胺 0.5g，3 次 / 日”。因尿酸增高，5 月 17 日停用吡嗪酰胺，改用莫西沙星口服。患者症状无明显缓解。5 月 21 日，经“重庆市肺部肿瘤及呼吸系统疾病疑难病例专家讨论会”讨论后意见:“①双肺结核诊断明确；②肺内结节病诊断无依据。”5 月 22 日出院，出院诊断：①继发性肺结核，双肺，涂（–），初治；②纵隔淋巴结结核；③支气管结核；④双下肺感染；⑤肺癌伴纵隔淋巴结转移癌？患者院外继续口服抗结核药物 1 年，症状未见缓解。

2011 年，患者因“咳嗽、咳痰伴进行性气促 2 个月，加重 10 天”入住大坪医院。纤维支气管镜：镜下气管黏膜稍充血、肿胀，略显肥厚，隆突稍钝，左右亚隆突变钝，左右各支气管黏膜肿胀，肥厚，表面散在米粒样小结节突起。病理活检：肉眼肿性炎，考虑间质性肺炎。胸 CT：双肺感染，右下胸膜粘连及积液。肿瘤标志物及结核抗体正常，痰液检查未见抗酸杆菌及真菌。肺功能检查：轻、中度阻塞性肺通气障碍，小气道功能下降；每分钟最大通气量（MVV）45.18 L/min，占预计值60.3%；肺弥散功能重度下降。胸部CT：肺部间质性肺炎，右颈部、纵隔、双肺门及腹膜多发淋巴结肿大。

患者咳嗽，气促，胸痛胸闷，咯痰，痰黏难咯，2011年11月28日就诊于某三甲中医院。

辨证：元气不足，肺胃痰瘀阻滞。

治法：补益脾肺，化痰祛瘀。

方药：黄芪30g，西洋参5g，南沙参15g，北沙参15g，柴胡24g，黄芩24g，当归15g，川芎15g，莪术15g，胆南星10g，桃仁15g，冬瓜子30g，芦根15g，金荞麦70g，忍冬藤40g，白芥子10g，牡丹皮15g，大青叶15g，红景天15g，女贞子15g。8剂，水煎服，每日1剂。

2011年12月12日二诊：症状稍缓解，仍咳嗽，气促，胸痛胸闷，动辄甚，咯黄痰，痰黏难咯。

辨证：元气不足，肺胃痰瘀阻滞。

治法：补益脾肺，化痰祛瘀。

方药：上方+藤梨根15g，黄药子10g。7剂，水煎服，每日1剂。

2011年12月26日三诊：胸闷气促，憋闷气短，口苦咽干，咳嗽频繁，咯黄色黏痰。

辨证：肺胃热毒郁结，肺络瘀阻。

治法：清热化痰，祛风化瘀。

方药：桑叶15g，木贼15g，芦根15g，白茅根15g，浮萍15g，牡丹皮10g，黄芩15g，黄连10g，千里光15g，苍耳子15g，豨莶草15g，丹参30g，桃仁15g，莪术15g，海藻15g，胆南星10g，白附子10g，防风10g。14剂，水煎服，每日1剂。

2012年1月16日四诊：头晕目眩，咳嗽胸闷，气促气短，咯黄白相兼痰。

辨证：肝郁阳亢，风毒痰瘀滞。

治法：平肝息风潜阳，祛风化痰通络。

方药：钩藤10g，天麻15g，僵蚕10g，乌梅10g，海藻15g，莪术15g，当归15g，地龙15g，制天南星5g，白附子10g，黄芩15g，柴胡10g，赤芍15g，炒枳壳10g，怀牛膝15g。14剂，水煎服，每日1剂。

2012年2月20日五诊：胸膺憋闷，胸痛气促，咳嗽咯痰，痰少质黏，难咯。

辨证：痰热瘀结肺络。

治法：化痰散瘀通络。

方药：桑白皮10g，地骨皮15g，莪术15g，制天南星5g，白附子10g，海藻15g，白芥子10g，僵蚕10g，白鲜皮15g，乌梅10g，忍冬藤15g，南沙参30g，蜈蚣2条，黄芩15g。14剂，水煎服，每日1剂。

该患者于2012年4月10日首次就诊于曾老师处，当时患者体重仅35kg左右，极度消瘦，咳嗽，喘累，气促，胸痛胸闷，咯白色泡沫痰，几乎不能行走，由家人搀扶来诊。

辨证：热毒、痰瘀阻滞肺络，肺失宣肃。

治法：豁痰散结，清热解毒。

方药：芩连温胆汤合散结丸加减。金银花、连翘各15g，半枝莲30g，白花蛇舌草30g，莪术6g，土鳖虫30g，鳖甲30g，牡蛎30g，丹参30g，海藻30g，昆布30g，白附子12g，僵蚕12g，制天南星10g，夏枯草30g，法半夏12g，茯苓12g，陈皮6g，枳实12g，竹茹12g，桑白皮30g，黄连6g，黄芩12g，炮甲珠粉6g，赤芍20g，隔山撬30g，甘草6g。3剂，水煎服，每日1剂。

2012年4月21日二诊。服药后患者咯出较多深褐色浓痰，咳嗽稍减，但仍感胸膺憋闷，胸痛喘累，气短气促，动作明显。

辨证：痰毒稍减，但肺络瘀滞依然，肺络血瘀，气机不畅，宣肃不行；故应加入调畅气机的药物，并加大祛瘀通络力度，告知患者服药后会加重痰血现象，注意保持呼吸道通畅，无需惊慌紧张，若痰血短时间较多，应急速就诊。

上方去甘草，加全蝎粉6g（冲服），云木香6g，厚朴10g，延胡索12g。7剂，水煎服，每日1剂。

2012年5月24日三诊。服药后患者咯吐较多暗红色及深褐色浓痰，但吐血痰后胸膺憋闷感明显减轻，胸部豁然开朗，呼吸顺畅，气短亦减，咳嗽减轻。

辨证：瘀滞通，肺络畅，气机调，痰瘀减。效不更方，必逐邪务尽。

上方中莪术6g加至12g。10剂，水煎服，每日1剂。

2012年7月18日四诊。服药后患者继续咯出暗红色及深褐色浓痰，痰量较前减少，胸膺憋闷感明显减轻，呼吸顺畅，气促气短明显缓解，咳嗽症状改善。

辨证：痰瘀得减，气机通畅，攻逐破血耗血之品当酌减，肺气通调，行气耗气药物亦当撤去。上方莪术 12g 减至 6g，丹参 30g 减至 15g，去云木香、厚朴、延胡索。6 剂，水煎服，每日 1 剂。

2012 年 8 月 13 日五诊。服药后患者浓痰明显减少，胸闷气促症状进一步改善，咳嗽已不明显，胸膺部仍时感不畅，上腹胀满不舒，时有烧灼感。

辨证：痰瘀得化，热毒得清，肺络得通，肺气宣发、肃降功能得复，减去寒凉解毒及豁痰通络之品，子盗母气，肺病及脾，酌加制酸行气化痰。

上方去金银花、连翘、半枝莲、白花蛇舌草、白附子、僵蚕、竹茹、桑白皮、赤芍，枳实 12g 改为枳壳 6g，制天南星改为胆南星 10g，加厚朴 10g，浙贝母 10g，海螵蛸（乌贼骨）30g，降香 6g，三七粉 6g。10 剂，水煎服，每日 1 剂。

2012 年 10 月 7 日六诊。服药后患者胸闷、腹胀症状消失，但口苦、咽干症状明显，咽部异物感，咽痒作咳。

辨证：痰热得清，炉烟虽熄，灰中有火，循经络上袭肺之门户咽喉，损伤气阴。治疗以清热养阴、利咽化痰散结为主。

方药：银翘小柴胡汤合散结丸加减。金银花、连翘各 15g，柴胡 12g，黄芩 12g，法半夏 12g，浙贝母 15g，桔梗 15g，厚朴 10g，半枝莲 15g，白花蛇舌草 30g，昆布 30g，海藻 30g，重楼 30g，夏枯草 30g，鳖甲 30g，牡蛎 25g，土鳖虫 30g，玄参 20g，蒲公英 30g，丹参 15g。6 剂，水煎服，每日 1 剂。

2012年10月12日七诊。服药后患者咽痒得解，咳嗽减轻，但痰量增多，苔滑腻，清热养阴有增湿助痰之弊，加强燥湿化痰、散结通络以善后。

方药：芩连二陈汤合散结丸加减。法半夏12g，茯苓12g，陈皮12g，黄连6g，黄芩12g，鳖甲30g，牡蛎20g，土鳖虫30g，炮甲珠粉6g（冲服），海藻30g，昆布30g，丹参15g，重楼30g，半枝莲30g，白花蛇舌草30g，川楝子12g，三七粉6g（冲服），乳香、没药各6g。6剂，水煎服，每日1剂。

注：该患者2013年3月因外感后咳嗽、咽痒、咯黄浊痰再次来诊，其颜面红润，气息平稳，呼吸顺畅，体重已恢复至患病前的57kg，生活自理，可操持家务。复查胸CT：双侧肺门正常，肿大淋巴结基本消失，双肺纹理清晰，既往散在小片状阴影完全消失。

按：该患者根据其发病前有长期工业性粉尘接触史，发病以“咳嗽、咯痰、胸闷胸痛、呼吸困难”为主要临床表现，并经多次影像学、纤维支气管镜病理等排除恶性肿瘤、结核等疾病，可诊断为“尘肺病”。该病现代医学几乎没有有效治疗办法，主要是积极预防和治疗肺部感染及其他并发症，以期减轻症状，延缓病情进展，以提高患者寿命和生活质量为主。

该病发病期中医病机为热毒、痰瘀阻滞肺络，以肺失宣肃为主。治疗均以清热解毒、化痰逐瘀通络为主。该患者2011年11月至2012年2月于他医处五诊，服药50余剂，辨证为“肺胃痰瘀阻滞”，治疗以“化痰祛瘀通络”为主，收效欠佳。曾师于2012年4月接诊，中医辨证及治法几乎相同，但疗效悬殊，道理何在？笔者经仔细研究，不揣浅陋，试分析曾师心法如下。

1. 急则治标

患者为痰瘀阻滞肺络重症，重用豁痰散结、破血通络药物：曾师方中以芩连温胆汤为主方，加入海藻、昆布、白附子、制天南星、夏枯草、僵蚕、土鳖虫、鳖甲、牡蛎豁痰散结，莪术、丹参、赤芍、炮甲珠破血逐瘀散结，并配伍金银花、连翘、半枝莲、白花蛇舌草清热解毒之品，清泻肺热，化解痰毒。较之前医，虽治疗也以“化痰祛瘀通络”为主，但以千金苇茎汤合三子养亲汤主方加减，豁痰散结之力不足，配合牡丹皮、大青叶、柴胡、黄芩清热凉血，清肺热之力逊，而解毒之功弱；且该患者虽胸闷气促，呼吸困难，甚至不能行走，主要原因为痰瘀阻络，肺气郁闭，而非肺气亏虚，痰瘀、热毒不清，重用黄芪、西洋参、南沙参、北沙参补肺气，则肺气更壅，胸闷无减。

2. 重用虫类，入络搜剔

曾师深得叶氏心法。叶天士为温病大家，创建外感温热病卫气营血辨证，亦擅长内伤杂病的治疗。他承《内经》络病之说，仲景“大黄䗪虫丸、鳖甲煎丸、抵当汤”经验，创造性提出“久病入络”“久痛入络”的络病理论，并认为虫蚁尤能搜剔络道邪气，“藉虫蚁血中搜逐，以攻通邪结”。因病邪留伏较深，顽证痼疾，一般植物类通络药物如前医所用忍冬藤、白芥子之属，恒难取效。叶氏效法仲景治劳伤血痹诸法，每取“虫蚁迅速飞走诸灵”，如曾师所用僵蚕、土鳖虫、鳖甲、牡蛎之品，轻灵流通，松动痼疾，搜剔络中病邪，俾“飞者升，走者降，血无凝着，气可宣通”。

3. 重病痼疾，当心有定见，守方长服

曾师曾云：“吾读《岳美中论医集》，对其总结的‘治急性病要有胆有识，治慢性病要有方有守’的观点十分佩服，推崇备至。”慢性病治疗上要“有方有守”，即守方长服，虽不难理解，但要做到却不容易。慢性病治疗是一个由量变到质变的过程，在治疗过程中病邪较顽固，每次治疗药虽对症，量变较小，反映在病势上就相对平稳，在治疗过程中就看不出有多大变化，不但医生看不出，患者自己也往往没有多大感觉，往往会要求医生换方换药，医生也往往会对本来对症的方药产生疑虑，改弦易辙，其结果必然是前功尽弃，甚至节外生枝，变生他病，永无愈期。该病例中，曾师从初诊开始，以芩连温胆汤为主方，伍入豁痰散结、破血逐瘀、清热解毒之品，前后加减治疗6个月之久，终获明显疗效。曾师经常引用岳美中老先生“治疗慢性病，不但有方，还需要有方有守，朝寒暮热、忽攻忽补，是治杂病切忌的”谆谆告诫我们，必当谨记于心，尽心践习之。

（二）溃疡性结肠炎（详辨虚实，权衡攻补）

溃疡性结肠炎是常见的慢性疾病，属于现代医学“炎症性肠病”，临床常出现反复腹泻、腹痛，伴有脓血便，大便中常出现红细胞、白细胞等等。溃疡性结肠炎常迁延难愈，治疗也较为麻烦。曾定伦教授辨证仔细，攻补分寸掌握娴熟，对于该病，在清解肠道湿热的同时，顾及其他兼证，并注意保护正气，常使得虚实夹杂、病机复杂之痼疾得以治愈。

案 王某，女，44 岁。2003 年 11 月 6 日初诊。患者 2003 年 5 月无明显诱因出现脓血便，于当地医院打针输液治疗后稍有缓解，但大便不成形，每日 2～3 次，红黄色。2003 年 10 月再次出现脓血便，10 月 28 日就诊于某三甲医院，大便常规：红细胞 300/HP，脓细胞 ++/HP。电子结肠镜确诊：溃疡性结肠炎。服用硫酸庆大霉素缓释片（瑞贝克）、呋喃唑酮（痢特灵）、美莎拉秦（艾迪莎）、蒙脱石散等疗效较差。昨日进食油汤后脓血便加重，10 次 / 日，于当地医院就诊，当时查血常规：血红蛋白仅 39.8g/L，白细胞 12×10^9/L，中性粒细胞比例 81%，淋巴细胞比例 17%，输入青霉素、替硝唑、妥布霉素后症状未缓解。刻下症见：极度消瘦（当时体重仅 44kg），肛门坠胀，脓血便，日数十行，口干喜饮，知饥不欲食，倦怠乏力，心悸心慌，小便正常，舌红前部无苔，根部黄薄苔，脉细数无力。

辨证：湿热蕴结肠道，搏结气血，酿为脓血，而为下痢赤白；湿阻热壅，气机阻滞，故见里急后重，肛门坠胀。由于患者病程较长，脾阳受损，阴血亦伤，则饥不欲食，倦怠乏力，心悸心慌，贫血明显。

治法：清热解毒，凉血止血，益气养阴为主。

方药：茜根散合葛根芩连汤加减。地榆炭 20g，茜草根 20g，侧柏炭 50g，炒黄芩 15g，生地黄 20g，白及 30g，阿胶 10g（烊化），黄柏 12g，黄连 6g，生黄芪 30g，仙鹤草 30g，灶心土 30g，赤芍药 20g，牡丹皮 15g，枳壳 12g，白术 12g，生甘草 6g，三七粉 6g（冲服）。4 剂，水煎服，每日 1 剂。

2003 年 11 月 13 日二诊。服上药后脓血明显减少，大便由每日 10 余次减为每日 2 次，腹胀好转，现背心发冷，膝关节酸痛，大便每日 2 次，脓血减少，咽喉疼痛，舌红，苔薄白，脉细数无力。

辨证：患者脓血减少，肠道湿热见减，背心发冷为宗气亏虚表现。

治法：效不更方，上方加黄芪四君子汤扶卫气，补宗气。

方药：地榆炭 30g，茜草根 30g，侧柏炭 30g，黄芩炭 12g，黄连 10g，葛根 15g，黄柏 12g，赤芍药 20g，灶心土 30g，白及 30g，三七粉 6g（冲服），茯苓 15g，薏苡仁 30g，白头翁 30g，枳壳 12g，白术 12g，生黄芪 30g，白芷 15g，生甘草 6g，泡参 30g。6 剂，水煎服，每日 1 剂。

2003 年 11 月 20 日三诊。大便每日一行，脓血消失，但仍不成形，大便中夹有肠黏膜，背心发冷，夜晚四肢发冷，舌淡红，苔薄白，脉细弱。

辨证：脓血消失，湿热衰微，但病程缠绵日久，加之苦寒清利，脾阳更虚。

治法：上方减苦寒，而加益气温阳之品。

方药：上方减黄连、黄柏、白头翁，加桂枝。生黄芪30g，桂枝10g，茯苓12g，炙甘草6g，白术12g，地榆炭30g，茜草根30g，侧柏炭30g，赤芍20g，白芷12g，生地黄20g，葛根15g，黄芩12g，仙鹤草30g，白及20g，三七粉3（冲服）。6剂，水煎服，每日1剂。

2003年12月18日四诊。现大便较秘结，带黏液，2～3日1次，口不干，现感冒，鼻塞，留清涕，咳嗽，咯黄痰，纳一般，小便多，舌红，苔少黄，脉浮细数。

辨证：风热表证。

治法：辛凉解表，但肠道湿热病程日久，久病入络，肠腑失畅，润肠通便，勿忘化瘀止血。

方药：银翘散加减，送服麻仁丸。金银花15g，连翘15g，桑叶12g，杏仁12g，桔梗15g，玄参15g，麦冬20g，辛夷12g，薄荷12g，牛蒡子15g，前胡12g，甘草6g，生地黄20g，地榆炭30g，茜草根30g，赤芍20g，炙枇杷叶20g。6剂，水煎服，每日1剂。送服麻仁丸6g，每日2次。

2003年12月25日五诊。感冒症状消失，大便通畅，带油腻色红，已无黏膜，纳呆，腹胀，舌红苔薄黄，脉细数。

辨证：肠道湿热得减，故肠膜损伤亦缓，但脾运失健，胃滞依然。

治法：清热解毒，凉血止血，健胃消食。

方药：茜根散合葛根芩连汤，加神曲、大腹皮。地榆炭30g，茜草根30g，侧柏炭30g，灶心土30g，黄连6g，葛根15g，炒黄芩12g，生地黄25g，炒枳壳12g，大腹皮12g，白及20g，建曲20g，赤芍药12g。5剂，水煎服，每日1剂。

2003年12月31日五诊。现大便已不带油腻，颜色转黄不红，腹不胀，纳食好转，舌红，苔薄黄润，脉细数。

辨证：脾运得健，胃纳好转，不忘湿热内蕴之根本。

治法：清热解毒，凉血止血，健胃消食。

方药：上方加金银花、连翘、栀子、当归。地榆炭30g，茜草根30g，侧柏炭30g，灶心土30g，黄连6g，炒黄芩12g，炒枳壳12g，生地黄25g，金银花12g，赤芍药12g，当归6g，大腹皮12g，栀子12g，建曲20g，仙鹤草30g，牡丹皮20g，连翘12g，甘草6g。6剂，水煎服，每日1剂。

2004年1月8日五诊。大便干燥，带少量黏液，未见明显黏膜，前胸闷胀，舌稍感麻木，舌红，苔薄黄，脉弦细。

辨证：阴血亏虚，无水行舟，故肠燥便秘；胸闷舌麻，考虑脾阳虚衰，子病及母，心阳亦微，久病入络，瘀血内停。

治法：滋阴养血，增液行舟，活血化瘀，行气通络

方药：增液汤合活血通阳散结之品。生地黄20g，玄参20g，麦冬20g，赤芍药15g，红花3g，降香6g，川芎6g，三七粉3g（冲服），丹参12g，枳实12g，瓜蒌壳12g，甘草6g，珍珠母30g，柏子仁20g。6剂，水煎服，每日1剂。

2004年1月18日六诊。服药后胸闷消失，大便已不干燥，黏液减少，舌有时稍感麻木外无明显不适，舌淡红，苔白，脉弦。

辨证：肠道润则便行，心络通则闷止，继续健运脾气，滋润肠液，调整胃肠功能以善后。

治法：健脾和胃，滋阴养液，兼养心通络。

方药：黄芪四君子汤合增液汤加减。泡参30g，茯苓20g，白术12g，黄芪30g，生地黄20g，麦冬20g，玄参20g，柏子仁20g，仙鹤草30g，炒枳壳12g，瓜蒌壳12g，珍珠母20g，降香6g，丹参12g，三七粉3g，甘草6g，建曲20g。6剂，水煎服，每日1剂。

注：该患者因外感于2013年1月再次就诊，诉溃疡性结肠炎未再发作，面色红润，形体健壮，体重达62kg，复查血常规：血红蛋白112g/L。

按：溃疡性结肠炎属于西医学“炎症性肠病”，是以结直肠黏膜层慢性弥漫性炎症为表现，主要累及直肠及乙状结肠，呈连续性病变，也可累及整个结肠。目前西医学并不知道溃疡性结肠炎发病的确切原因。大多数研究认为该病是内因和外因共同作用的结果，包括以下三个可能因素：基因因素、机体不适当的免疫反应、环境中的某些因素。这是一种单基因或多基因的疾病。某些因素激活人体的免疫系统，免疫系统对外界侵入物质进行打击，这即是炎症的开始，不幸的是，免疫系统不会关闭，结果使炎症继续，或者是机体的免疫系统将自己的肠黏膜当成异物进行反复攻击，继而破坏结肠黏膜并引起溃疡性结肠炎的相关症状。更糟糕的是该病会反复发作，迁延难愈，严重影响患者的身心健康。

该病属于中医学“湿热痢”范畴，中医认为本病病因病机为湿热蕴结肠道，搏结气血，血瘀热阻，酿为脓血，而为下痢赤白；湿阻热壅，气机不畅，故见里急后重，肛门坠胀。该病例就诊时已反复发作半年之久，病程较长，湿邪内困，脾阳受损，热毒内蕴，阴血亦伤，则饥不欲食，倦怠乏力，心悸心慌，贫血明显，临床表现为湿热内蕴、脾阳虚衰、阴血亏虚之虚实夹杂的复杂病机。此时独清热利湿则更伤脾阳，耗散阴血；扶助脾阳，滋养阴血则助湿生热，便血更增，治疗棘手。

在该病例的治疗中，曾师初诊认为该患者为湿毒蕴结肠道，血热内燔血络为主要病机，湿热不除则便血难止，故治疗以清热解毒、凉血止血为主；患者病程日久，脾阳亦虚，阴血亦耗，脾阳不复，则统血无权，阴血耗散无度，但此时辅助脾阳之温药有生湿助火之虑，故于清热解毒、凉血止血药中加入益气养阴之品，先扶脾气，养阴血，脾气复则脾阳健，阴血充则肠液足。故曾师在初诊时根据上述病机立“清热解毒、凉血止血、益气养阴”之治疗大法，并据此以“清热解毒、利湿止痢”的葛根芩连汤合“养阴凉血止血”之茜根散加减。方中黄芩、黄连清热燥湿，厚肠止痢；葛根入脾胃经，升发脾胃之清阳而治下痢；阿胶能养阴血补虚，兼能止血；甘草缓急；茜根、侧柏、生地黄皆去血中之热，能养阴，清血中之热，生阴于火亢之时；地榆炭、侧柏炭、仙鹤草功能收敛止血；三七粉、赤芍药活血凉血止血，止血而不留瘀。

曾老师在该病例的治疗中最妙之处为加黄芪、灶心土。黄芪功能补气健脾，升阳举陷，益气固卫，脱毒生肌，愈疡疗疮，对于长期受炎性细胞攻击而溃烂的结肠黏膜有促进其愈合的作用；灶心土辛温，归脾胃经，功能温中散寒，收敛止血，降逆止呕，温肠止泻。《本草便读》谓其：“功专入脾胃，有扶阳退阴、散结除邪之效。凡诸血症，由脾胃阳虚而不能统摄者，皆可用之，《金匮》黄土汤即此意。”该病例虽以湿热内蕴肠腑为主，但也有病程日久，湿邪内困，脾阳受损，热毒内蕴，阴血亦伤的病机；脾阳虚则统血无权，阴血耗散无度，若用温药扶助脾阳、滋润之品滋养阴血则助湿生热，便血更增，曾师于上方清热解毒、凉血止血诸药中加入黄芪、灶心土益气升脾阳之品，先扶脾气，升脾阳，托毒生肌，愈合溃疡，收敛止血，温肠止泻，脾气复则脾阳健，脾阳升则阴血得摄，便血自止。

《景岳全书·病家两要》云：“医不贵于能愈病，而贵于能愈难病。”谈何容易！故病沉疴，反复更医，虚实夹杂，病机复杂，论补虚而助实，用攻实恐更虚，群医束手。曾师独能烛明幽微，勘透病机，权衡虚实，论其攻补，祛邪以匡正，扶正以助祛邪。辨证、立法据经立典，遣方、用药灵机活泛，自有心法，因而沉疴得起，故病堪全。

（三）重症肌无力（心无所持，圆机活法）

疾病的发生是由于致病邪气侵袭人体，人体正气与之抗争而引起的机体阴阳失调，脏腑组织损伤或生理功能障碍的生命过程。疾病发生一般都有一定的发病原因和病理演变规律，有较固定的临床症状和体征，“疾病”这一概念反映了某一种疾病全过程的总体属性、特征和规律。“证”是中医学特有的概念，它是对疾病过程中所处一定阶段病位、病性等病理本质的概括，是对致病因素和机体反应两方面情况的综合，是对疾病中机体整体动态反应状态所作的结论。“辨证”是中医在认识疾病的过程中明确“中医证候”的思维和实践过程，即将四诊（望、闻、问、切）所搜集到的有关疾病的所有资料，包括症状和体征，运用中医理论继续综合分析，辨清疾病的原因、部位、性质和发张趋势，然后概括、判断为某种性质证候的过程。“证候”是病机的外在反映，“病机”是证候的内在本质。由于病机的内涵中包括了病变部位、原因、性质和邪正盛衰变化，故中医证候能够揭示病变的机制和发展趋势，中医学将其作为临床确定治法、处方遣药的依据。中医临床要获得较好疗效的前提和基础必须是运用中医理论进行正确的辨证，然后根据辨证结果进行立法、处方、遣药。

中医学泰斗邓铁涛老中医在2002年就曾撰文提出“辨证论治是中医临床医学的灵魂”。在跟曾老师临诊过程中，深刻体会到“辨证论治”是中医学最根本的方法学纲领，特别是对于某些所谓“疑难杂症”，中医临床疗效不佳的主要原因就在于没有“准确”辨证，正如民间所言“药不投方，哪怕船装”。现举一曾师治疗病例，试析之。

案 戴某，男性，9岁，左眼睑下垂1年余，经重庆医科大学附属儿科医院、第三军医大学附属西南医院行“单纤维肌电图”等检查确诊为“重症肌无力（Ⅰ型眼型）”，长期口服溴吡斯的明，但效果不佳。

患者于2013年3月10日就诊于某中医门诊：中医辨证为中气不足，清阳不升，方用补中益气汤加减。

方药：党参20g，黄芪30g，炙甘草10g，白术20g，当归10g，陈皮10g，柴胡10g，升麻10g，茯苓20g，大枣

12g。10剂，水煎服，每日1剂。

患者家长带患儿2013年3月22日初诊于曾师处，刻下症见：左眼睑下垂，右眼睑开合正常，睁眼状态下左眼较右眼明显缩小，仅能张开一条约1cm眼缝，自诉大便较干结，大便困难，2～3日一行，平素精神可，无明显困倦疲乏感，身高、体重、智力发育正常，舌红，苔黄腻，脉弦滑。

辨证：痰热内蕴，腑气不通，络脉瘀阻。

治法：清热化痰，通腑活血通络。

方药：黄连6g，法半夏12g，茯苓12g，陈皮6g，枳实10g，胆南星12g，竹茹12g，蝉蜕6g，僵蚕10g，全蝎粉3g（冲服），蜈蚣1条，钩藤30g，酒大黄6g，蒲公英15g，赤芍15g，地龙6g。6剂，水煎服，每日1剂。

服药3剂，患者出现服药后稍感腹痛、腹泻，大便每日2～3次，质稀溏，电话告知：考虑为患儿肠胃对处方中虫类中药异体大分子蛋白质有所反应及酒大黄泻下通腑有关，鉴于其大便每日2～3次，腹泻次数不甚频繁，且泻下后未见明显不适，嘱其继续服药。

2013年3月31日二诊：左眼睑开合度明显增大，但较之右眼仍较明显，现大便通畅，每日1～2次，质软，咽喉稍充血，舌红，苔薄黄不腻，脉浮弦。

辨证：腑气已通，痰热已化，风热外袭，肝木偏亢，络脉瘀阻。

治法：清热平肝，活血通络，疏散风热。

方药：金银花、连翘各15g，蒲公英30g，夏枯草30g，蝉蜕6g，地龙6g，当归6g，赤芍20g，生地黄20g，全蝎粉

3g（冲服），蜈蚣1条，白芍30g，钩藤30g，刺蒺藜30g，黄芩10g，生甘草6g，荆芥6g，牡丹皮10g，防风6g。3剂，水煎服，每日1剂。

2013年4月7日三诊：服药后左眼睑明显增大，现症见咳嗽、咽痒，二便调，纳眠可，舌红，苔黄腻，脉弦滑。

辨证：风热夹痰热内蕴，肝木偏亢，络脉瘀阻。

治法：散风热，清痰热，平肝阳，通血络。

方药：金银花、连翘各15g，柴胡10g，法半夏12g，黄芩10g，桔梗12g，射干12g，浙贝母10g，半枝莲15g，茯苓10g，陈皮6g，枳壳6g，竹茹12g，胆南星10g，钩藤30g，蝉蜕6g，僵蚕12g，地龙6g，全蝎粉3g（冲服），蜈蚣1条，甘草6g，知母12g，泡参20g。6剂，水煎服，每日1剂。

2013年4月15日四诊：咳嗽消失，现两眼已等大等圆，稍感左眼睑跳动，二便调，纳眠可，舌红，苔薄黄腻，脉弦滑。

辨证：痰热内蕴，肝木偏亢，生风之象。

治法：清痰热，平肝阳，息风通络。

方药：黄连6g，法半夏10g，茯苓10g，陈皮6g，枳壳6g，竹茹12g，刺蒺藜30g，钩藤15g，蝉蜕6g，僵蚕6g，地龙6g，蜈蚣1条，全蝎粉3g（冲服），甘草6g。6剂，水煎服，每日1剂。

2013年4月28日五诊：两眼已等大等圆，1个月来未复发，现大便稍溏，口干，鼻衄，纳眠可，舌红，苔薄黄，脉滑数。

辨证：肝火偏亢，血热内蕴，生风动血。

治法：凉血止血，清热平肝，息风通络。

方药：金银花、连翘各 15g，蒲公英 20g，黄芩 10g，栀子 6g，蝉蜕 6g，地龙 6g，钩藤 30g，赤芍 20g，牡丹皮 20g，荆芥碳 6g，知母 12g，生地黄 20g，刺蒺藜 30g，白茅根 30g，防风 6g，五味子 10g，乌梅 10g。6 剂，水煎服，每日 1 剂。

2013 年 5 月 18 日六诊：鼻衄消失，两眼等大等圆，仍时感左眼睑跳动，二便调，纳眠可，舌淡红，苔薄黄腻，脉弦滑。

辨证：痰热内蕴，肝木偏亢，生风动络。

治法：清痰热，平肝阳，息风通络。

方药：（4 月 15 日方＋白芍 30g，桂枝 10g）黄连 6g，法半夏 10g，茯苓 10g，陈皮 6g，枳壳 6g，竹茹 12g，刺蒺藜 30g，钩藤 15g，蝉蜕 6g，僵蚕 6g，地龙 6g，蜈蚣 1 条，全蝎粉 3g（冲服），甘草 6g，白芍 30g，桂枝 10g。6 剂，水煎服，每日 1 剂。

注：现在该患儿间断于曾师门诊服药诊治中，左眼睑下垂已基本恢复，家长诉已返回学校，正常学习生活，体检无明显异常。

按：该患儿西医“重症肌无力”诊断经两所医科大学附属医院诊断明确，口服西医效果不佳，反复迁延 1 年余。“重症肌无力”属于中医学“痿证”范畴，前诊中医显然受了《内经》“治痿独取阳明”论述及既往中医名宿采用“补中益气汤”治疗该病的影响，形成定式思维，而抛弃了中医“辨证论治”的治病法宝，故用补中益气汤治疗该例患儿，服药10剂，未见寸功。现在临床上包括笔者在内的中医师往往容易依据所谓“疾病的现代病理生理学理论”作为临床中医治疗的指导依据，而将三千多年中医疗效的“灵魂”——“辨证论治”丢弃一旁，所以见咳嗽、咯痰则堆砌“消炎”之清热解毒药，见“胸痹，心痛”则罗列“活血化瘀”药物，见水肿则开列“利尿消肿”中药者多也。

曾师在临证中能“心无所持，而胸有定见”，通过细致的切脉、写形、察舌、审苔、问症，综合望、闻、问、切四诊所得，通过疾病的外在表现与患者个体对疾病的独特反应表现的反复审查，结合中医辨证理论（包括六经辨证、脏腑经络辨证、三焦辨证、卫气营血辨证），透过现象辨清疾病的本质，即中医病因、病机。证既明，法从之，方立之，药随之列也。如此理法方药条理明晰，自然效如桴鼓。如该例患儿初诊时家长诉其足月产，婴幼儿期无特殊慢性疾病史，故无先天不足之虑，且平素精神可，无明显困倦疲乏感，身高、体重、智力发育正常，除所诉主症外，该患儿大便困难、且干结，2～3日一行。“肺与大肠相表里”，腑气不通，则肺气失宣。肺“肺朝百脉，主治节”，肺失宣肃，则百脉不通。而舌红、苔黄腻、脉弦滑则一派痰热蕴结之象。肺失宣肃，痰浊内生，蕴久化热，痰热阻于眼胞络脉，则睑废不用。这才是该例患儿左眼睑下垂的真正中医病因病机。故曾师以“黄连温胆汤”为主方，清热豁痰通络，药对病机，自然疗效如鼓应桴。

对于久病、杂病的治疗，曾师推崇著名医家叶天士“久病入络”“久痛入络”的络病理论，认为虫蚁尤能搜剔络道邪气，“藉虫蚁血中搜逐，以攻通邪结”，他采用叶氏效法仲景治劳伤血痹诸法，每取“虫蚁迅速飞走诸灵”，如该例患儿治疗中曾师所用蝉蜕、僵蚕、全蝎、蜈蚣、地龙之品，轻灵流通，松动痼疾，搜剔络中病邪，俾“飞者升，走者降，血无凝著，气可宣通”。

《素问·咳论》云：“五脏六腑皆令人咳，非独肺也。”并列举五脏六腑咳嗽之病状，就是在谆谆教导我们：引起临床病状的原因是多方面的，只有放弃各种“投机取巧，先入为主”的观念，详细诊察患者的各种临床症状，细致分析，才能正确辨清疾病的病因、病机，只有准确辨证，才能有针对性地治疗，正确治疗才能充分保证中医临床治疗的疗效。

（四）重症胃下垂（烛明幽微，详查病机）

胃下垂为脏器下垂病变中最常见的一种，临床多见于形体消瘦、高年体弱或是长期负重努力的患者，临床主症为体乏无力、食后胀满、推腹有震水声、食欲差、嗳气、恶心、头晕、心悸等症状。笔者在跟师过程中见一重症胃下垂证，且病机相对复杂，非临床单纯之中气下陷，曾老师心思缜密，烛明幽微，辨证论治，精准全面，两诊而获全效，现将病例总结如下。

案 陈某，女，64岁，2013年5月11日初诊。患者来诊时诉小腹坠胀，尿频、尿急明显，日解数十次，无明显尿痛，乏力气短，纳呆食少，大便稀溏，肛门灼热，进食后尿频急症状加重，查小便常规未见异常，患者诉有胃下垂病史，立即行上消化道钡餐检查，提示：重度胃下垂，胃体已至髂嵴连线以下8cm，压迫膀胱，导致上诉诸症。刻下口干苦，舌红，苔黄腻，脉细弦。

辨证：中气下陷，清阳不升，下焦湿热，气化失常。

治法：补中气，升清阳，畅气机，清湿热，助气化。

方药：炙升麻6g，柴胡12g，黄芪30g，茯苓12g，白术12g，党参30g，乌梅12g，五味子12g，诃子30g，苦参25g，黄连6g，黄芩12g，乌药6g，橘核30g，沉香3g，益智仁12g，枳壳6g，葛根15g，砂仁6g，蒲公英30g，川楝子12g，延胡索12g，龙骨、牡蛎各20g，白芍30g，甘草6g。6剂，水煎服，每日1剂。

并告之勿食辛辣油腻饮食，慎起居，节劳作，畅情志，清淡饮食，少食多餐。

2013年5月20日二诊。服药后小便频急、小腹坠胀、口干苦症状好转，仍感腰胀、酸痛，稍劳后仍伴见小腹坠胀，动辄汗出，舌淡红，苔薄黄稍腻，脉弦。

辨证：服药后中气得健而未复，湿热得化而未尽，中气下陷至阴之地，日久不能上达，肾中真气亦受损，失固，辨证仍为中气下陷，清阳不升，肾虚湿热，气化失常。

治法：补中气，升清阳，畅气机，固肾气，利湿浊，助气化。

方药：炙升麻6g，柴胡12g，黄芪30g，茯苓30g，白术15g，党参30g，枳壳6g，乌药6g，白芍30g，白茅根30g，海金沙30g，桑螵蛸30g，山药30g，山茱萸25g，沉香 6g，木香 6g，车前草 30g，五味子 12g，乌梅 12g，诃子 12g，龟甲 30g，橘核 15g，川楝子 12g，延胡索 12g。6 剂，水煎服，每日 1 剂。

该病例 2013 年 11 月因外感后咳嗽 2 周，上症再发来诊，诉服药后症状明显缓解，小便基本正常，食欲正常，小腹坠胀，腰酸胀如有所失，生活恢复正常。

按：胃下垂以乏力气短、纳呆食少、食后脘腹胀满为其常见症状，但该病例以“小腹坠胀、尿频、尿急明显、日解数十次”为主要症状者，临床十分少见，若依据临床症状单纯中医辨证很可能辨为肾气虚，膀胱气化不固。但曾老师心思缜密，问诊中凭患者描述“进食后尿频急症状加重”，并查小便常规未见异常，追问患者有胃下垂病史，即嘱患者行上消化道钡餐检查，确诊为重度胃下垂，胃体压迫膀胱导致以上诸症，从而明确诊断。曾老师临床可谓明察秋毫，心细如发，于短短查舌按脉间抓住关键症状。

《素问·至真要大论》云：“寒者热之，热者寒之，微者逆之，甚者从之，……上之下之，……适事为故。”陷者升之，对于胃下垂等脏器下垂的治疗本无特殊，主要以补气升提举陷为主。但对于该例患者，曾老师初诊时发现除了中气亏虚，脏器下垂外，还兼夹有下焦湿热、气机不畅等病机，中焦为气机升降之枢，中气下陷，则下焦气机不畅。“中焦如沤，下焦如渎”，下焦灌渗水液、泌别清浊的功能有损，则清浊不分，湿浊内停，日久则内蕴化热，湿热之邪生耶。故曾老师在补气升提之补中益气汤基础上，不惧苦寒，予葛根芩连汤清化湿热；同时湿邪黏滞，最易阻滞气机。曾老师在治疗中加入金铃子散，以乌药、沉香配合升麻、柴胡，调畅三焦气机。

该例用药中另一个鲜明的特点是老师遵循“弛者收之”的原则，在对于该例重度胃下垂的治疗中使用了收涩药物，如乌梅、五味子、诃子、益智仁，在对证收涩小便的同时，更主要是配合升提举陷药物，改善松弛、下垂之平滑肌和腹部相关系膜，这是该重症胃下垂患者在短短两诊治疗后能够获得痊愈的关键原因之一，也是老中医临床思辨、遣方用药独到之处，更是我辈年轻中医需要细心揣摩、反复研习的地方。

（五）小便困难（肺为水之上源）

随老师侍诊时，曾老师经常给我们讲要多读读中医典籍，在临床上多做有心人，真正践行“读经典，跟名师，多临证”的中医成才之路。跟师过程中，眼看着老师“望闻问切”后，辨证处方，使一例例疑难杂症病例好转、痊愈的时候，深深理解了邓铁涛老先生“中医经典是临床疗效的源头活水，辨证论治是中医临床疗效的灵魂”这句话。下面根据曾定伦老师的一则临床医案，探讨其背后蕴藏的宝贵经验及所涉及的中医理论。

案　陈某，男，27岁，2014年2月18日初诊。患者来诊时由家人用轮椅推来。诉1个月前于北方出差，不慎着凉外感，返家后突发高热，体温最高40℃，伴见全身发痒，无汗，小便困难，大便秘结。在某医院急诊输液治疗3天，体温正常，汗出较多，但仍然全身发痒，小便困难，大便秘结。2周前因小便困难，行导尿术，留置尿管1周后拔管，仍然小便困难，虽有便意，膀胱憋胀，但无法解除，行泌尿系统、前列腺彩超检查：排除泌尿道结石、梗阻及前列腺增生可能。拔尿管2天后再次导尿，留置尿管后每日夹闭尿管，有尿意后才打开开关，小便通畅，尿量正常，再次留置尿管10天后，2月17日到我院泌尿科拔除尿管，但拔管后小便极其困难，膀胱憋胀，小便点滴而出，今日来就诊。刻下症见：身软乏力，全身皮肤发痒，皮肤色泽正常，未见明显皮疹，小便困难，膀胱憋胀，点滴而出，大便干结，2～3日一行，形体壮实，声音洪亮，体温正常，无发热、咳嗽、喘累等症，纳眠均可，舌红，苔薄黄，脉弦。

老师详问病史，切脉候形，查舌观苔后，处方如下。

方药：金银花、连翘各15g，麻黄6g，杏仁12g，石膏24g，金钱草30g，萹蓄30g，瞿麦30g，生大黄10g，蒲公英30g，板蓝根20g，木通12g，桔梗13g，白茅根30g，枳壳12g，乌药12g，黄芩12g，甘草6g，桑白皮30g，白鲜皮30g。3剂，水煎服，每日1剂。

按：笔者当时抄方时心中嘀咕：患者受凉外感后发病不假，但该患者已无发热，从发病到现在1个月左右，未见一点咳嗽、喘促症状，老师为何以“肺热壅盛气喘急”之麻杏石甘汤为主方加减呢？

2014年2月22日二诊。当时患者由家人陪同满面笑容，大步前来，诉服药2次后，全身如虫行皮中，瘙痒加重，随后微微汗出半小时许，汗后全身轻松，乏力身软消失，随后解小便1次，轻松畅快如病前，1剂后畅泻较多干结大便，3剂服完，现诸症若失，身不痒，汗不出，小便畅，大便通，特来感谢。随后老师以银翘小柴胡汤加减3剂，清解肺卫表热，并条畅三焦气机收功。

按:《素问·经脉别论》云:“饮入于胃，游溢精气，上输于脾，脾气散精，上归于肺，通调水道，下输膀胱，水精四布，五经并行。”《素向·水热穴论》论水肿形成时，有“其本在肾，其末在肺”的论述。可见，津液的生成主要在脾（胃），输布主要在肺，排泄主要在肾。体内水液必须通过脾的运化、升清作用上输至肺，通过肺的宣发、肃降功能，才能若雾露之溉，熏肤、充身、泽毛，布敷全身。肺为五脏六腑之华盖，为五脏之应天者，其位属阳。肾为水脏，《素问·水热穴论》有“地气上者”之说，其位属阴。在《素问·阴阳应象大论》中就有:“清阳为天，浊阴为地；地气上为云，天气下为雨；雨出地气，云出天气。”道出了阴升阳降的基本原理。人与自然界有着共同的物质基础和运动规律，脏腑活动也遵循着阴阳升降的基本原理。肺主行水的功能主要是通过肺的宣发与肃降来完成的。通过《素问·经脉别论》我们知道，肺气宣发将人体的津液布散于皮毛周身，“若雾露之溉”，以充养、润泽、护卫各组织器官；同时又布散卫气于腠理，主司汗孔开合，将部分水液向下布散，其代谢后的水液不断下降到肾，经肾的气化作用下输膀胱，生成尿液，排出体外，从而维持体内水液代谢的平衡。肺气不利，失于宣肃，则水道不通，故汪昂在《医方集解》有“肺为水之上源，肾为水之下源”之说。

该病例外感风寒，致卫气郁闭，毛窍闭塞，肺气不宣，卫气不得外达充盈于肌表，故见恶寒、发热、身痛，营气涩而不畅，皮毛失养，则见乏力、身痒；肺为水之上源，通过宣发、肃降功能调节水液代谢。肺气郁闭之重症，宣肃失司，其“通调水道，下输膀胱”之功能不行，则可见小便不畅；经云：肺与大肠相表里。里脏气机不畅，则表腑传化功能亦受影响，故见大便困难。患者正值壮年，风寒郁表，闭阻卫气，卫气与邪相争，故可见壮热无汗。综观患者发热、身痒、小便困难、大便秘结诸症，均是由于外感风寒、肺气闭郁这一病机所致。病因病机已明，辨证至此，则该病例虽无一点咳嗽、喘促症状，但用“麻杏石甘汤”为主方宣畅肺气、清泻内热，实为对证明智之举，再配合助膀胱气化、利水液下行之金钱草、萹蓄、瞿麦、白茅根，枳壳、桔梗宣畅三焦气机，桑白皮、白鲜皮宣肺以荣皮毛，生大黄通肠腑之郁滞，如此严重病例，曾老师仅3剂而获全效，正如唐容川在《血证论·脏腑病机论》中所云：“小便虽出于膀胱，而实则肺为水之上源。上源清，则下源自清。”可谓“烛明幽微”。

记得山西中医研究院老院长，已故老中医刘崇德老先生曾说过这样一句话：“世界上没有治不好的病，只有我治不好的病；没有治不好的病，只有我现在治不好的病。”作中医有心人，在临床实践中不断总结成功的诀窍和失败的教训，探讨老师、前辈成功案例背后的临床思维，挖掘其理论根源，对于我们这些中医后学来说是提高自己中医素养的极其重要的方法。

（六）消核浸膏汤治疗甲状腺肿瘤

名医名师的养成非一日之功，离不开“读经典，跟名师，做临床”这三个方面。曾老师出生于中医世家，幼承庭训，打下坚实的中医基础，后在成都中医学院（现成都中医药大学）学习，得到诸多闻名全国的巴蜀名医指导，老师聪敏好学，将各位名医学术经验及名方效方兼收并蓄，应用于临床，获得非常显著的临床疗效。

蜀中名医文琢之老先生为一代中医外科名家，崇尚内外合治，主张中医不论内外，应本乎《内》《难》《伤寒》《金匮》《温病》等理论作为指导，严守理法方药，辨证施治原则，“内外诸疾，疑难顽证，效如桴鼓”（《文琢之中医外科经验论文集》）。“消核浸膏方”是文老自拟验方，笔者在跟随曾老师临床中，发现老师应用该方治疗各种良恶性肿瘤疗效显著。现将典型病例总结如下.

案 刘某，男，57岁，2013年3月6日初诊。患者2008年7月因“确诊右肾透明细胞癌”行右肾切除术，手术病理分期不详，行干扰素免疫治疗1年后停用。2013年1月无明显诱因出现双侧甲状腺肿大，行彩超及甲状腺功能检查，西医考虑肾癌转移，建议其手术治疗。患者因惧怕手术，于今日就诊。刻下症见：咽喉异物感，咽痒不适，时有咳嗽，干咳少痰，夜卧盗汗，胃脘痞胀，二便调，舌红稍嫩，苔薄白腻，脉细滑。

辨证：肝肾阴虚，虚火内盛，灼液为痰，咽喉不利。

治法：清热化痰，利咽散结，解毒软坚。

方药：芩连温胆汤合《衷中参西》消瘰丸加减。黄连6g，黄芩12g，法半夏12g，茯苓12g，枳实12g，竹茹12g，浙贝母10g，桔梗15g，白花蛇舌草12g，半枝莲15g，山豆根6g，射干12g，玄参20g，夏枯草30g，蒲公英30g，赤芍20g，牡蛎20g，海藻30g，昆布30g，麦冬20g，陈皮12g，佛手12g。6剂，水煎服，每日1剂。

叮嘱患者调畅情志，清淡饮食，忌食辛辣厚味，起居有节，注意休息，避免动怒等。

2013年3月20日2诊。患者服药后咽痒不适、咳嗽、胃痞症状好转，仍有咽喉异物感，盗汗，颈部双侧甲状腺仍有肿大但质稍软，舌红，苔薄白稍腻，脉细弦。

辨证：痰火得减，咽喉得利，痰热仍结，虚火仍盛。

治法：清热化痰，加强散结软坚。

方药：消核浸膏方加减。夏枯草30g，玄参20g，麦冬20g，代赭石30g，龙骨、牡蛎各25g，浙贝母10g，昆布30g，海藻30g，薏苡仁30g，山药30g，枳壳6g，竹茹12g，法半夏12g，茯苓30g，陈皮6g，半枝莲15g，白花蛇舌草30g，鳖甲30g，黄连6g，土鳖虫30g，黄芩12g，砂仁6g，甲珠粉6（冲），蒲公英30g，僵蚕12g，乌梅12g，建曲15g，甘草10g。6剂，水煎服，每日1剂。

2013年4月17日3诊。患者咽喉异物感、汗症状明显缓解，颈部双侧甲状腺肿大有所缩小，舌淡红，苔薄白，脉细弦。

效不更方，以上方为主，加减56剂，共计复诊7次。

2013年8月16日，再次行甲状腺彩超检查：双侧甲状腺回声减弱，欠均质，血流信号增多，形态、大小均正常，患者双侧甲状腺已恢复正常，现无明显症状，舌淡红，苔薄黄，脉细弦。

消核浸膏方合曾师自拟“桑膝地黄汤”加减。桑寄生30g，川牛膝30g，熟地黄30g，山茱萸30g，山药20g，制何首乌20g，予化痰散结软坚、补益肝肾7剂，水煎服，收功。

按：文琢之老先生认为：作为有形之疾，肿瘤发生的病因病机有内外两端。外因有天时变化之时毒邪气，亦有秽浊邪毒；内因有饮食偏嗜而致五脏六腑蓄毒，忧思而致气郁，嗔怒而致血逆，但主要以情志内伤为主。忧思嗔怒则肝脾皆伤，肝伤则调达失常而枢机不利，气机受阻，脾伤则健运失常以致痰湿内生，清气不升，浊气不降，营卫气血不利，于是痰饮、瘀血、火毒相互凝结，积滞由此而生，日积月累，或生于内，或成于外。故治疗该类疾病，大多针对痰浊、瘀血、积滞、火毒等诸多病邪，采用消痰软坚、行滞活血之法。“消核浸膏方”原方中，玄参、牡蛎、浙贝母（消瘰丸）、山慈菇、昆布、海藻具软坚散结之功，木香、台乌药、陈皮、郁金、丹参具有行气活血的效果，漏芦、夏枯草、半枝莲、白花蛇舌草清热解毒，浙贝母、白芥子豁痰散结。本方独特之处在于将海藻、昆布和甘草同用，“本草明言十八反”之对药，海藻、昆布味咸性寒，咸能软坚化痰，寒能泻热消水，与甘草同用，李可老中医有云：“海藻、昆布与甘草同用，相反相激，能增强激荡磨积、功坚化瘤之功。”全方共奏行气活血、软坚散结、清热解毒、豁痰开窍之功，对于各种良性肿块、乳腺增生、甲状腺瘤、淋巴结核等疗效显著，同时可以辅助治疗一些恶性肿瘤。

中医师承教育中“读经典”是要跟古代先贤学习，“跟名师”是要与临床经验丰富的老师们学习，“做临床”是要向临床各种纷繁复杂临床症状的患者们学习，不断验证自己的治疗方案的有效性。从“消核浸膏方”的临床应用和溯源寻流中能一管窥豹，探寻老师的学术渊源，学术源流，为中医传承做出贡献。

（七）芎芷石膏汤治疗反复发作头风

头痛是指由于外感与内伤，致使脉络拘急或失养，清窍不利所引起的以头部疼痛为主要临床特征的疾病。根据“伤于风者，上先受之”“巅高之上，唯风可到”，从《内经》始称本病为“脑风”“首风”，《素问·五脏生成》提出“是以头痛巅疾，下虚上实”的病机。张仲景在《伤寒论》太阳、阳明、少阳、厥阴病篇章中较详细地论述了外感头痛病的辨证论治。《三因极一病证方论》对内伤头痛有较充分的认识：“有气血食厥而疼者，有五脏气郁厥而疼者。”《东垣十书》指出外感与内伤均可引起头痛，据病因和症状不同而有伤寒头痛、湿热头痛、偏头痛、真头痛、气虚头痛、血虚头痛、气血俱虚头痛、厥逆头痛等，还补充了太阴头痛和少阴头痛，从而为头痛分经用药创造了条件。《古今医统大全·头痛大法分内外之因》对头痛病进行系统总结：“头痛自内而致者，气血痰饮、五脏气郁之病，东垣论气虚、血虚、痰厥头痛之类是也；自外而致者，风寒暑湿之病，仲景伤寒、东垣六经之类是也。”关于头风的治疗，《医碥·头痛》提出：“须分内外虚实。”实为中医治疗头风的纲领。

芎芷石膏汤为《医宗金鉴》方，在笔者学习方剂时记得该方主治外感风热所致头风，跟曾老师临床研习中，老师使用该方治疗反复发作之头风证，获得较好临床疗效，通过老师点拨，大有所获。

案 胡某，男，41岁，2013年11月2日初诊。患者诉患偏头风十余年，每遇冷风则发作，头痛如劈，十分痛苦，反复延医。西医诊断为血管神经性头痛，予氟桂利嗪（西比林）、尼莫地平、加巴喷汀、卡马西平等药物口服，疗效不佳。1周前夜归受寒，再次发作，刻下症见：头痛，以双侧太阳穴明显，呈阵发性发作，锐痛，腰背酸痛，口干苦，舌红瘦偏暗，苔滑腻，脉弦。

辨证：风寒外束，太少枢机不利，日久化热，入络。

治法：疏风散寒，和解太少，清泻郁热，通络止痛。

方药：黄芩12g，柴胡12g，法半夏12g，羌活、独活各10g，川芎10g，细辛6g，防风12g，柴胡12g，藁本30g，刺蒺藜30g，白芷12g，蒲公英30g，石膏24g，钩藤30g，蔓荆子10g，野菊花12g，地龙6g，吴茱萸6g，川牛膝20g，乳香、没药各10g，五灵脂10g。7剂，水煎服，每日1剂。

并告之勿食辛辣油腻饮食，避风寒，慎起居，节劳作，畅情志，清淡饮食。

2013年11月15日二诊。患者喜形于色，诉：服药后头痛明显好转，现颈肩强痛，腰酸胀，稍感腹胀，时有打嗝，舌红瘦，苔薄稍滑。

辨证：服药后太少二经经气得通，内蕴之邪热、久病伏于络脉之病邪亦减，但时处深秋初冬，天凉风寒，太阳风寒外束未彻，胃气失和降，辨证为风寒外束，太阳、阳明经气不利。

治法：宣散风寒，和胃降气。

方药：蔓荆子 12g，防风 6g，川芎 10g，茯苓 30g，黄芩 12g，法半夏 12g，钩藤 30g，厚朴 10g，枳壳 6g，砂仁 6g，羌活、独活各 10g，鸡内金 10g，藁本 15g，白芷 12g。6 剂，水煎服，每日 1 剂。

按：芎芷石膏汤记载于《医宗金鉴》四十三卷，由川芎、白芷、石膏、藁本、羌活、菊花组成。方中川芎味辛性温，《神农本草经》云：主“中风入脑头痛，寒痹，筋挛缓急”；白芷，《神农本草经》载其功效主治：“风头（头风）侵目泪出。”《名医别录》载其能疗“风痛头眩”。石膏性辛，大寒，味甘，《药性论》谓其“治伤寒头痛如裂”。三药合用，辛能止痛，温能散寒，甘寒解热，加用藁本、羌活祛风散寒、止痛，菊花疏散风热、祛风明目，主治外感风热，太阳枢机不利之头痛，此为该方使用之常法耶。但该病例为反复发作的偏头痛，根据病程之新旧当为内伤头痛，如何使用该方？笔者将此疑问请教于老师，老师答到：“病程之长短非判断外感、内伤的绝对标准，此病例每受外风则发病，有明显外感特征，所以当使用辛温散寒、解表止痛之药物，患者病程日久，加之饮食不节，喜食辛辣厚味，日久化热，久病入络，故用芎芷石膏汤治疗该病，并予地龙、乳香、没药、五灵脂"等搜络化瘀之品。且《金鉴》所载'芎芷石膏汤'原文：该方除治疗外感风热头痛外，条文中明言：主治'头痛眩晕，头风盛时发作，日久不愈'。"闻曾师所言，茅塞顿开，课后立即查看《医宗金鉴》所载，果如师言，老专家"读经典"，用经典，对经典条文理解、运用已经纯熟到如此地步，我等后学当以此为榜样，努力学习之。

（八）通阳利湿治疗口腔溃疡

记得笔者在中医学院时，曾读叶天士《外感温热篇》，其中有"通阳不在温，而在利小便"的论述，当时曾想："通阳"与"利小便"何干？初登中医庙堂之我并未深究，不求甚解，也就含糊读过去了。毕业从事临床也有十余年，但繁忙的临床工作之余，也曾再读《外感温热篇》，但因缺乏临床有感的病例或是并未留心，对该条文也总是不甚了了。跟随曾定伦老师临床侍诊后，在老师的谆谆教导和言传身教下，笔者才在留心老师每一个特殊的、疑难的、疗效显著的临床病例的同时，下来后认真总结、挖掘老师精湛的临床经验、临证思维，并试图探索这些临床经验、思维后面的中医理论根源。下面是笔者对老师一则医案的思考，对叶天士"通阳不在温，而在利小便"这一经典论述的理解。

案 熊某，男，55岁，2014年4月1日初诊。患者诉反复口腔溃疡半年，伴见舌体麻木、灼痛，2个月来出现腰部发冷，如坐水中，大便稀溏，解便不畅，小便尚可，舌红，苔黄腻水滑，脉濡细。患者形体肥胖，颜面油腻光亮，平素长期大量吸烟，嗜酒。

曾老师详问病史，切脉候形，查舌观苔后，处方如下。

方药：金银花、连翘各 15g，半枝莲 15g，白花蛇舌草 30g，黄连 6g，黄芩 12g，黄柏 12g，赤芍 20g，牡丹皮 12g，乌梅 12g，五味子 10g，苦参 15g，白鲜皮 30g，防风 6g，白蔻仁 12g，薏苡仁 30g，萆薢 30g，土茯苓 30g，车前子 30g，猪苓 20g，木瓜 20g。6 剂，水煎服，每日 1 剂。

叮嘱其戒烟，戒酒，清淡饮食，条畅情志。

按：该病例平素吸烟、嗜酒，易致痰湿内生，加之其形体肥胖，形气不足，偏多痰湿，内蕴日久，化热生燥，内灼口舌，故见反复口腔溃疡；湿性黏滞，内阻经络，故见舌体麻木；该病例较难辨证的是“腰部发冷，如坐水中”这一症状。仲景《金匮要略》有“肾着”一病，其症与此相类，以“身重，腰下冷痛，腰重如带五千钱”为主症，但其病机为寒湿内阻，“甘姜苓术汤”主之。该病例湿热内蕴为主，为何会出现“腰部发冷，如坐水中”的症状？考虑其病机为湿遏气机，清阳被郁，经脉阻滞，故曾老师采用叶氏“通阳”之法以治之，加用薏苡仁、萆薢、猪苓、车前子、土茯苓等淡渗利湿之品，再合木瓜通络利湿、防风祛风化湿。

2014 年 4 月 8 日二诊。患者服药后小便清长，口腔溃疡明显好转，舌体麻木消失，灼痛减轻，腰部发冷，如坐水中感明显减轻，但大便仍稀溏，舌脉如前，苔已稍化。

叶天士云：“伤害大便溏为邪已尽，不可在下；湿温病大便溏为邪未尽，必（得）大便硬，慎不可再攻也，以粪燥为无湿也。”该病例形肥湿重，多易伤及脾胃之阳气，继续利湿中当酌加健脾益气之药物。

故曾老师二诊处方：金银花、连翘各15g，半枝莲15g，白花蛇舌草30g，黄连6g，黄柏15g，苍术12g，白术20g，太子参15g，乌梅12g，五味子10g，苦参15g，白鲜皮30g，防风9g，白蔻仁15g，薏苡仁30g，萆薢30g，土茯苓30g，川牛膝30g，茯苓20g，秦艽20g。6剂，水煎服，每日1剂。

叮嘱其戒烟、戒酒，清淡饮食，条畅情志。

按："通阳"一法是叶氏针对外感湿热病，湿遏气机，清阳被郁，三焦不畅而出现的临床见症所采用的一种治疗方法。湿热病是由湿热病邪所引起的湿热性疾患，在发生发展过程中始终以湿邪弥漫，阻滞气机，阳气不通为主要特点。湿热病，湿热合邪是其主要外因，脾虚湿聚，三焦功能失常为其内因。湿为阴邪，其性重浊黏腻，热为阳邪，其性蒸腾升散。湿热相合，其病机特点是热遏湿中，湿处热外，阴中夹阳，黏腻浊滞，如油入面，难解难分，所以造成病势缠绵，胶着难解的临床特征；又因湿浊内停，弥漫上下表里，郁而不化，阻滞气机，遏伤阳气。湿热裹结，合为一体，湿易伤阳，热易伤阴，无形之热依附于有形之湿，湿不祛则热不得除，没有湿则热不能独存。故治湿热之证，分离湿热是关键，欲使湿热分消，祛湿方是较好用的。湿属阴性，得阳则化，气化则水行。正如清代医家柳宝诒在《温热逢源》所云："治湿热两感之病，必先通利气机，俾气水两畅，则湿从水化，庶几湿热无所凝结。"由此可知，通阳化气乃治湿热之根本。切忌湿未化而过早误投寒凉，因寒则涩而不流，湿因而凝涩，甚则冰伏，气机闭塞不通，故必利湿以行气而消之，如叶氏所云“渗湿于热下，不与热相博，（热）势必孤矣”。阳气不通，气机不畅，湿邪不祛，则热难清。

简而言之，论治湿热，重在治湿，治湿贵在通阳，利小便以祛湿是通阳的手段，除湿利气机以通阳才是根本目的。曾老师正在将叶氏这一理念融会贯通以成为其临床本能，而得以有上病例的诊治成功的。熟读中医经典，透彻领悟其精神，融会以贯通，在临床遇到疑难杂症之时，才会有源头活水，才能不断获得良好的临床疗效，老先生这些精湛的医术背后的精妙潭思，需要我辈后学付出同样千百倍的努力才能追慕。

（九）三根一草一藤汤治疗反复尿血

“尿血”一病是指小便出血，尿中带有红细胞或尿色赤红，其临床症状为解便无明显疼痛感，或有轻微的胀痛，是与“血淋”一症相区别的主要表现。“三根一草一藤汤”是成都中医学院（成都中医药大学）张文耀先生总结民间效方时得到的治疗尿血的验方，张老师临床中施用治疗各种急慢性泌尿系统疾病，疗效显著。曾老师毕业于成都中医学院，在校学习期间得到诸多闻名全国的巴蜀名医指导，将各位名医学术经验及名方效方兼收并蓄，应用于临床，获得显著疗效。临床随诊中，笔者见老师应用“三根一草一藤汤”治疗各种泌尿系统疾病，特别是小便带血或隐血的泌尿道炎症，疗效显著。本案是一例反复发作的镜下血尿患者，多次住院治疗，效果不佳，老师使用该方为主加减而获得全效。

案 王某，女，69岁，2013年10月4日初诊。患者

2013年8月26日因“反复头昏，心悸，腰酸6个月”于我院肾内科住院治疗。诊断为：①慢性肾小球肾炎；②腔隙性脑梗死；③颈、腰椎间盘突出症；④白细胞减少症。经积极对症治疗后患者症状明显减轻，但住院20余日，小便常规仍有隐血（+）。镜检：红细胞计数和管型超标，时有腰酸、尿频等症，反复延医，症状未见好转，患者十分忧虑。刻下症见：腰酸，稍做事则感上症加重，伴见腰痛，夜尿频多（5～7次/晚），口苦口干，夜间尤甚，双下肢未见明显浮肿，双肾区及双侧输尿管部无压痛及叩击痛，舌红嫩，有细小裂纹，苔薄黄滑腻，脉细弦。

辨证：湿热下注，肾阴亏虚，封藏气化失常。

治法：清利湿热，益气养阴。

方药：桑寄生30g，川牛膝20g，熟地黄20g，山茱萸30g，桑螵蛸20g，山药30g，泽泻20g，苎麻根30g，薏苡仁30g，白茅根30g，芦根30g，车前草30g，银花藤30g，蒲公英30g，大蓟30g，小蓟30g，茜草根30g，野菊花30g，金银花30g，连翘30g，乌药10g，龙骨、牡蛎各20g。6剂，水煎服，每日1剂。

并告之注意保暖，避风寒，防外感，勿食辛辣饮食，慎起居，节劳作，叮嘱调畅情志，清淡饮食，按时服药。

2013年11月3日二诊。服药后患者腰酸、腰痛症状明显缓解，夜尿减少为3～4次/晚，口苦口干亦有改善，但夜间仍明显，精神状态有所改善，舌红嫩，有细小裂纹，苔薄黄滑，脉细弦。

辨证：下焦湿热得清化，肾阴、肾气得培补，肾封藏之能有所恢复。

治法：效不更方，继用上法，清利湿热、补肾气、养肾阴。

方药：苎麻根 30g，薏苡仁 30g，熟地黄 20g，山茱萸 30g，桑螵蛸 20g，山药 30g，泽泻 20g，桑寄生 30g，川牛膝 20g，白茅根 30g，芦根 30g，车前草 30g，银花藤 30g，蒲公英 30g，大蓟 30g，小蓟 30g，茜草根 30g，野菊花 30g，瞿麦 30g，紫花地丁 30g，乌药 10g，龙骨、牡蛎各 20g，杜仲 20g。6 剂，水煎服，每日 1 剂。

2013 年 11 月 21 日三诊。患者精神状态明显改善，腰酸、腰痛明显缓解，夜尿 3～4 次 / 晚，口苦口干明显改善，舌淡红嫩，苔薄黄，脉细弦。

辨证：患者现下焦湿热基本清除，该病例病程较久，目前治疗主要是培补肾阴、肾气，恢复肾主封藏功能。

治法：强腰膝，补肾气，养肾阴。

方药：桑寄生 30g，川牛膝 20g，熟地黄 20g，山茱萸 30g，桑螵蛸 20g，山药 30g，墨旱莲 20g，苎麻根 30g，薏苡仁 30g，白茅根 30g，芦根 30g，车前草 30g，银花藤 30g，蒲公英 30g，金樱子 15g，芡实 30g，茜草根 30g，杜仲 20g，金银花 30g，连翘 30g，乌药 10g，龙骨、牡蛎各 20g。6 剂，水煎服，每日 1 剂。

2014 年 12 月 10 日四诊。患者将上星期复查之小便常规带来，提示：小便隐血已为（–），甚是高兴，继续予上方 6 剂，巩固疗效。

按：三根一草一藤汤由苎麻根、白茅根、麻黄根、车前草、银花藤组成，方中苎麻根出自《名医别录》，功能利尿通淋、凉血安胎。《太平圣惠方》载其单用能治血淋及脐腹、阴茎涩痛。《斗门方》云：其能治五淋。白茅根始载于《神农本草经》，其云："主劳伤虚羸，补中益气，除瘀血、血闭寒热，利小便。"《名医别录》称其：能"下五淋，除客热在肠胃，止渴，坚筋，妇人崩中。"车前草清热通淋、利尿消肿，银花藤能清热解毒、祛风通络。曾老师将麻黄根换为清热生津、利尿止呕的芦根，五味药物合用，清热解毒，利尿通淋，凉血止血，对于临床上湿热下注所致之急慢性泌尿系统炎症性疾病疗效显著。该病例病程日久，反复迁延，湿热内蕴导致肾阴亏耗，肾阴不足则肾气生化乏源，肾气衰弱则肾失封藏，膀胱气化不足，故见腰酸胀、劳则腰痛、夜尿频多、反复尿血等症。曾老师勘透病机，采用桑膝地黄汤合三根一草一藤汤加减治疗。桑寄生、川牛膝强腰膝，平补肾气而无温燥、滋腻之弊；地黄汤去牡丹皮、茯苓，滋养肾阴，增补肾气，合三根一草一藤汤清热通淋，凉血止血。湿热得清，肾阴得培，肾气得固，故尿频、腰酸症状可痊，反复之尿血、管型终愈。

（十）"消核汤"治疗乳癌术后淋巴结肿大案

乳腺恶性肿瘤现已成为成年妇女中发病率、病死率排名第一的恶性肿瘤，已成为严重影响广大患病妇女身心健康和寿命的重大疾病。该病例为左乳癌根治术后16个月，2014年2月27日复查彩超：右乳腺增生，右腋窝淋巴结肿大（1.48cm×0.47cm），双颈部淋巴结肿大（右1.40cm×1.42cm，左1.23cm×0.37cm）。曾老师应用“消核汤”治疗，四诊而痊，疗效神奇。

案 吴某，女，44岁，2014年3月17日初诊。患者2012年11月因“确诊右乳浸润性导管癌”行左乳癌根治术，手术分期不详，化疗6个疗程（具体用药不详），未行放疗。辅助治疗后口服他莫昔芬内分泌治疗。2014年2月27日复查相关肿瘤标志物：CEA、CA125、CA153均正常。彩超提示：右乳腺增生，右腋窝淋巴结肿大（1.48cm×0.47cm），双颈部淋巴结肿大（右1.40cm×1.42cm，左1.23cm×0.37cm），患者极度紧张，于今日就诊。刻下症见：双侧颈部胀痛不适，咽喉异物感，咽中有痰，月经紊乱，二便调，舌红稍嫩，中有裂纹，苔薄，脉细弦。

辨证：肝肾亏虚，冲任失调，痰浊内阻。

治法：调冲任，化痰软坚，散结。

方药：小柴胡汤合消核汤加减。金银花15g，连翘15g，白花蛇舌草30g，半枝莲15g，柴胡12g，黄芩12g，法半夏12g，黄连6g，厚朴10g，蒲公英30g，海藻30g，昆布30g，枳壳12g，牡蛎20g，鳖甲30g，浙贝母10g，玄参20g，夏枯草30g，甲珠粉6g（冲），土鳖虫30g，橘核30g。6剂，水煎服，每日1剂。

叮嘱患者调畅情志，清淡饮食，忌食辛辣厚味，起居有节，注意休息，避免动怒等。

2014年3月24日2诊。患者服药后颈部胀痛症状好转，仍感咽喉异物感，咽中有痰，伴见咽干，舌红，苔薄白稍腻，脉细弦。

辨证：肝肾亏虚，冲任失调，痰热内阻。

治法：调冲任，化痰软坚，清热散结。

方药：上方加木蝴蝶30g，苏叶6g，桔梗12g，金银花15g，连翘15g，白花蛇舌草30g，半枝莲15g，柴胡12g，黄芩12g，法半夏12g，桔梗12g，蒲公英30g，木蝴蝶30g，海藻30g，昆布30g，牡蛎20g，鳖甲30g，浙贝母10g，紫苏叶6g，玄参20g，橘核30g，甲珠粉6g（冲），土鳖虫30g，夏枯草30g，甘草6g。6剂，水煎服，每日1剂。

2014年4月12日3诊。患者以上诸症均有所缓解，舌脉同前。

效不更方，上方为主，继续服用6剂。

方药：金银花15g，连翘15g，白花蛇舌草30g，半枝莲15g，柴胡12g，黄芩12g，法半夏12g，桔梗12g，蒲公英30g，木蝴蝶30g，海藻30g，昆布30g，牡蛎20g，鳖甲30g，浙贝母10g，紫苏叶6g，玄参20g，橘核30g，甲珠粉6g（冲），土鳖虫30g，甘草6g。6剂，水煎服，每日1剂。

2014年4月29日4诊。患者现双侧颈部、颌下淋巴结肿大已不明显，咽喉异物感、咽中有痰、咽干症状基本消失，舌淡红嫩，中有裂纹，苔薄，脉细弦。

效不更方，上方加入白术12g，茯苓15g，健脾化痰，以杜生痰之源，善后收功，6剂。

方药：金银花15g，连翘15g，白花蛇舌草30g，半枝莲15g，柴胡12g，黄芩12g，法半夏12g，厚朴15g，黄连6g，海藻30g，昆布30g，枳壳6g，牡蛎20g，鳖甲30g，浙贝母

10g，紫苏叶 6g，玄参 20g，橘核 30g，甲珠粉 6g（冲），土鳖虫 30g，茯苓 15g，白术 12g，陈皮 6g。6 剂，水煎服，每日 1 剂。

按：作为有形之疾的肿瘤的发生，病因病机有内外两端。外因有天时变化之时毒邪气，亦有秽浊邪毒；内因有饮食偏嗜而致五脏六腑蓄毒，忧思而致气郁，嗔怒而致血逆，但主要情志内伤为主。忧思嗔怒则肝脾皆伤，肝伤则调达失常而枢机不利，气机受阻，脾伤则健运失常以致痰湿内生，清气不升，浊气不降，营卫气血不利，于是痰饮、瘀血、火毒相互凝结，积滞由此而生，日积月累，或生于内，或成于外。故治疗该类疾病，大多针对痰浊、瘀血、积滞、火毒等诸多病邪，采用消痰软坚、行滞活血之法。“消核方”中玄参、牡蛎、浙贝母（消瘰丸）、山慈菇、昆布、海藻共奏软坚散结之功，木香、台乌药、陈皮、郁金、丹参具有行气活血的效果，漏芦、夏枯草、半枝莲、蛇舌草清热解毒，浙贝母、白芥子豁痰散结。本方独特之处在于将海藻、昆布和甘草同用，“本草明言十八反”之对药，海藻、昆布味咸性寒，咸能软坚化痰，寒能泻热消水，与甘草同用，李可老中医有云：“海藻、昆布与甘草同用，相反相激，能增强激荡磨积，功坚化瘤之功。”全方共奏行气活血、软坚散结、清热解毒、豁痰开窍之功，对于各种良性肿块、乳腺增生、甲状腺瘤、淋巴结核等疗效显著，同时可以辅助治疗一些恶性肿瘤。

（十一）背心发冷异治两则

1. 外感寒湿背心发冷治以利水通阳案

《金匮要略·痰饮咳嗽病脉证治》云：“心下有痰饮者，其人背寒如掌大。”立寒饮停于心下之辨证方法，并予苓桂术甘汤温阳化饮。但临床有外感后见背心发冷者，如本案患者，温阳化饮却非所宜，此为阳郁不伸，治疗之法当宗叶天士“通阳不在温，而在利小便”之说，利水通阳法治之。

案 邱某，45岁，女。2012年11月2日初诊。主症：暑月曾因贪受寒凉外感作咳，迁延反复2个月余。现遇冷则背心发冷作咳，痰盛重浊，痰清稀色白，舌淡胖，苔薄黄滑，脉细濡。

治法：温肺化饮，治咳化痰。

方药：射干麻黄汤加减。麻黄6g，细辛6g，杏仁15g，桔梗12g，射干20g，甘草6g，五味子6g，罂粟壳6g，乌梅12g，前胡12g，枇杷叶30g，紫菀12g，防风10g，蝉蜕6g，木蝴蝶30g，茯苓30g，甘草6g。6剂，水煎服，每日1剂。

2012年11月10日二诊。服药后咳嗽减轻，痰液减少，背心发冷仍存，发冷则咽痒作咳，舌红，苔薄黄，脉濡细。

治法：宣肺止咳，利水通阳。

方药：银翘小柴胡汤加减辅以利水渗湿。金银花、连翘各15g，柴胡15g，黄芩15g，法半夏30g，厚朴12g，桔梗12g，浙贝母15g，前胡15g，紫菀15g，紫苏12g，蝉蜕6g，甘草6g，细辛6g，木通15g，金钱草30g，猪苓12g。6剂，水煎服，每日1剂。

2012年11月17日三诊。服药后背心发冷症状消失，咳嗽、咽痒症状亦明显减轻，上方再服6剂后痊愈。

按：本案为暑月贪凉，感受寒湿之邪，内郁胸阳，肺气失于宣肃，上逆作咳。治疗当温阳化饮，宣肺化痰平喘。一诊后患者咳嗽减轻，但背心发冷症状未改善，何也？湿邪内蕴，阳郁不伸，足太阳膀胱经经气不利使然。此时正气尚盛，阳气无虚，断不可运用温阳之药。否则，必反助火势，加剧病情。“通阳不在温”，就是叶氏针对上述情况来说的。曾师明辨病机，宗叶氏法于宣肺治咳法中，加入利水通淋之品，采用“利水通阳”法，使膀胱经经隧之湿泻从小便而解，阳气得以输布全身，背冷之症自除，咳嗽之根源去除而获痊愈。

2. 阳虚寒饮背心发冷温阳利水案

《金匮要略》中记载一则仲景予苓桂术甘汤温阳化饮治疗寒饮停于心下之症。本案则以背心发冷为其主症，病机亦为寒饮内伏，但细究其疾病之本源为“脾肾阳虚”，曾老师采用温阳利水之真武汤治之获效，实为知其常，达其变也。

案 董某，61岁，男。2012年8月19日初诊。自觉背心发冷3年，虽正值暑热盛夏，仍症状明显，待空调屋中尤甚，3年来虽酷暑盛夏也不敢开空调，入冬则更甚，需加用自备毛背心，贴暖宝宝以使症状稍缓。伴见大便不成形，困倦，四肢沉重，午后久坐见双下肢凹陷性水肿，舌淡胖，苔白滑，脉沉细。

治法：温补肾阳，补脾利水。

方药：真武汤加减。制附片15g（先煎），茯苓15g，白术20g，干姜10g，细辛6g，白芍20g，防己12g，杜仲20g，桑寄生30g，川牛膝15g，熟地黄30g，黄芪30g，赤小豆30g，猪苓15g，甘草6g。6剂，水煎服，每日1剂。

2012年9月4日二诊。服药后缠绵3年之背心发冷症状缓解，下肢浮肿消失，肢体沉重，困倦症状仍存，四肢酸痛，大便稀溏，舌淡红，苔薄白稍滑，脉细。

治法：温补脾肾，祛风胜湿通络。

方药：真武汤加独活寄生汤加减。制附片12g（先煎），茯苓15g，干姜15g，焦白术30g，蜈蚣2条，全蝎6g，细辛6g，鸡血藤30g，淫羊藿30g，秦艽12g，独活10g，山茱萸20g，桑寄生30g，川牛膝15g，细辛6g，木通15g，巴戟天30g，猪苓12g，甘草6g。6剂，水煎服，每日1剂。

2012年9月17日三诊。服药后背心发冷症状消失，肢体沉重、四肢酸痛亦基本好转，精神转佳，饮食增加，大便基本成形，患者十分高兴，予四君子丸合金匮肾气丸常服收功。

按："阳气者，若天与日""阳主温煦"。肾阳为先天之精及元气所化，起温煦四肢百骸的作用，肾阳衰疲，后天脾阳失于温煦，"饮入于胃，游溢精气，上输于脾。脾气散精，上归于肺，通调水道，下输膀胱。水精四布，五经并行，合于四时五脏阴阳，揆度以为常也。"脾阳虚衰，水饮在体内代谢发生异常，则内停胁下、心下而成留饮。"病痰饮者，当以温药和之”，温阳以化饮为治饮病之纲领。本案为脾肾阳虚所致寒饮内停心下，饮邪内停，膀胱经阳气运行不畅，故见背心发冷，虽暑月不减其症。水湿聚而不化，溢于肌肤，则四肢沉重、疼痛，水湿下注，则下肢浮肿，大便稀溏。

曾师初诊采用真武汤温阳利水，并两补脾肾之阳气，温化寒饮，再加入防己、猪苓、赤小豆等利水渗湿之品，利水逐饮。二诊，心下留饮既减，背心发冷症状则缓，体内水饮得于温化，肢体之留饮尚存，故二诊合用独活寄生汤祛风利湿通络。“脾主四肢”，且二诊时患者大便稀溏加重，虽有水湿得大便而出之机，但仍有脾阳尚不能振奋之虑，故曾老师减制附片量，而加大干姜用量，易生白术为焦白术并加量至30g，意在温运脾阳，如离照当空，阴戾自化。三诊以补脾温肾收功，杜痰饮产生之源，足见治疗饮证关键。

（十二）“塞因塞用”治肠癌术后大便难

便秘是临床常见病，中医分“热秘”“冷秘”“气秘”“虚秘”治疗，或予承气汤类方通腑泻热，或用麻仁丸、济川煎润肠通便。本案为直肠癌术后大便困难，日久不下，导致大便干结，临床表现无阳明证，曾老师考虑其病因为大病后中气不足，肠腑传化不行，舍峻下之硝黄，弃润肠之麻仁，采用补气行气法治疗而愈，实知常达变之妙手。

案 李某，65岁，女。直肠癌根治术后1年4个月（2011年4月）。术后病理：绒毛状管状腺癌，距肛门

4～5cm，分期；PT1N0M0，口服替吉奥化疗3个半疗程，因毒副反应较大而停用。术后大便不畅，3～5日一解，大便不甚干结，但解便困难，自服黄连上清丸、排毒养颜胶囊等得稀水便，停服而大便不行。1周前大便4日未解，就诊于一中医处，予调味承气汤加减3剂，服药后大便呈稀水样，泻下10余次，出现全身发软，气往下掉，服1剂后停用。2012年8月21日初诊，大便5日未解，腹胀明显，乏力气短，矢气后觉舒，口不干，无汗，面色皖白，舌淡红胖，苔薄白稍腻，脉濡细。

辨证：患者肠癌术后，且行化疗3个半疗程，大病久病，多耗伤正气，中气不足，气血亏虚为本。“气主煦，血主润之”，气血亏虚，大肠蠕动无力，该患者虽有腹胀，但腹胀时减，无口干、汗出等证，面色皖白，舌淡红胖，苔薄白稍腻，脉濡细。显然不是“阳明证”，而是中气不足，肠道传化无力之气虚便秘。治疗应予补气行气而通腑气。

治法：补中益气，行气通腑。

方药：补中益气汤合五磨汤加减。黄芪12g，西洋参10g，白术60g，茯苓12g，白及6g，薏苡仁30g，厚朴6g，莪术6g，槟榔12g，大腹皮12g，台乌药6g，云木香6g，枳壳6g，苦参15g，地榆12g，槐花12g。3剂，水煎服，每日1剂。

2012年8月25日二诊。患者服药3剂，大便每日一行，基本成型，腹胀明显减轻，全身轻松，但解便时稍感困难，解便后仍感气往下掉，舌淡红，苔薄稍腻。

辨证：气虚便秘予补中益气，健其中焦，脾胃等运，津液气血生化、输布得权，辅以五磨汤行气通腑，肠道传化得运，分清泌浊功能复常。患者解便后仍感气往下掉，中气仍不足，增加补气药物，而减行气之品药量，舌苔仍腻，脾为湿困之象，稍加温运脾湿之品，效不更方，上方斟酌加减，继服 10 剂。

治法：补中益气，行气通腑。

方药：补中益气汤合五磨汤加减。黄芪 30g，党参 30g，白术 30g，茯苓 12g，白芍 30g，薏苡仁 30g，厚朴 6g，草果 10g，槟榔 6g，莱菔子 30g，台乌药 6g，云木香 6g，枳壳 6g，鸡内金 15g，丹参 12g，沉香 3g。10 剂，水煎服，每日 1 剂。

注：该患者 2012 年 10 月 27 日因咳嗽就诊，诉大便每日一解，基本通畅。

按：便秘一症，症状虽单一，但中医病因病机却很复杂。《医学源流·六气方治》云："脏腑之秘，不能一概而论，有虚秘，有实秘，有风秘，有气秘，有老人津液干结，有妇人分产亡血及发汗利小便，病后气血未复，皆能作秘。"医者若不详细辨察，论其病机施治，概用大黄、芒硝、巴豆等物孟浪为之，虽图一时之快，但虚者愈虚，实者愈实，疾病终无愈期。《谢映庐医案·便秘门》云："治大便不通，仅用大黄、巴霜之药，奚难之有？但功法颇多，古人有通气之法，有逐血之法，有疏风润燥之法，有流行肺气之法，气虚多汗，则有补中益气之法，阴气凝结，则有开冰开冻之法，且有导法、熨法。无往而非通也，岂仅大黄、巴霜哉。"道尽便秘之病机及治法，曾老师对本案气血亏虚，肠道传化失常的患者，并不是只采用“塞因塞用”之法，单纯补气运脾而肠道传化不能复其常，仅仅行气通腑，香燥之行气药物使中气更虚，患者气虚更重，故老师攻补兼施，补中益气为主，行气通腑为辅，使中焦脾胃之气健，气血生化之源不竭，肠腑传化之功复，以获全效。

（十三）补气清热治疗湿热内蕴耗气伤津

真寒假热和真热假寒证，在既往中医课本及笔者临床印象中仅见于阴阳之邪独盛，逼阴阳外越之危急重症。但本例患者所述之畏寒怕风、背心发冷之寒相，实为湿热内蕴日久，壮火食气，耗散体内真气及阴津所致，病家生命体征正常，看来真寒假热和真热假寒证非见于中医临床之急危重症，曾老师据其舌质及苔的变化，明辨病机，终获全效。

案 杜某，女性，20岁。2013年4月9日初诊。患者诉畏寒怕风，背心发冷2年，易外感，夜卧时明显。伴见乏力气短，困倦嗜卧，口干苦，咽中有痰，腹胀肠鸣，大便成形，偏干，舌红，苔花剥，脉弦滑，沉取无力。

辨证：湿热内蕴，宗气耗散，津液亏耗，气阴两伤。

治法：清热化湿，益气养阴。

方药：玉屏风散、四君子汤合益胃汤加减。南沙参30g，太子参30g，乌梅10g，防风6g，黄芪30g，白术15g，茯苓30g，炙甘草6g，麦冬20g，天冬20g，玉竹20g，石斛10g，黄芩15g，黄连6g，玄参20g，苦参20g，诃子20g，白鲜皮30g，半枝莲15g，火麻仁30g，莱菔子30g。6剂，水煎服，每日1剂。

2013年4月22日二诊。患者服药后大便通畅、腹胀肠鸣症状消失，2年之畏寒怕风、背心发冷症状明显好转，精神状态改善，口干苦，咽中有痰，要求继续服药。舌红，苔花剥，脉弦滑，沉取仍无力。

辨证：服药后中焦湿热得清，胸中宗气得健，故大便通畅、腹胀肠鸣症状消失，畏寒怕风、背心发冷症状好转。舌质仍红，苔仍花剥，湿热伤阴津未充，继续清热利湿，养阴生津。

治法：清热利湿，养阴生津。

方药：玉屏风散、增液汤合黄连解毒汤加减。白芍20g，熟地黄30g，乌梅10g，防风6g，黄芪30g，白术15g，连翘15g，马勃15g，麦冬20g，天冬20g，玉竹20g，石斛10g，黄芩15g，黄连6g，玄参20g，苦参20g，射干15g，白鲜皮30g，半枝莲15g，火麻仁30g，莱菔子30g。6剂，水煎服，每日1剂。

2013年5月4日三诊。患者服药后口干苦，咽中有痰，但畏寒怕风、背心发冷症状再次明显，乏力状态未见明显改善，月经上月未来，舌淡红，苔花剥，脉弱稍滑。

辨证：初诊获效在于勘透患者湿热内蕴日久，耗散宗气，卫外不固，气阴两虚之病机，予玉屏风散、四君子汤合用以益气固卫，并予黄芩、黄连、半枝莲、苦参等清热化湿，天冬、麦冬、玄参等养阴。二诊虽仍有玉屏风散之术、芪，但宗气得全健，而舍参、苓之补气，且加重苦寒清热药物，更耗散体内宗气，故患者畏寒怕风、背心发冷再现，月经亦被寒凝。宜重新予益气固卫、养阴生津，佐以养血活血、清热化湿为主。

治法：益气固卫，养阴生津，养血活血，清热化湿。

方药：八珍汤、玉屏风散合小柴胡汤加减。南沙参 30g，太子参 30g，当归 6g，桂枝 12g，黄芪 30g，白术 15g，茯苓 30g，炙甘草 6g，丹参 12g，川芎 12g，桃仁 12g，石斛 10g，黄芩 15g，柴胡 12g，玄参 20g，红花 6g，枳壳 15g，川楝子 12g，延胡索 15g，木香 6g，莱菔子 30g。6 剂，水煎服，每日 1 剂。

按：宗气者“走息道以司呼吸，贯心脉以行气血”；卫气者“慓疾滑利，循皮肤之中，分肉之间，熏于肓膜，散于胸腹”，为卫外之藩篱。“壮火食气，少火生气”。该病例为青春女性，本不应气衰，但其长期喜食辛辣厚味，致湿热内蕴体内，湿热久蕴，耗气伤津，故见乏力困倦、畏寒怕冷等症。何以别脏器虚寒之阳虚内寒证？其口干苦、舌质红、苔花剥为内热炽盛之明证。老师勘透病机，初诊即予玉屏风散和四君子汤合用益气固卫，并予黄芩、黄连、半枝莲、苦参等清热化湿，天冬、麦冬、玄参等养阴。二诊虽仍有玉屏风散之术、芪，但宗气得全健，而舍参、苓之补气，且加重苦寒清热药物，更耗散体内宗气，故患者畏寒怕风、背心发冷再现，月经亦被寒凝而不行，治宜重新予益气固卫、养阴生津，佐以养血活血、清热化湿为主，终获良效。故可见，古人所云治病“如履薄冰，如临深渊”，不欺我也。

（十四）补肾平肝、活血通络治疗恢复期脑出血

该病例为急性脑卒中（脑出血型）恢复期，前医采用补阳还五汤加减治疗，患者出现明显不适，究其原因，主要是未能审证明确，不识该病例肝肾阴虚、脉络瘀阻之病机，采用治气虚血瘀之补阳还五汤，用大剂量黄芪有助阳生风之虑，曾老师以补肾平肝、活血通络救之而缓。

案 李某，女，58岁，2014年1月18日初诊。患者7年前右侧基底节区脑出血导致左侧肢体偏瘫，经积极对症支持治疗后症状缓解，既往有高血脂、高血压等基础疾病。1个月前再次出现右侧肢体无力加重，头颅MRI提示：右侧基底节区再次脑出血，住院治疗1个月，出院后于某医院中医科门诊就诊，医生予补阳还五汤加减6剂口服，服3药后患者出现全身皮肤瘙痒、左手指挛缩等症状，停药，经人介绍就诊于曾老师处。刻下症见：神志清楚，左侧肢体僵硬无力（家属轮椅推来就诊），语言謇涩，口角流涎，大便不畅，较干结，2～3日一行，舌红瘀暗，苔薄黄腻，脉弦。

辨证：肝肾阴虚，脉络瘀阻，腑气不通

治法：补肾平肝，活血通络，通腑解毒。

方药：桑膝地黄汤合桃红四物汤加减。桑寄生30g，川牛膝20g，山药30g，山茱萸20g，生地黄20g，桃仁6g，红花12g，当归15g，川芎6g，赤芍12g，牡丹皮12g，地龙6g，钩藤30g，鸡血藤30g，三七粉20g，苦参20g，夏枯草30g，蒲公英10g，白鲜皮30g，熟大黄10g。10剂，水煎服，

每日1剂。

嘱其避风寒，慎起居，条畅情志，清淡饮食，继续进行肢体锻炼。

2014年2月25日二诊。患者现全身皮肤瘙痒已停，服药后大便通畅，现虽不干结，仍隔日一行，左侧肢体僵硬无力，自觉肿胀作痛，血压130/70mmHg，舌红嫩见瘀斑，舌下静脉曲张，苔薄黄稍腻，脉细弦。

辨证：肝肾阴虚，脉络瘀阻，腑气不通。

治法：补肾平肝，活血通络，通腑解毒。

方药：桑膝地黄汤合桃红四物汤加减。生地黄20g，桃仁12g，红花10g，当归6g，桑寄生30g，川牛膝20g，山药30g，山茱萸20g，川芎6g，赤芍12g，白芍60g，地龙6g，钩藤30g，鸡血藤30g，制何首乌30g，桑枝20g，夏枯草30g，僵蚕12g，火麻仁30g，熟大黄20g。10剂，水煎服，每日1剂。

2014年3月4日三诊。患者左侧肢体僵硬无力、肿胀作痛症状明显缓解，大便通畅，每日一解，现症：腰部冷痛，目胀时有头痛，眠差，梦多，舌淡红暗，舌下静脉曲张，苔薄腻，脉细弦。

辨证：肝肾阴阳两虚，脉络瘀阻夹寒湿。

治法：补益肝肾，祛风除湿，活血通络。

方药：独活寄生汤合桃红四物汤加减。熟地黄20g，桃仁12g，红花10g，当归6g，桑寄生30g，川牛膝20g，木瓜30g，细辛20g，夏枯草30g，首乌藤（夜交藤）30g，淫羊藿30g，骨碎补30g，乳香、没药各10g，五灵脂20g。10剂，水煎服，每日 1 剂。

按：中风病机相对复杂，归纳起来不外“虚”（阴虚、血虚）、“火”（肝火、心火）、“痰”（风痰、湿痰）、“瘀”（血瘀）、“风”（肝风、外风）、气（气逆、气虚）六端，其中肝肾阴虚是其根本病机，肝风、痰热、血瘀是最常见病因。中风急性期患者多表现为肝阳暴亢，痰热、瘀血阻络的症状如头昏、头重、头部紧绷感，口角㖞斜，语言不利，肢体不用，全身困重，口角流涎，喉间痰鸣等表现。肝肾阴虚，水不涵木，风阳肆虐；木亢乘土，土化失运，脾虚生痰，痰湿壅盛，化火生风，这是“中风”的两大主要病理机制。正如朱震亨所云：“湿生痰，痰生热，热生风。”中医辨证多兼有肝阳上亢、痰热瘀阻两大病理类型，故中风急性期治疗以平肝潜阳、化痰通络为主。这时老师多以黄连温胆汤、涤痰汤、菖蒲郁金汤、天麻钩藤汤合血府逐瘀汤加减治疗，清热化痰，平肝息风，活血通络。

“气为血帅”，气行则血行，气运则津布，自清代王清任后，历代医家治疗中风之气虚血瘀证，以补阳还五汤为其代表方剂，必用之方。在该方的使用上，曾老师主张：大剂黄芪、人参等益气药物在缺血性中风超急性期使用有滞气生满、壅塞脾胃运化、生风助痰之虑。且现代药理学证明，以黄芪为代表的补气药物有升高血压的作用，若患者脉洪大有力，或弦硬有力，且素有原发性高血压、头痛眩晕等，或兼觉心中发热者，或兼身热体盛者，或痰热素盛者，切不可轻用。

（十五）补阳还五汤治疗中风先兆

该例病患者舌体麻木3年，多次头颅MRI及CT检查提示：大脑多发性缺血灶。属于中医“中风”范畴，近1个月病情加重，出现肢体麻木、头晕等经脉失养、肝阳上逆、清阳被扰的症状，老师根据其气短乏力、双下肢无力等症状，分析其病机为气虚血瘀、肝阳偏亢，予益气活血、平肝潜阳、滋水涵木、通络化痰为主治疗，疗效显著。

案 杨某，女，69岁。2013年11月5日初诊。患者诉舌体麻木3年，既往多次头颅MRI及CT检查提示：大脑多发性缺血灶。近1个月来舌体麻木明显加重，伴见肢体末端发麻、头晕明显而来就诊。现症见：舌体麻木，伴肢端发麻，时有头晕，气短乏力，身软，双下肢无力，痰多口干，舌淡红，苔薄黄腻，脉细弱。

辨证：气虚血瘀，肝阳偏亢，脉络瘀阻。

治法：益气活血，平肝潜阳，通络化痰。

处方：补阳还五汤合天麻钩藤汤加减。黄芪60g，桃仁12g，红花6g，赤芍12g，当归6g，川芎10g，钩藤30g，鸡血藤30g，川牛膝30g，蜈蚣2条（去头足），全蝎粉6g（冲服），地龙6g，木瓜20g，水蛭粉6g（冲服），天麻粉10g（冲服），龙骨、牡蛎各25g，桑寄生30g，乳香、没药各10g，茯苓12g，桔梗15g，法半夏10g。6剂，水煎服，每日1剂。

嘱其条畅情志，少食辛辣饮食、肥腻厚味，规律起居，清淡饮食，保持大便通畅。

2013年11月16日二诊。服药后舌体麻木、、气短乏力、身软、痰多症状缓解，仍时有舌体麻木，肢端发麻，头晕，双下肢无力，口干，舌淡红，苔薄黄腻，脉细弱。

辨证：气虚血瘀症状改善但仍存，肝肾阴虚，肝阳偏亢，脉络瘀阻症状仍突出。去蜈蚣、全蝎、乳香、没药之温燥，加强滋水涵木，以治亢阳。

治法：益气活血，补水涵木，平肝潜阳，通络化痰。

处方：补阳还五汤合桑膝地黄汤加减。木瓜20g，山药30g，山茱萸30g，生地黄、熟地黄各15g，黄芪60g，桃仁12g，红花6g，赤芍、白芍各20g，当归6g，川芎10g，钩藤30g，鸡血藤30g，川牛膝30g，龟甲30g（先煎），龙骨、牡蛎各25g（先煎），五味子10g，木瓜20g，乌梅12g，天麻粉10g（冲服），僵蚕12g，桑寄生30g，蝉蜕6g，天花粉20g。15剂，水煎服，每日1剂。

嘱其条畅情志，少食辛辣饮食、肥腻厚味，规律起居，清淡饮食。

2013年12月5日三诊。患者诉舌体麻木、头晕、气短乏力、身软、双下肢无力症状明显缓解，晨起时仍稍感肢端发麻，头晕，口干，舌红，苔薄黄，脉细弦。

辨证：气虚得充，肾水得补，水能涵木，肝阳得潜，但脉络仍有不通，肝血尚虚。

治法：补益肝血、肾阴，活血通络。

处方：桃红四物汤合桑膝地黄汤加减。路路通15g，桃仁12g，红花6g，赤芍、白芍各20g，当归6g，川芎10g，钩藤30g，鸡血藤30g，川牛膝30g，龟甲30g（先煎），龙骨、牡蛎各 25g（先煎），五味子 10g，木瓜 20g，乌梅 12g，天麻粉 10g（冲服），僵蚕 12g，桑寄生 30g，地龙 10g，天花粉 20g。15 剂，水煎服，每日 1 剂。

按：补阳还五汤出自清代名医王清任之《医林改错》，主治中风之后，正气亏虚，气虚血滞，脉络瘀阻之后遗症。王氏将人体阳气比拟为有十成，“分布周身，左右各得其半”。若亏五成还剩五成，十去其五则气亏，归并一侧则半身不遂，故创用本方，使气足、血行、瘀去、络通而“还五”，气行周身则“十全”，故方名为“补阳还五汤”。张锡纯《医学衷中参西录》论之甚详：“对于此证，专以气虚立论，谓人之元气，全体原十分，有时损去五分，所余五分，虽不能充体，犹可支持全身。而气虚者，经络必虚，有时气从经络处透过，并于一边，彼无气之边，即成偏枯。爰立补阳还五汤，方中重用黄芪四两，以峻补气分，此即东垣主气之说也。然王氏书中全未言脉象何如，若遇脉之虚而无力者，用其方原可见效。”可见“气虚血瘀，脉络瘀阻”为补阳还五汤之主病病机，该病机非中风之后独有，平素肺脾气虚之人，气虚无力运血，也可致气虚血瘀、脉络瘀阻证，如本例患者，由其气短乏力、脉细弱而可知。老师不拘本方“中风后遗症”之主病，但见是证，便用是方，实为坚定贯彻中医“辨证论治”之精神者。

（十六）柴胡加龙骨牡蛎汤治疗反复心悸

柴胡加龙骨牡蛎汤出自《伤寒论》107 条下，仲景用以治疗“伤寒八九日，下之，胸满烦惊，小便不利，谵语，一身尽重，不可转侧者”，方中柴胡、桂枝、黄芩和里解外，以治寒热往来、身重；龙骨、牡蛎、铅丹重镇安神，以治烦躁惊狂；半夏、生姜和胃降逆；大黄泻里热，和胃气；茯苓安心神，利小便；人参、大枣益气养营，扶正祛邪。共成和解清热、镇惊安神之功，曾老师运用该方治疗邪在少阳，枢机不利，肝阳上扰所致心神疾病疗效显著。

案 冉某，女性，42岁。2014年7月25日初诊。患者因“心悸，心慌，气短半年”就诊。半年前患者无明显诱因出现心悸、心慌、气短，活动后明显，伴见全身乏力、失眠多梦、情绪低落、忧思易怒、月经量少等症。外院多次性心电图、运动后心电图、心脏彩超、妇科检查，均未见明显异常。西医诊断为“心自主神经功能紊乱”，予谷维素、B族维生素等口服，症状无缓解来诊。刻下症见：心悸、心慌，胸闷，气短，活动后明显，烦躁易怒，全身乏力，失眠多梦，精神较差，情绪低落，大小便正常，饮食尚可，月经2个月未行，舌淡红，苔薄，脉弦滑。

辨证：肝郁化火，肝阳偏亢，心神被扰，心脉瘀滞。

治法：疏肝解郁，平肝宁神，活血通脉。

方药：柴胡加龙骨牡蛎汤、丹栀逍遥散合桃红四物汤加减。柴胡12g，黄芩12g，法半夏12g，龙骨25g，牡蛎25g，酸枣仁30g，柏子仁30g，五味子12g，牡丹皮12g，栀子10g，灵芝30g，合欢皮30g，赤芍20g，丹参20g，降香6g，桃仁12g，川牛膝20g，红花6g，川芎6g，甘草6g，首乌藤30g，知母12g，生地黄25g。10剂，水煎服，每日1剂。

2014年8月5日二诊。患者服药后心悸、心慌、胸闷、气短症状明显好转，精神状态转佳，诉现在活动后及紧张时患者稍觉胸闷心悸，夜卧口干苦，眠差梦多，情绪低落，大小便正常，舌红，苔薄滑，脉弦滑。

辨证：肝火灼液为痰，肝阳内扰心神。

治法：平肝潜阳安神，清热化痰宁心。

方药：黄连温胆汤、枕中丹合百合知母汤加减。黄连10g，法半夏12g，茯苓12g，陈皮6g，枳壳12g，石菖蒲12g，竹茹12g，远志12g，龙骨25g，五味子10g，郁金12g，龟甲30g（先煎），鳖甲30g（先煎），女贞子20g，酸枣仁12g，柏子仁20g，墨旱莲30g，百合30g，知母12g，浮小麦30g，灵芝30g。10剂，水煎服，每日1剂。

2014年8月17日三诊。患者诉上症明显改善，心悸、心慌、胸闷、气短症状基本消失，睡眠明显改善，情绪转佳，8月12日月经已来，舌淡红，苔薄稍滑，脉细弦。

辨证：肝阳潜，肝火清，痰热化，心神宁。

治法：疏肝解郁，调冲任以善后。

方药：柴胡疏肝散合四物汤加减。柴胡12g，黄芩12g，法半夏12g，枳壳15g，当归10g，酸枣仁30g，首乌藤30g，五味子12g，茯苓20g，白芍30g，桑寄生30g，女贞子30g，川芎6g，甘草6g，太子参30g，大枣10g，墨旱莲30g，知母12g，熟地黄25g。10剂，水煎服，每日1剂。

按：柴胡加龙骨牡蛎汤为治疗伤寒八九日，误用下法，伤其正气，邪气乘虚而入之变症。邪入少阳，枢机不利，胆热内郁则胸满而烦，胆火上炎，胃热上蒸，心神被扰则惊惕谵语；三焦不利，决渎失职，膀胱气化不利则小便不利；阳气内郁，不得宣达，气机壅滞则一身尽重而难于转侧。本例乃表证误下，邪气内陷，三焦不利，表里同病，虚实互见。治宜和解少阳，通阳泄热，重镇安神。柴胡加龙骨牡蛎汤方中用小柴胡汤和解少阳，宣畅枢机，扶正祛邪，桂枝通阳达郁，大黄泻热和胃，龙骨、牡蛎重镇安神，茯苓淡渗利水、宁心安神，此方有个很明显的特点：寒温并用，攻补兼施，安内解外。《黄帝内经》云："心藏神，肝藏魂。"该例患者情绪低落，急躁易怒，肝木不疏，肝阳偏亢，郁而化火，内扰心神，则见心悸、心慌、失眠多梦；肝藏血，肝木不疏则血室、冲任不调，月事自然不以时下；故初诊以柴胡加龙骨牡蛎汤合丹栀逍遥散和解少阳，解郁平肝，安神宁心；肝失条达，营血上不养心脉，下不合冲任，故见心悸、气短、胸闷、月经不调，故加桃红四物汤，养血活血，柔肝通脉。三方合用，肝阳潜，肝木达，心脉通，故疗效显著。

（十七）当归六黄汤治疗湿热自汗

自汗是指因外界环境影响，头面、颈胸或四肢、全身出汗者，昼日汗出溱溱，动则益甚的疾病。自汗的中医基本病机主要有两种，一是肺气不足或营卫不和，卫外失司；二是阴虚火旺或邪热郁蒸，逼津外泄。病性多属虚证，一般自汗多为气虚，盗汗多为阴虚。但《景岳全书》告诫我们："自汗、盗汗亦各有阴阳之证，不得谓自汗必属阳虚，盗汗必属阴虚也。"

案 周某，女性，49岁。2013年4月13日首诊。患者自诉自汗、盗汗反复发作半年，以头部及背心汗出为主，动辄汗出。汗症反复发作，导致易外感，外感则鼻塞、咽痒，咯白色黏痰，大便稀溏，眠差梦多，舌淡红，苔薄黄稍腻，脉细濡。

辨证：湿热内蕴，肝肾不足，卫外不固。

治法：清热燥湿，滋补肝肾，固卫敛汗。

处方：当归六黄汤、桑膝地黄汤合玉屏风散加减。桑寄生30g，川牛膝30g，山药30g，山茱萸20g，女贞子20g，墨旱莲30g，黄连6g，黄芩12g，法半夏12g，黄柏12g，黄芪30g，熟地黄30g，茯苓12g，龙骨、牡蛎各25g，生地黄20g，龟甲30g，防风6g，乌梅12g，诃子12g，白术12g，浮小麦30g，糯稻根30g。6剂，水煎服，每日1剂。

嘱其禁辛辣饮食、肥腻厚味，条畅情志，规律起居，勿熬夜。

2014年4月22日二诊：患者诉服药后自汗、盗汗明显减少，但活动后仍汗出明显，精神转佳，大便基本成形，这十天来未再感冒，舌红，苔薄黄稍腻，脉细。

辨证：湿热内蕴，肝肾不足，卫外不固。

治法：清热燥湿，滋补肝肾，固卫敛汗。

处方：效不更方，上方继服6剂。桑寄生30g，川牛膝30g，山药30g，山茱萸20g，女贞子20g，墨旱莲30g，黄连6g，黄芩12g，法半夏12g，黄柏12g，黄芪30g，熟地黄30g，茯苓12g，龙骨、牡蛎各25g，生地黄20g，龟甲30g，防风6g，乌梅12g，诃子12g，白术12g，浮小麦30g，糯稻根 30g。6 剂，水煎服，每日 1 剂。

嘱其禁辛辣饮食、肥腻厚味，条畅情志，规律起居，勿熬夜，清淡饮食。

2014 年 5 月 2 日三诊：患者自汗、盗汗基本好转，近来活动后汗出量亦较前明显减少，精神明显改善，大便成形，服药以来未再感冒，舌红，苔薄黄，脉细。

辨证：苔腻已化，汗出减少，湿热已清，七七之龄，继续培补肝肾，固表实卫。

治法：滋补肝肾，固表实卫。

处方：桑膝地黄汤合玉屏风散加减。桑寄生 30g，川牛膝 30g，山药 30g，山茱萸 20g，女贞子 20g，墨旱莲 30g，杜仲 25g，鳖甲 30g，法半夏 12g，黄柏 12g，黄芪 30g，熟地黄 30g，茯苓 12g，龙骨、牡蛎各 25g，生地黄 20g，龟甲 30g，防风 6g，乌梅 12g，诃子 12g，白术 12g，浮小麦 30g，糯稻根 30g。6 剂，水煎服，每日 1 剂。

按：自汗病机素来以虚为主。《景岳全书》告诫我们："自汗、盗汗亦各有阴阳之证，不得谓自汗必属阳虚，盗汗必属阴虚也。"实为知常达变之言，但论及湿热内蕴所致自汗、盗汗，一般认为主病脏腑在"肝"，故治疗湿热内蕴之自汗、盗汗以龙胆泻肝汤为主。当归六黄汤方出自《兰室秘藏》，自古以来认为其主治肾阴亏虚不能上济心火，虚火伏于阴分，助长阴分伏火，迫使阴液失守而致自汗、盗汗。但细分析此方：当归养血增液，血充则心火可制；生地黄、熟地黄入肝肾而滋肾阴。此两药虽为滋补肾阴之良药，但该方中，东垣老人加入黄连、黄芩、黄柏之三黄，以黄连清泻心火，黄芩泻肺、胃实火，黄柏泻肝肾虚、实之热，并以除烦、清热以坚阴。三黄及生地黄、熟地黄均为等量，没有偏重，可见其清热燥湿之功大于滋阴润燥之力，两者配伍，热清则火不内扰，阴坚则汗不外泄。汗出过多，导致卫虚不固，故倍用黄芪为佐，一以益气实卫以固表，一以固未定之阴。纵观全方清热泻火，育阴增液，实卫固表，主要治疗湿热内蕴，耗散肾阴，卫表不固之自汗、盗汗证。本例患者自汗兼有盗汗，曾老师认为其中医病机为湿热内蕴，兼有肝肾阴虚，卫外不固，以当归六黄汤为主治疗，疗效显著，实为知常达变之举。曾老师学识渊微，深得东垣之遗绪，临床疗效显著。

（十八）腹痛则泻，大便不畅，补土泻肝通腑

案 江某，女性，59 岁。2013 年 8 月 27 日首诊。患者诉腹痛则欲大便，大便量少，不稀溏，不畅快，便后痛减，肛门坠胀，灼热，近来因与家属关系问题，情志不畅，口干苦，舌红，苔黄少津，脉弦。

辨证：肝郁不疏，木亢乘土，湿热内蕴肠道。

治法：补土泻肝，清热利湿。

方药：痛泻要方合葛根芩连汤加减。陈皮 6g，赤芍、白芍各 15g，防风 6g，白术 15g，枳壳 12g，黄芩 10g，黄连 6g，葛根 15g，云木香 6g，乌梅 10g，石榴皮 30g，秦皮 30g，地榆 30g，槐花 15g，乌药 6g，蒲公英 30g，苦参 25g。6 剂，水煎服，每日 1 剂。

嘱其条畅情志，少食辛辣饮食、肥腻厚味，规律起居，清淡饮食。

2013年9月3日二诊，患者诉服药后腹痛稍减，但仍存，时有腹痛，腹痛则欲大便，大便量少，或干或稀，肛门坠胀、灼热，大便不畅，口干苦，舌红，苔黄稍腻，脉弦。

辨证：肝郁不疏，木亢乘土，肝郁气滞，致脾胃升降失常，肠腑气滞不通。

治法：补土泻肝，清热利湿，行气通腑。

方药：补土泻肝，清热利湿，行气通腑。陈皮6g，白芍15g，防风6g，白术15g，生地黄20g，黄芩10g，黄连6g，葛根15g，白头翁30g，酒大黄10g，沉香3g，厚朴10g，地榆30g，槐花15g，乌药6g，莱菔子30g，苦参25g，当归6g，木香6g，海金砂30g。3剂，水煎服，每日1剂。

嘱其条畅情志，少食辛辣饮食、肥腻厚味，规律起居，清淡饮食。

2014年9月7日三诊，患者来诉服药后畅泻大便2日，每日4～5次，先干后稀溏，排便时肛门较多排气，腹痛消失，腹泻后反觉轻快，现每日大便3次，质稀溏，舌红，苔薄黄，脉弦。

辨证：肝气得疏，肠腑气滞得畅，脾土仍需培补而兼化湿。

治法：补土泻肝，清热利湿，行气通腑。

方药：上方去痛泻要方，减酒大黄量，加大腹皮、薏苡仁、茯苓清补脾土。黄芩10g，黄连6g，葛根15g，白术15g，草果10g，酒大黄5g，沉香3g，厚朴10g，地榆30g，槐花 15g，乌药 6g，莱菔子 30g，白芍 15g，甘草 10g，木香 6g，蒲公英 30g，茯苓 25g，薏苡仁 30g。6 剂，水煎服，每日 1 剂。

按：吴鹤皋云：“泻责之脾，痛责之肝，肝责之实，脾责之虚，脾虚肝实，故令痛泻。”土虚木乘，脾受肝制，升降失常，为痛泻要方之正治。该例患者因与家人口角致病，情志不遂，肝郁气滞，木郁横逆犯脾，升降失常，老师初诊处痛泻要方实为正治，但治疗过程中，因虑其腹痛则泻，泻久伤正气，予乌梅、秦皮、石榴皮之收涩，使本就气滞之肠腑不得通畅，故二诊时患者病状未见明显缓解。二诊时老师根据患者症状，迅速调整治疗策略，在痛泻要方补土泻肝基础上予四磨汤行气解郁，酒大黄通腑泻浊，葛根芩连汤清热利湿，患者症状迅速缓解。

（十九）攻补兼施治疗肝硬化腹水

案 刘某，女，40 岁，2013 年 8 月 20 日初诊。患者有慢性乙型病毒性肝炎 20 余年，肝硬化 3 年，失代偿 1 年，反复腹水 10 个月，间断口服利尿药物 9 个月。2013 年 8 月 17 日于我院肝病科门诊彩超提示：右髂窝见间距 6cm 中等量腹腔积液，现腹胀，纳呆，脘胀，腰酸胀，慢性肝病面容，颜面晦暗青灰，舌淡红散在瘀点，苔薄腻，脉细弦。

辨证：气滞血瘀，湿热内结。

治法：行气活血，祛湿化瘀，软坚散结。

方药：鳖甲煎丸加减。茯苓 30g，白术 12g，厚朴 10g，木瓜 30g，云木香 5g，草果 10g，大腹皮 15g，三棱 6g，莪术 6g，鳖甲 30g（先煎），牡蛎 30g（先煎），土鳖虫 30g，木防己 15g，炮甲珠 12g（先煎），黄芪 30g，半枝莲 15g，车前草 30g，枳壳 6g，炒山楂 30g，猪苓 15g，泽泻 12g，乌药 6g。6 剂，水煎服，每日 1 剂。

嘱其条畅情志，少食辛辣饮食、肥腻厚味，规律起居，清淡饮食。

2013 年 9 月 10 日二诊。腹胀稍减，饮食稍增加，余病症同前，症状未缓解，舌脉未变。

辨证：气滞血瘀，湿热内结。

治法：行气活血，祛湿化瘀，软坚散结。

方药：继续上方加减。柴胡 12g，茯苓 30g，白术 12g，郁金 15g，云木香 5g，草果 10g，赤芍、白芍各 15g，三棱 6g，莪术 10g，鳖甲 30g（先煎），丹参 10g，土鳖虫 30g，木防己 15g，炮甲珠粉 10g（冲服），黄芪 30g，半枝莲 15g，川楝子 12g，枳壳 12g，丹参 10g，猪苓 15g，延胡索 12g，香附 10g，川芎 12g。15 剂，水煎服，每日 1 剂。

嘱其条畅情志，少食辛辣饮食、肥腻厚味，规律起居，清淡饮食。

2013 年 11 月 16 日三诊。患者腹胀有所改善，从 11 月起已停用利尿药物，现纳呆，无饥饿感，眠差，梦多，舌淡红，有散在瘀点，苔薄腻，脉细弦。

辨证：气滞血瘀，湿热内结。

治法：行气活血，祛湿化瘀，软坚散结。

方药：继续上方加减。柴胡 12g，茯苓 30g，白术 12g，郁金 15g，云木香 5g，草果 10g，赤芍、白芍各 15g，三棱 6g，莪术 10g，鳖甲 30g（先煎），丹参 10g，土鳖虫 30g，木防己 15g，炮甲珠 12g（先煎），黄芪 30g，半枝莲 15g，川楝子 12g，枳壳 12g，丹参 10g，猪苓 15g，延胡索 12g，香附 10g，川芎 12g，草果 10g，鸡内金 15g，砂仁 6g，建曲 15g，厚朴 6g，炒山楂 30g。15 剂，水煎服，每日 1 剂。

现患者每月一次于曾老师处就诊、开药，2014 年 3 月复查腹水。彩超：右髂窝见间距 3cm 少量腹腔积液，腹胀明显减轻，一直未服用利尿药，精神状态明显改善。

按：中医认为“积聚，鼓胀”病变过程中，肝、脾、肾三脏常相互影响。肝郁而乘脾，土壅则木郁，肝脾久病则伤肾，肾伤则火不生土或水不涵木。气、血、水相因为病，气滞则血瘀，血不利而为水，水阻则气滞，反之亦然。气、血、水结于腹中，水湿不化，久则实者愈实；邪气不断残正气，使正气日渐虚弱，久则虚者愈虚，故本虚标实、虚实并见为本病的主要病机特点。本例患者肝硬化失代偿 1 年，出现腹水 9 个月，病程相对不长，加之年龄不过 40 出头，根据其临床表现，疾病所涉脏腑主在肝脾两脏，未及肾脏。鳖甲煎丸为《金匮要略》方，有补气养血、活血化瘀、软坚散结之效，主治疟疾日久不愈，胁下痞硬有块，结为疟母，以及癥瘕积聚等病症。曾老师以此为基础方，根据患者临床表现，首先行气健脾、醒胃化湿，以助脾胃运化，资气血生化之源；待脾气健运，气机得畅，湿浊得化后，加强活血化瘀、通络散结，以消癥瘕。过多活血化瘀、软坚散结之攻邪药物又会损伤脾气，影响患者消化功能，曾老师在随后的治疗中灵活加减，步步为营，攻补兼施，时时以顾护脾胃为要，最终获得明显疗效。

（二十）清化痰热、潜阳安神治疗顽固性失眠

根据中医人天相应理论，人体的寤和寐如天之阴阳，《灵枢·大惑论》云："卫气不得入于阴，常留于阳。留于阳则阳气满，阳气满则阳跷盛，不得入于阴则阴气虚，故目不瞑也。"提出人体阳不入阴，阴阳气不交是"失眠"的总病机。临床上心肝血虚，血不养心或心火偏亢，肾阴不足，心肾不交之虚证失眠不少，痰热内蕴，痰火扰心之实证失眠亦不少。本病例为肝肾精亏血少兼夹痰热内蕴之失眠证，老师应用黄连温胆汤合枕中丹治疗效果显著。

案 李某，男，40岁，2014年1月18日初诊。患者2013年11月7日因左肾上腺瘤行左肾上腺切除术，术后出现失眠，不能入睡，几乎通宵达旦，患者极为痛苦，身体消瘦明显。现血醛固酮偏高，刻下症见：失眠，耳鸣，腰酸胀，手足发凉，遇冷风则喷嚏，流清涕，鼻痒，舌红，苔黄厚腻，脉弦细。

辨证：肝肾阴虚，痰热内蕴。

治法：滋补肝肾，化痰清热。

方药：黄连温胆汤合枕中丹加减。桑寄生30g，川牛膝20g，木瓜20g，黄连6g，法半夏12g，茯苓15g，陈皮6g，竹茹12g，龟甲30g（先煎），鳖甲30g（先煎），枳壳6g，龙骨30g，石菖蒲12g，炙远志12g，茯神12g，灵芝30g，白

茅根 10g，栀子 30g，辛夷花 12g，防风 30g，乌梅 12g，五味子 12g。6 剂，水煎服，每日 1 剂。

嘱其按时就寝，每日子时（11 点）前上床，不熬夜，避风寒，慎起居，条畅情志，清淡饮食。

2014 年 2 月 1 日二诊。患者服药后上症明显好转，现每晚能入睡 3～4 个小时，有一定睡意，虽值数九寒天，鼻炎未发，但余症仍存。

辨证：辨证同前，效不更方。

治法：滋补肝肾，疏肝清热。

方药：上方再加桑膝地黄汤加减。桑寄生 30g，川牛膝 20g，山药 30g，山茱萸 20g，木瓜 20g，黄连 6g，法半夏 12g，茯苓 15g，陈皮 6g，石菖蒲 12g，炙远志 12g，枳壳 6g，龟甲 30g（先煎），鳖甲 30g（先煎），竹茹 12g，龙骨 20g，乌梅 12g，五味子 12g，酸枣仁 30g，茯神 30g，炙远志 12g。6 剂，水煎服，每日 1 剂。

按：黄连温胆汤出自清代陆廷珍的《六因条辩》，去燥化痰，清热除烦，治疗胆虚木郁，土不达而痰浊内生之各类疾病，疗效显著。张秉成《成方便读》云："夫人之六腑，皆泻而不藏，唯胆为清净之腑，无出无入，寄附于肝，又与肝相为表里。肝藏魂，夜卧则魂归于肝，胆有邪，岂有不波及于肝脏哉？且胆为甲木，其象应春，今胆虚即不能遂其生长发陈之令，于是土得木而达者，因木郁而不达矣。土不达则痰涎易生，痰为百病之母，所虚之处，即受邪之处，故有惊悸之状。二陈、竹茹、枳实、生姜，和胃豁痰、破气开郁之品，内中并无温胆之药，而以温胆名方者，亦以胆胃甲木，常欲其得春气温和之意耳。”

枕中丹原名“孔圣枕中丹”，出自《备急千金要方》。龟者介虫之长，阴物之至灵者也；龙者鳞虫之长，阳物之至灵者也。借龟甲、龙骨二物之阴阳，以补人身之阴阳，龟甲滋补肝肾之阴，龙骨潜镇心肾之阳。又人之精与志皆藏于肾，肾精不足，则志气衰，不能上通于心，故迷惑善忘也。远志，苦泄热而辛散郁，能通肾气而上达于心，强志益智。石菖蒲，辛散肝而香舒脾，能开心孔而利九窍，去湿除痰。又龟能补肾，龙能镇肝，使痰火散而心肝宁，则聪明开而记忆强矣。

（二十一）黄连温胆汤治风痰阻络肌肉跳痛

全身肌肉跳痛者，中医称为“瞤动”，如有虫伏肌肤间，肌肉皮肤跳动为症状。关于“瞤动”的中医辨治，其病机有太阳病，发汗过多，汗出不解者，如真武汤之主治；有温病后期，邪热灼伤真阴，经脉失于濡养者，如大定风珠之主证；有下元虚衰，虚阳夹痰浊上泛，堵塞清窍及脉络者，如地黄饮子之所治。本案肌肉瞤动实为痰热内阻经络，经脉失于润养，生风所致，曾师洞察秋毫，勘彻病机，以清化痰热、通络祛风为治，应手而效，堪为典范。

案　谭某，女，53 岁。2012 年 9 月 4 日初诊。刻下症见：感全身肌肉游走性跳痛及眼睑跳动，头昏纳呆，稍感腹胀，眠差，易惊醒，入睡困难，舌淡红，苔薄白稍滑，脉弦。

中医辨证：痰热上扰，风痰阻络。

治则治法：清热化痰，通络祛风。

方药：黄连温胆汤加减。法半夏12g，陈皮6g，黄连6g，茯苓20g，胆南星10g，枳实6g，竹茹12g，天麻12g，蔓荆子15g，钩藤15g，地龙6g，砂仁6g（后下），僵蚕10g，蜈蚣2条，全蝎6g，白芷12g，鸡内金30g，白术20g，甘草6g。6剂，水煎服，每日1剂。

2012年10月9日二诊。服药后全身肌肉游走性跳痛及眼睑跳动症状消失，现感右口角跳动，时有抽搐感，怕风，遇冷风则流清涕，打喷嚏，舌淡红，苔薄白，脉细弦。

辨证：肺卫表虚，营卫不调，风邪阻络。

治法：固表实卫，调和营卫，祛风通络。

方药：桂枝汤、玉屏风散合苍耳子散加减。桂枝12g，白芍12g，白芷10g，大枣12g，黄芪30g，茯苓15g，白术30g，防风6g，苍耳子12g，辛夷花12g，蝉蜕6g，乌梅12g，诃子10g，五味子10g，细辛6g，干姜10g，天麻12g，钩藤30g，僵蚕15g。6剂，水煎服，每日1剂。

2012年10月24日三诊。服药后怕风，遇冷风则流清涕，打喷嚏症状明显好转，口角跳动，抽搐感减轻，精神状态转佳，稍感腰膝酸软，舌淡红，苔薄白，脉细软。

辨证：表虚风寒，脾肾气虚，肝肾不足。

治法：固表实卫，健脾益气，补益肝肾。

方药：玉屏风散合桑膝地黄汤加减。黄芪30g，茯苓12g，白术20g，防风15g，山药30g，山茱萸20g，枸杞子25g，桑寄生30g，熟地黄30g，淫羊藿30g，川牛膝30g，续断20g，牡蛎30g（先煎），龟甲30g（先煎）。6剂，水煎服，每日1剂。

按：本案患者以全身肌肉游走性跳痛及眼睑跳动为主症，伴见纳呆腹胀、眠差、易惊醒、苔滑、脉弦等，四诊合参，为脾肺气虚，痰浊内生，痰热内阻经络，经脉失于润养而生风所致。曾师洞察秋毫，勘彻病机，初诊以黄连温胆汤为主方，加入钩藤、地龙、僵蚕、蜈蚣、全蝎等息风通络之品，以清化痰热、通络祛风。二诊上症消失，唯余口角抽动，考虑经络之痰热得祛，独留风痰上扰清窍，怕风、自汗为脾肺气虚，营卫生化之源匮乏所致，故二诊以玉屏风散合桂枝汤固表实卫、调和营卫为主，加入蝉蜕、天麻、钩藤、僵蚕、白芷、细辛温经通络、开窍息风。三诊上症均缓，曾老师以玉屏风散加桑膝地黄汤健脾益气、补益肝肾，健脾肺以杜其生痰之源，补肝肾以防内风再起，步步为营，堪为典范。

（二十二）黄连温胆汤治疗顽固性失眠两则

1. 失眠证中医称为“不寐”“不得眠”或“目不瞑”，是指以经常不能获得正常睡眠为特征的一种病证。关于失眠症的中医治则治法，张仲景在《伤寒论》中以“栀子豉汤”治疗外感邪气，余热内扰胸膈所出现的虚烦不眠证；在《金匮要略》中用“酸枣仁汤”治疗肝阴不足，心血亏虚之“虚劳虚烦不得眠”，为后世治疗“失眠证”立“邪扰”“正虚”两类病因。本案中病例属于痰热内扰心神导致的顽固性失眠，从发病到来诊治已1年余，严重影响患者的生活、工作，老师应用清代陆廷珍的《六因条辨》中黄连温胆加减治之，去燥化痰、清热除烦，临床疗效显著，堪为师法。

案 刘某，男，26岁，2013年8月13日初诊。患者诉反复心烦、失眠、焦虑1年，多次三甲西医院就诊，诊断为焦虑证，予抗焦虑、镇静安眠药物口服，开始还能入睡4～5小时，每每于工作紧张、加班、思虑过多、情绪波动时症状加重，后逐渐疗效不佳，近2个月来因工作压力大，长期加班，几乎彻夜不能入睡。刻下症见：焦虑，失眠，几乎彻夜难眠，困倦乏力，头昏胀，恶心，口干苦，时感心悸，大便干结，解便不畅，舌红瘦，边有瘀纹，苔薄黄滑腻，脉弦。

辨证：气滞痰阻，痰热内蕴，痰瘀互结，内扰心神。

治法：理气化痰，清热通腑，宁心安神。

方药：黄连温胆汤合定志丸加减。黄芩10g，茯苓12g，法半夏12g，陈皮6g，枳实12g，竹茹12g，胆南星12g，石菖蒲12g，远志12g，郁金30g，龙骨、牡蛎各12g，琥珀10g（冲服），酒大黄12g，栀子6g，青礞石30g，浙贝母10g，白矾2g，甘草6g。6剂，水煎服，每日1剂。

并告之避免操劳，慎起居，节劳作，畅情志，勿食辛辣油腻饮食，忌烟酒，清淡饮食。

2013年8月20日二诊。患者精神状态明显改善，诉服药后大便通畅，随大便泻下较多黏液状物，服药3日后每晚能睡5个小时左右，虽然入睡仍较困难，但入睡后睡眠质量明显改善，焦虑状态明显缓解，头昏胀、恶心、口干苦、心悸症状明显好转。现诉：仍入睡较困难，每晚需口服氯硝西泮方能入睡，时有口苦口干，舌红，苔薄滑，脉细弦。

辨证：服药后胆热得清，木郁得达，肠腑通畅，痰热下泻而不能上扰心神。效不更方，上方加入宁心安神助眠药物，改善睡眠质量，助阳入阴。

治法：清胆和胃，清热豁痰，养心安神。

方药：上方加减。黄芩 10g，茯苓 12g，法半夏 12g，陈皮 6g，枳实 12g，竹茹 12g，胆南星 12g，石菖蒲 12g，远志 12g，郁金 30g，龙骨、牡蛎各 12g，琥珀 10g（冲服），赤芍 20g，栀子 6g，青礞石 30g，浙贝母 10g，首乌藤 30g，酸枣仁 30g，合欢皮 30g。6 剂，水煎服，每日 1 剂。

2013 年 9 月 12 日三诊。患者喜形于色，精神饱满，诉：现基本能于上床后 30 分钟内入睡，睡眠质量可，虽梦较多、易惊醒，但头晕乏力、焦虑状态明显缓解，头昏胀、恶心、口干苦、心悸症状基本消失，工作效率明显提高，大便通畅，每日一行，舌淡红，苔薄滑，脉细弦。

上方守方继服，该例患者共计五诊，服药 30 余剂，2013 年 11 月起基本停用氯硝西泮等镇静催眠药物，睡眠基本正常，情绪明显改善，工作、生活基本正常。

按：张秉成《成方便读》云："夫人之六腑，皆泻而不藏，唯胆为清净之腑，无出无入，寄附于肝，又与肝相为表里。肝藏魂，夜卧则魂归于肝，胆有邪，岂有不波及于肝脏哉？且胆为甲木，其象应春，今胆虚即不能遂其生长发陈之令，于是土得木而达者，因木郁而不达矣。土不达则痰涎易生，痰为百病之母，所虚之处，即受邪之处，故有惊悸之状。二陈、竹茹、枳实、生姜，和胃豁痰、破气开郁之品，内中并无温胆之药，而以温胆名方者，亦以胆胃甲木，常欲其得春气温和之意耳。”笔者认为，张氏解“温胆汤”主治病机虽有“胆虚木郁，土不达而痰浊内生”，即首先情志内郁，胆木不疏，而后脾土失达，运化失常，痰浊内生之先后转承，但在临床上，特别是西南巴蜀之地，两江交汇，湿浊蕴蒸，加之饮食习惯喜食辛辣厚味，痰热内生、内盛而致内扰胆、胃、心神也是非常常见的，故曾老师在临床上多合黄连、黄芩施用，取其清热化痰、清胆理气，治疗由情志、饮食习惯、体质禀赋等原因导致的痰热内盛，内扰心神所致的各种神志性疾病，效果显著。

2.《内经》云：“胆者中正之官，决断出焉。”《灵枢·邪气脏腑病形》说：“胆病者，善太息，口苦，呕宿汁，心下澹澹，恐人将捕之。”将胆腑功能与情志性疾病联系起来。本案为顽固性失眠证，曾老师辨其中医病机为：脾虚生痰，胆郁痰扰，予温胆汤治疗而获效。

案 周某，59 岁，女。2012 年 9 月 25 日初诊。患者反复失眠 30 余年，每晚仅能睡 3 个小时左右。上床后辗转反侧，不能入睡，甚至达旦不眠，十分痛苦。伴见腹胀便溏，困倦乏力，舌淡红胖，苔薄黄稍腻，脉弦。

辨证：脾气亏虚，痰热内扰心神。

治法：理气化痰，清胆健脾，和胃安神。

方药：黄连温胆汤加减。黄连 10g，法半夏 12g，茯苓 15g，陈皮 6g，枳实 12g，竹茹 15g，胆南星 12g，炙远志 12g，龙骨、牡蛎各 30g，山药 30g，炒扁豆 20g，薏苡仁 30g，黄芪 20g，白术 15g，五味子 10g，木香 10g，酸枣仁 30g，首乌藤 30g。6 剂，水煎服，每日 1 剂。

2012年9月29日二诊。服药后入睡时间缩短，睡眠时间亦有所延长，每晚能睡4～5小时，大便变干，已基本成形，精神转佳，唯时感腰酸腿软，舌淡红胖，苔薄滑，脉细。

方药：效不更方，上方加补肝肾、强腰膝之品。黄连10g，法半夏12g，茯苓15g，陈皮6g，枳实12g，竹茹15g，胆南星12g，炙远志12g，龙骨、牡蛎各30g，山药30g，炒扁豆20g，薏苡仁30g，黄芪20g，白术15g，五味子10g，木香10g，酸枣仁30g，首乌藤30g，龟甲30g，续断15g，杜仲20g。6剂，水煎服，每日1剂。

2012年10月17日三诊。上症进一步改善，上床后能在30分钟至1小时内入睡，睡眠时间能维持在4～6小时，但梦较多，大便再次稀溏。

治法：理气化痰，重镇安神，健脾固肠。

方药：黄连温胆汤加减。黄连10g，法半夏12g，陈皮6g，茯神（朱砂染）20g，枳实12g，竹茹15g，胆南星12g，炙远志12g，龙骨、牡蛎各30g，山药30g，炒扁豆20g，薏苡仁30g，黄芪20g，白术15g，五味子10g，诃子10g，肉豆蔻15g，首乌藤30g，珍珠母30g，石菖蒲15g。6剂，水煎服，每日1剂。

按：《素向·灵兰秘典论》云："心者，君主之官也，神明出焉。……胆者，中正之官，决断出焉。"人的精神活动虽由心主管，但其他脏腑也参与，不同的脏腑所起的作用有所不同。心对精神活动起主宰作用，而胆起决断作用。胆气通于心，不仅是因为心与胆均"盛精汁三合"（《难经·四十二难》)，胆的经脉“上肝，贯心”(《灵枢·经别》)，更主要是在神志上的主辅配合关系。心藏神，神之主在心；胆主决断，某些神志活动又决于胆。在神志方面，二者相辅相成，相互为用。临床上，如果胆病，胆气就会上扰心神而出现心悸不宁、惊恐畏惧、嗜睡或不眠等症。胆为清净之腑，喜温和而主生发，木郁不达，脾虚生痰，痰热上扰，则心神不安，虚烦不眠。曾师用黄连温胆汤为主方治疗该病，法半夏为君，燥湿化痰；竹茹、黄连为臣，清热化痰，清心除烦；枳实行气消痰，使上扰之痰随气而下；陈皮燥湿理脾，茯苓健脾渗湿，以杜生痰产湿之源。再酌加安神定志之品，而获全效。

（二十三）活血化瘀通络合平肝通阳法治疗冠心病心肌梗死后

冠心病、心肌梗死属于中医学“胸痹”“真心痛”范畴，古人有“昔发旦死，旦发昔死”之谓，在现代医学迅速发展的今天，冠心病、心肌梗死仍居致人类死亡疾病的前三位。随着冠状动脉支架置入术、冠状动脉搭桥术的开展，挽救了许多急性发作期患者的性命，但如何防止支架置入后的再狭窄，防止再次梗死，进而如何改善患者的临床症状，提高患者的生活质量，仍是现代医学需要解决的问题。

案　王某，男性，59 岁。2013 年 11 月 5 日初诊。患者经人介绍，从四川省大竹县专程来求诊。冠心病、高血脂病史 10 余年，2013 年 4 月 3 日～17 日因突发“心前区憋闷，疼痛，压榨感，伴晕厥”送入某医科大学附属医院住院治疗，诊断为：急性左右心室下壁心肌梗死，冠心病，心源性休克。予冠脉造影后行支架置入治疗。治疗后予抗凝、降血脂、降血压规范治疗半年，但患者症状仍明显。刻下症见：心悸、心慌，胸闷，气短心悸，时感头重足轻、行路不稳，稍活动或情绪激动时感心悸、胸闷症状加重，大小便正常，纳眠尚可，舌红嫩，苔薄黄，脉滑数。血压 145/85mmHg。

辨证：心脉瘀阻，心阴亏虚，肝肾阴虚。

治法：活血化瘀通络，平肝养心通阳。

方药：桃红四物汤、丹参饮合孔圣枕中丹加减。生地黄 20g，桃仁 15g，红花 10g，赤芍 12g，枳壳 12g，川芎 12g，降香 10g，川牛膝 9g，桑寄生 12g，钩藤 5g，龙骨、牡蛎各 25g，龟甲 30g（先煎），鳖甲 30g，五味子 13g，酸枣仁 10g，柏子仁 20g，炮甲珠粉 6g（冲服），丹参 15g，天麻粉 10g（冲），山茱萸 30g。15 剂，水煎服，每日 1 剂。

2013 年 12 月 6 日二诊。患者服药后心悸、心慌、胸闷、气短症状明显好转，头重足轻、行路不稳症状亦明显改善，精神状态转佳。诉现在平路快走时已不觉胸闷心悸，大小便稍正常，纳眠尚可，舌红嫩，苔薄黄，脉滑数。血压 130/80mmHg。

辨证：心脉瘀阻，心阴亏虚，肝肾阴虚。

治法：活血化瘀通络，平肝养心通阳。

方药：效不更方，上方加减。生地黄 20g，桃仁 12g，红花 6g，赤芍 20g，枳壳 12g，川芎 12g，降香 10g，川牛膝 20g，桑寄生 30g，钩藤 30g，龙骨、牡蛎各 25g，龟甲 30g

（先煎），鳖甲30g（先煎），五味子10g，酸枣仁30g，柏子仁20g，炮甲珠粉6g（冲服），丹参15g，天麻粉10g（冲），山茱萸30g，石决明25g，焦山楂25g。20剂，水煎服，每日1剂。

2014年9月门诊随访，患者一直于老师门诊治疗，每月从四川来诊治1次，虽路途遥远，但患者愿意坚持，上述诸症明显缓解，现生活基本恢复正常。

按：冠心病、心肌梗死为急性冠脉痹阻，虽采用支架置入，但难免会导致支架或血管壁的附壁血栓形成，导致冠脉的再次狭窄，故不论中医、西医，活血化瘀、抗凝为治疗之常法。老师用桃红四物汤合丹参饮活血化瘀、通心络，为对症之法。但该患者有长期高血压、高脂血症病史，主症除了心悸、心慌、胸闷外，还有血压偏高、时感头重足轻、行路不稳的症状，老师明察秋毫，辨证为肝肾阴虚，虚阳上越，肝风内动之候，而对于该病伴见次证候的治疗，老师独具特色，取孔圣枕中丹加减治之。孔圣枕中丹出自《备急千金要方》，汪昂云："此手足少阴经药也。龟者介虫之长，阴物之至灵者也；龙者鳞虫之长，阳物之至灵者也。借龟甲、龙骨二物之阴阳，以补人身之阴阳，龟甲滋补肝肾滋阴，龙骨潜镇心肾之阳。又人之精与志皆藏于肾，肾精不足，则志气衰，不能上通于心，故迷惑善忘也。远志，苦泄热而辛散郁，能通肾气上达于心，强志益智。石菖蒲，辛散肝而香舒脾，能开心孔而利九窍，去湿除痰。又龟能补肾，龙能镇肝，使痰火散而心肝宁，则聪明开而记忆强矣。"该方中龟甲、龙骨（曾师加鳖甲）血肉有情，滋补肝肾之阴，潜镇浮越之虚阳，佐用桑寄生、川牛膝、山茱萸补足少阴肾之阴阳；炙远志、石菖蒲，一通心脏之阴，一理心脏之阳，加酸枣仁、柏子仁，养手少阳心之阴阳，肝肾同补，通补兼施，故疗效显著。

（二十四）急下存阴治疗中风先兆

中风病情凶险，起病急促，预后较差，会严重影响患者的肢体功能、语言功能，故临床上要高度重视中风先兆症状的诊断，及时救治，此“上医治未病”之法。救治之法不外乎平肝潜阳、息风定痉、养阴润燥、填精补髓，总以辨治审证，勘透病机，针对病机进行治疗，方能救大厦于将倾，挽狂澜于既倒。

案 李某，男，45 岁。2013 年 5 月 18 日初诊。患者长期便秘，大便 3～5 日一行，干结不畅。近两日来，感舌体麻木，口中泛酸，盗汗，下半身明显，腹胀，舌红嫩，少津液，苔少，脉细滑数。

辨证：本病例长期肠腑不通，燥热内蕴，津液耗伤，无水行舟，故大便干结不畅。患者两日来出现舌体麻木、口中泛酸，为长期阴液亏耗，水不涵木，肝气偏亢，肝风欲动之征象。此为急症，急则治其标，当立即通腑泻浊，急下存阴，增液养阴，养肝血，以涵肝木，平肝风，而杜中风发作。

辨证：燥热内蕴肠腑，阴虚风动。

治法：腑泻浊，急下存阴，增液养阴，濡养肝血。

方药：大承气汤、五磨汤合增液汤加减。桑寄生 30g，川牛膝 30g，当归 6g，桃仁 15g，法半夏 12g，厚朴 10g，枳实 12g，乌药 10g，沉香粉 3g（冲服），木香 6g，槟榔 15g，莱菔子 30g，火麻仁 30g，生大黄 10g，芒硝 20g，草决明 25g，白术 60g，玄参 25g，生地黄 30g，麦冬 20g。6 剂，水煎服，每日 1 剂。

嘱其禁辛辣饮食、肥腻厚味，条畅情志，规律起居，勿熬夜，清淡饮食。

2013 年 5 月 23 日二诊。患者服药畅泻大便，腹胀消失，身体轻松，舌体麻木、口泛酸水明显缓解，仍乏力气短，盗汗，下半身明显，舌红嫩，苔薄，脉细滑数。

辨证：肠腑得通，燥热泻下，阴津得存，肝木得涵，肝风稍息。

治法：补益肝肾，增液润肠通便。

方药：增液承气汤合桑膝地黄汤加减。桑寄生 30g，川牛膝 30g，白芍 30g，山茱萸 30g，法半夏 12g，厚朴 10g，枳实 12g，乌药 10g，当归 6g，木香 6g，槟榔 15g，莱菔子 30g，火麻仁 30g，酒大黄 6g，生山楂 30g，草决明 25g，白术 60g，玄参 25g，生地黄 30g，麦冬 20g，全蝎粉（冲服）3g，僵蚕 12g，龟甲 30g，鳖甲 30g。6 剂，水煎服，每日 1 剂。

嘱其禁辛辣饮食、肥腻厚味，条畅情志，规律起居，勿熬夜，清淡饮食。

2014 年 6 月 4 日三诊。患者服药后大便通畅，每日 2 次，质软稍溏，腹胀消失，舌体麻木、口泛酸水基本消失，乏力气短、盗汗明显好转，舌红嫩，苔薄，脉细滑数。

辨证：效不更方，继续上方加减善后。

治法：补益肝肾潜阳，增液润肠通便。

方药：继续上方。桑寄生 30g，川牛膝 30g，白芍 30g，山茱萸 30g，法半夏 12g，厚朴 10g，枳实 12g，乌药 10g，当归 6g，木香 6g，槟榔 15g，莱菔子 30g，火麻仁 30g，酒大黄 6g，生山楂 30g，草决明 25g，白术 60g，玄参 25g，生地黄 30g，麦冬 20g，全蝎粉（冲服）3g，僵蚕 12g，龟甲 30g，鳖甲 30g。6 剂，水煎服，每日 1 剂。

嘱其禁辛辣饮食、肥腻厚味，条畅情志，规律起居，勿熬夜，清淡饮食。

按：此病例长期便秘，肠腑不通，燥热内蕴，津液耗伤，无水行舟，故大便干结不畅。患者两日来出现舌体麻木、口中泛酸，为长期阴液亏耗，水不涵木，肝气偏亢，肝风欲动之征象，已经由阳明燥实证转变为少阴三急下证。曾老师明察秋毫，当机立断，急则治其标，立即通腑泻浊，釜底抽薪，急下存阴，增液养阴，养肝血，以涵肝木、平肝风，而杜中风发作，使患者免于一场大病。

（二十五）急性缺血性中风

中风又名卒中，以卒然昏仆、不省人事，伴见口眼㖞斜、半身不遂、语言不利，或不经昏仆而仅以㖞僻不遂为主症的疾病。因其起病急骤，症见多端，变化迅速，如风性善行数变，故古人以“中风”名之。现代医学根据中风病血管性质分为：出血性脑卒中（脑出血）和缺血性脑卒中（脑梗死）。该例为急性缺血性脑卒中患者，老师在急性期治以平肝息风、化痰通络为主，待症状缓解后加用活血化瘀、疏通经络、益气养血之品，疗效显著。

案 王某，男，62岁，2013年10月11日初诊。患者20日前突发口角㖞斜，语言不利，左侧肢体无力，伴见头昏，全身困重，口角流涎，喉间痰鸣，咯吐不利，尿频、尿急、尿不尽感。9月24日于某三甲医院行头颅MRI提示：右基底节区急性缺血性脑梗死，多发性腔隙性脑梗死，血压135/87mmHg，舌红紫暗，边有齿痕，苔滑。

辨证：曾老师认为中风病机相对复杂，但归纳起来不外"虚"（阴虚、血虚、气虚）、"火"（肝火、心火）、"痰"（风痰、是痰）、"瘀"（血瘀）、"风"（肝风、外风）、气（气逆）六端，其中肝肾阴虚是其根本病机，肝风、痰浊、血瘀是最常见病因。该病例"口角㖞斜、头昏"为肝风上扰之状，"全身困重、口角流涎、喉间痰鸣、咯吐不利"为痰浊内盛之候，"语言不利、左侧肢体无力、头颅MRI表现及舌红紫暗"为络脉瘀阻的临床表现，而肝肾不足是其上述临床表现的根本病机。

治法：急则治标，先予平肝息风、化痰活血通络。

方药：黄连温胆汤合天麻钩藤饮。桑寄生30g，川牛膝20g，黄连10g，法半夏12g，茯苓12g，陈皮6g，枳实12g，竹茹12g，石菖蒲12g，炙远志12g，丹参12g，赤芍20g，刺蒺藜30g，钩藤30g，天麻15g，地龙6g，当归6g，川芎10g，桃仁12g，鸡血藤30g，红花6g，熟地黄20g。6剂，水煎服，每日 1 剂。

叮嘱患者调畅情志，避免大悲大喜等情绪波动，注意饮食，以清淡、易消化食物为主，忌食用辛燥、麻辣、油腻饮食，注意保暖，定时起居。

2013 年 10 月 26 日二诊。服药后诸症改善，仍存，舌淡红偏紫暗，苔仍滑腻。

辨证：肝风稍息，但经络瘀阻未通，痰浊未化，肝肾阴亏未培。

治法：平肝息风，化痰活血通络。

方药：上方增加丹参量，另加水蛭粉 10g。桑寄生 30g，川牛膝 20g，黄连 10g，法半夏 12g，茯苓 12g，陈皮 6g，枳实 12g，竹茹 12g，石菖蒲 12g，炙远志 12g，丹参 15g，赤芍 20g，刺蒺藜 30g，钩藤 30g，天麻 15g，地龙 6g，当归 6g，川芎 10g，桃仁 12g，鸡血藤 30g，红花 6g，熟地黄 20g，水蛭粉 10g。6 剂，水煎服，每日 1 剂。

2013 年 11 月 3 日三诊。现口角㖞斜、左侧肢体无力有较显著改善，头昏、全身困重、口角流涎、喉间痰鸣、咯吐不利症状亦好转，尿频、尿急、尿不尽感症状基本消失，舌淡红，苔稍腻，脉细弦。

辨证：肝风息，痰浊减，经络瘀阻稍通，肝肾阴亏未培。

治法：补肝肾阴精，化痰活血通络。

方药：上方去黄连、法半夏之苦燥，加山茱萸、山药、女贞子。桑寄生 30g，川牛膝 20g，熟地黄 20g，山茱萸 20g，茯苓 12g，陈皮 6g，枳实 12g，竹茹 12g，石菖蒲 12g，炙远志12g，丹参15g，赤芍20g，刺蒺藜30g，钩藤30g，天麻15g，地龙6g，当归6g，川芎10g，乌梢蛇15g，鸡血藤30g，红花6g，女贞子30g，水蛭粉10g，山药30g。6剂，水煎服，每日1剂。

2013年11月16日四诊。口角㖞斜、口角流涎、喉间痰鸣、咯吐不利症状基本消失，头昏、全身困重、左侧肢体无力显著改善，舌淡红，苔稍腻，脉细弦。

辨证：肝风息，痰浊减，经络瘀阻未通，肝肾阴亏未培。

治法：痰浊已减，肝风已息，在补肝肾阴精基础上加入补气之药，继续化痰活血通络。

方药：上方合补阳还五汤加减。桑寄生30g，川牛膝20g，熟地黄20g，山茱萸20g，茯苓12g，陈皮6g，枳实12g，竹茹12g，石菖蒲12g，黄芪45g，丹参15g，赤芍30g，刺蒺藜30g，钩藤30g，天麻15g，地龙10g，当归6g，川芎10g，乌梢蛇15g，鸡血藤30g，黄连6g，女贞子30g，水蛭粉10g，山药30g。6剂，水煎服，每日1剂。

2013年11月25日五诊。患者自行拄杖前来，现口角㖞斜、口角流涎、喉间痰鸣、咯吐不利症状基本消失，头昏、全身困重、左侧肢体无力明显改善，精神状态好转，舌红，苔稍腻，脉细弦。

该病例以上方加减，反复经治共计十五诊，合计5个月余，现患者除左侧肢体肌肉稍差（3级-）外，生活基本恢复自理能力。

按：曾老师根据其中风病程分为急性期和恢复期（即后

遗症期）进行分阶段治疗。

1. 中风急性期的治疗当以平肝潜阳、化痰通络为主。肝肾阴虚，风阳施虐；脾虚生痰，痰湿壅盛，化火生风，这是“中风”的两大主要病理机制。因此在中风急性期，曾老师主张中医治疗以平肝潜阳、化痰通络为主。

2. 中风恢复期暨后遗症期患者病理情况会出现显著变化，瘀血阻络造成的脉络瘀阻所导致的神经、肢体功能的缺损成为临床主要症状，这时的中医辨治应当突出对活血化瘀药物的应用。由于中风患者大多气阴亏虚，老师根据气血理论，常在活血化瘀药中加入益气养血之品，如黄芪、当归、何首乌、白芍之类，以收气行则血行、血沛则流畅之效。

3. 曾老师还认为，风阳内动，血瘀痰浊，闭阻经络是中风病的基本病理，其临床表现如四肢拘急、舌强言謇、肌肤麻木、口眼㖞斜等无一不是在整个治疗过程中风阳内动，经络阻滞的表现，故曾定伦老中医在整个中风病的治疗过程中十分重视对息风、通络类中药的使用。

4. 益气养阴为中风治本之图，不可不用，亦不可滥用。中风病机本质为肝肾不足，气血衰少，水不涵木，肝风内动，故传统中医治疗主张中风急性期后采用大剂养阴滋水、血肉有情之品。但曾老师认为，中风属于本虚标实之证，急性期以肝阳上亢、痰热瘀阻之邪实为主，恢复期亦多虚中夹实、虚实夹杂之证，单纯的气虚、阴虚纯虚无邪证于临床中是很少的，故曾定伦老师主张：中风病恢复期治疗亦须以祛邪为主，应当在辨证的前提下适当配伍益气养阴类药物，方可收到标本兼顾之效。

（二十六）久咳先敛肺再宣肺

中医藏象理论认为：肺朝百脉，主治节，司呼吸，主宣发、肃降。肺气的宣发与肃降，是肺气升降出入功能活动的两个方面，宣发与肃降虽有区别，但相反相成，二者又常相互影响。肺气宣发和肃降功能失常的最常见表现是咳嗽，但曾老师认为临床上对于肺气不宣与肺气不降所导致的咳嗽诊治应有所不同，其区别当以病程之长短为主，久咳者多肺气耗散，急需收敛耗散之肺气，复其肃降功能，再有邪散邪、有痰化痰，方能收效。

案 汤某，女，63岁，2013年11月22日初诊。患者诉3个月前不慎受凉外感，咽痒，自服感冒、消炎、止咳药物无缓解，输液治疗1周（用药不详），症状无缓解。患者反复咳嗽3个月，呈阵发性呛咳，咽痒则发，咳嗽剧烈，于今日来诊。刻下症见：阵发性呛咳，胸闷，胸膺疼痛，气紧，动辄明显，咽痒，干咳无痰，无发热、恶寒、咳血，舌淡红，苔薄黄稍腻，脉细弦。

辨证：风寒束肺，久咳肺气耗散，失于肃降。

治法：和解表里，敛肺止咳平喘。

方药：银翘小柴胡汤合定喘汤加减。金银花、连翘各15g，柴胡12g，黄芩12g，法半夏12g，杏仁12g，桔梗12g，枳壳6g，白果10g，厚朴10g，蝉蜕6g，乌梅12g，五味子12g，牛蒡子12g，罂粟壳6g，前胡12g，紫菀12g，诃子10g，甘草6g，紫苏叶6g，射干10g，木蝴蝶30g，僵蚕

12g。3 剂，水煎服，每日 1 剂。

嘱其避风寒，慎起居，清淡饮食。

2013 年 11 月 26 日二诊。患者服药后呛咳明显好转，痰液减少，较前易咯出，胸闷、气紧、咽痒亦好转，二便通畅，舌红，苔薄黄。

辨证：肺气已敛降，效不更方。

治法：和解表里，敛肺止咳平喘。

方药：银翘小柴胡汤合定喘汤加减。金银花、连翘各 15g，柴胡 12g，黄芩 12g，法半夏 12g，半枝莲 12g，白花蛇舌草 12g，浙贝母 6g，桔梗 10g，麦冬 10g，蝉蜕 6g，乌梅 12g，五味子 12g，桑白皮 12g，罂粟壳 6g，僵蚕 12g，蒲公英 12g，白果 10g，甘草 6g，杏仁 6g，射干 10g，木蝴蝶 30g。6 剂，水煎服，每日 1 剂。

2013 年 12 月 6 日三诊。患者咳嗽基本消失，但感咽喉有痰，痰液黏稠，较难咯出，胸闷、气紧、咽痒明显好转，活动后已不觉气短，二便通畅，舌红，苔薄黄。

辨证：肺气恢复肃降，痰热内蕴，肺气不宣。

治法：宣发解表，清肺化痰。

方药：银翘麻杏石甘汤加减。金银花、连翘各 15g，麻黄 6g，杏仁 12g，石膏 24g，黄芩 12g，桔梗 15g，蝉蜕 6g，海蛤粉 15g，麦冬 20g，浙贝母 12g，乌梅 12g，五味子 10g，木蝴蝶 30g，白果 6g，款冬花 15g，僵蚕 12g，川牛膝 20g，甘草 6g，蒲公英 30g，前胡 12g，紫菀 15g。6 剂，水煎服，每日 1 剂。

按：曾老师认为，肺的生理功能以“宣发”和“肃降”

为主，同时掌管体内的气与水液调控。又，“肺为娇脏”，因此，不论是周遭环境变化所产生的外邪，或人体本身内在功能障碍，都有可能伤害到肺的正常功能，造成“肺气不宣”和“肺失肃降”的病理现象。肺气不宣多发生在外感风寒（感冒）的初起，咳嗽声音重浊、不响亮，胸闷，呼吸不畅，气紧感明显，咳起来很吃力。痰多时，咳嗽会有明显痰声。一般兼见鼻塞、打喷嚏、流鼻涕、头痛、颈项僵硬、喉咙痛、发热畏寒等，治疗以宣肺为主，常用麻黄、苏叶、荆芥、桔梗等。肺气不降之咳嗽则通常表现为阵发性咳嗽，患者往往感喉咙很痒，有一股气上逆，冲胸膺咽喉，胸满气紧，气逆呛咳，感喉咙有痰，但咯吐不利，气短胸闷，动辄明显，有气不接续之感，该类患者主要是慢性咽炎所致咳嗽，或反复外感后久咳不愈者较多见。该类患者若起手便用麻黄、杏仁等宣肺平喘之品，恐耗散致肺气愈虚，不能肃降，故曾老师在治疗肺气不降久咳、肺气耗散的患者时，首先应用罂粟壳、乌梅、五味子、白果等敛肺止咳药物，收敛耗散之肺气，待肺气收敛，气机复降后，再针对患者病情，有痰化痰，有表解表，正如《医经秘旨》云：“肺气虚耗，虚则气逆，斯时亦不暇顾虑其邪之未散，而直收涩之，收以止逆，涩以固脱，则正气复而余邪自解。”

（二十七）决明消毒饮治疗痤疮

痤疮是一种慢性炎症性皮肤病，好发于青春期，主要与皮脂分泌过多、毛囊皮脂腺导管堵塞、细菌感染和炎症反应等因素相关，该病为常见皮肤疾病，易反复发作，不易根治。

案 杨某，女，29岁，2013年5月21日初诊。患者自诉初中阶段青春期起面部即开始长痤疮；高中阶段因学习压力较大，精神紧张，颜面痤疮明显加重。工作后经调解情绪，经常面部护理，颜面痤疮有所好转，近来因为进食火锅，熬夜加班后颜面痤疮明显加重，现症见：颜面痤疮，颌面部较明显，时有作痒，部分痤疮可见白色脓头，大便干结，不畅，1～2日一行，口干不苦，舌红，苔薄黄稍腻，脉弦。

辨证：湿热内蕴，风热外束，血分偏热。

治法：清热利湿，疏散风热，凉血通便。

方药：决明解毒饮加减。金银花、连翘各15g，黄连6g，黄芩12g，赤芍20g，牡丹皮20g，石决明25g，草决明25g，半枝莲15g，桃仁12g，当归6g，苦参25g，土茯苓30g，紫草30g，紫花地丁30g，生地黄20g，蝉蜕6g，紫背浮萍30g，火麻仁30g，酒大黄10g，蒲公英20g。6剂，水煎服，每日1剂。

嘱其禁辛辣饮食、肥腻厚味，条畅情志，规律起居，勿熬夜，清淡饮食。

2014年5月29日二诊，患者诉服药后大便通畅，每日一行，颌面部痤疮好转，未见新发，表明脓头消失，口干好转，白带色黄量多，舌红，苔薄黄，脉弦。

辨证：湿热内蕴，风热外束，血分偏热。

治法：继续清热利湿，疏散风热，凉血通便。

方药：上方去黄芩，易黄柏，去桃仁、生地黄，加白果、山药。金银花、连翘各20g，黄连6g，黄柏12g，赤芍20g，牡丹皮20g，石决明25g，草决明25g，半枝莲15g，白果12g，当归6g，苦参25g，土茯苓30g，紫草30g，紫花地丁30g，山药20g，蝉蜕6g，紫背浮萍30g，火麻仁30g，酒大黄10g，败酱草30g。6剂，水煎服，每日1剂。

嘱其禁辛辣饮食、肥腻厚味，条畅情志，规律起居，勿熬夜，清淡饮食。

2014年6月12日三诊，患者现颜面痤疮基本好转，疮痘减少，稀疏，未见新发，颜面皮肤已不作痒，大便通畅，稍溏，白带量少，颜色正常，舌红，苔薄黄，脉弦细。

中医辨证：风热外解，血热得清，湿热减少仍存。

治则治法：清热利湿，解毒清肝。

处方：上方加减。金银花、连翘各20g，黄连6g，川牛膝30g，菊花20g，牡丹皮20g，石决明25g，草决明25g，桑寄生15g，白果12g，当归6g，苦参25g，土茯苓30g，紫草30g，紫花地丁30g，山药20g，蝉蜕6g，紫背浮萍30g，火麻仁30g，白术60g，败酱草30g。6剂，水煎服，每日1剂。

按：痤疮是发生在毛囊皮脂腺的慢性皮肤病，最直接的致病因素就是皮脂腺分泌旺盛，导致毛孔堵塞，毛囊里面的油脂排不出来。《素问·生气通天论》云："劳汗当风，寒薄为皶，郁乃痤。"中医认为该病多与饮食不节，过食辛辣及肥甘厚味，复感外邪，使毛囊闭塞，内热不得透达，致使血热蕴蒸于面部；或肺经蕴热，外感风邪，或脾胃湿热，内蕴上蒸于面部而形成。颜面痤疮属于中医学“疮疡”范畴，对于本例患者，初诊时颌面痤疮可见白色脓头，故曾老师应用五味消毒饮为基本方，同时曾老师根据其西医病理生理为皮脂腺分泌旺盛，阻塞毛囊皮脂腺导管，进而继发细菌感染及炎症反应，在应用早年自创十味降脂片的基础上，加用石决明、草决明、紫背浮萍等清肝化浊、散结之品，创立决明消毒饮以治疗该病，疗效显著。

（二十八）平补脾肾法治疗乳癌术后化疗后

乳癌是目前女性发病率和病死率最高的恶性肿瘤，由于近年来乳癌自我诊查教育的开展和医学的进步，乳腺癌患者生存率及生存期有很大的提高，患乳腺癌后经积极手术治疗和辅助化疗（包括分子靶向治疗）后长期生存的患者日益增多。这部分患者面临后续的调整体质状态和脏腑功能状态，预防肿瘤复发、转移的问题。曾老师经过临床长期反复实践，提出恶性肿瘤普遍存在“脾肾气虚”的中医基本病机这一观点，具有广泛性和对临床的高度指导性。老师在临床中对于恶性肿瘤患者采用平补脾肾为基础，再结合中医辨证论治，近期针对患者的临床症状进行治疗，长期则以“平补脾肾气”为基础，灵活加减应用，明显改善了患者的体能状态及生活质量。

案 张某，女，44岁，2014年2月11日初诊。患者2013年8月“确诊右侧浸润性导管癌”，于某三甲医院行根治手术，术后病理：浸润性导管癌，淋巴结（1/12），免疫组化：ER、PR（++），Ki-67 35%，HRE_2（+），化疗6个疗程（具体方案，药物不详），化疗于2014年1月底结束，未行放疗。患者为行中医治疗就治于曾老师门诊。刻下症见：气短，乏力，时感心悸，时有恶心，欲吐，口干，口苦，纳呆厌油腹胀，舌红稍暗，中有裂纹，苔薄稍黄腻，脉细弦。

辨证：肝胃不和，痰热内阻。

治法：调和肝脾，和胃止吐，清热化痰散结。

方药：法半夏12g，茯苓15g，陈皮10g，枳壳12g，厚朴10g，苍术、白术各12g，竹茹15g，六神曲20g，砂仁6g（后下），鸡内金粉10g（冲服），黄芩15g，黄连10g，柴胡12g，吴茱萸6g，麦冬20g，五味子10g，三棱6g，夏枯草30g，莪术6g，瓜蒌子15g，桔梗12g，云木香6g。6剂，水煎服，每日1剂。

叮嘱患者调畅情志，清淡饮食，避风寒，防外感，忌食辛辣厚味，起居有节，注意休息，避免动怒等。

2014年2月21日二诊。患者服药后心悸、恶心、欲吐、口苦、纳呆、厌油、腹胀症状改善，饮食稍增加，仍感气短、乏力，精神状态差，困倦明显，舌淡红稍暗，中有裂纹，苔薄稍腻，脉细弦。

辨证：患者服药后痰热得清，肝气得疏，胃气得降，但脾、肺、肾气仍虚，现以补脾益肺、培补肾气为主，并继续疏肝化痰。

治法：补脾益肺，疏肝化痰，培补肾气。

方药：前方加茯苓量，去白芥子，加焦山楂、南沙参。法半夏12g，茯苓15g，陈皮10g，枳壳12g，云木香6g，白术20g，竹茹15g，六神曲20g，砂仁6g（后下），鸡内金粉10g（冲服），杜仲20g，桑寄生30g，柴胡12g，熟地黄20g，麦冬20g，五味子10g，三棱6g，夏枯草30g，莪术6g，土鳖虫15g，川牛膝20g，党参20g，焦山楂30g，南沙参30g。10剂，水煎服，每日1剂。

2014年3月6日三诊。患者心悸、恶心、欲吐、纳呆、厌油、腹胀症状明显改善，饮食增加，气短、乏力、精神状态亦明显改善，诉睡眠较差，梦多，易惊醒，舌淡红稍暗，裂纹明显变细，苔薄稍滑，脉细弦。

上方去麦冬、五味子，加首乌藤、酸枣仁、炙远志，土鳖虫加量至20g，继续10剂。法半夏12g，茯苓15g，陈皮10g，枳壳12g，云木香6g，白术20g，竹茹15g，六神曲20g，砂仁6g（后下），鸡内金粉10g（冲服），杜仲20g，桑寄生30g，柴胡12g，熟地黄20g，首乌藤30g，酸枣仁30g（打），三棱6g，夏枯草30g，莪术6g，土鳖虫20g，川牛膝20g，党参20g，炙远志10g。10剂，水煎服，每日1剂。

2014年3月15日四诊。患者服药后精神状态明显改善，心悸、恶心、欲吐、纳呆、厌油、腹胀症状基本消失，饮食已恢复正常，精神状态益明显改善，睡眠差、梦多、易惊醒症状亦明显改善，体能状态已恢复至患病以前，舌淡红稍暗，裂纹明显变细，苔薄稍滑，脉细弦。

辨证：患者现肝复疏泄，胃得和降，脾复运化，继续补脾肾气为主，乳腺为足厥阴肝经循环部位，继续疏肝理气，佐以化瘀散结。

治法：补脾肾气，疏肝理气，佐以化瘀散结。

方药：法半夏12g，茯苓30g，陈皮12g，枳壳12g，柴胡12g，白术20g，党参30g，佛手12g，半枝莲30g，白花蛇舌草30g，土鳖虫15g，鳖甲30g（先煎），桑寄生30g，川牛膝20g，杜仲30g，巴戟天30g，三棱6g，夏枯草30g，莪术6g，瓜蒌子20g，浙贝母12g，龟甲30g（先煎），炮山甲粉6g（代，冲服）。10剂，水煎服，每日1剂。

该患者一直于老师门诊服中药治疗，2014年5月行全面复查未见明显肿瘤复发、转移征象。

（二十九）平补脾肾法治疗晚期肺癌

肺癌是目前发病率和病死率最高的恶性肿瘤，据统计大约有80%的患者确诊时已处于中晚期，无法进行根治性手术治疗。晚期肺癌患者均带有恶液质表现，全身功能极度衰竭，体能状况差，免疫能力极差，老师经过临床长期反复实践，提出中晚期恶性肿瘤“脾肾气虚”的中医基本病机，具有广泛性和对临床的高度指导性。老师在临床中对于中晚期恶性肿瘤患者采用：平补脾肾为基础，再结合中医辨证论治，灵活应用，明显改善患者的体能状态及生活质量。

案 赵某，男，74岁，2013年11月16日初诊。患者2012年9月确诊“右肺鳞癌伴肺门，纵隔淋巴结转移”，于某三甲医院行化疗6个疗程（具体方案、药物不详），疗效不详，化疗于2013年3月结束，后定期复查及医院肿瘤科门诊治疗。2013年9月患者症状加重，复查胸CT：右肺肿块明显增大，双肺散在细小结节，考虑转移。患者拒绝再次行挽救化疗，继续口服中药及中成药治疗。刻下症见：胸闷，气短，时有咳嗽，咯白色泡沫痰，时有口干口苦，纳呆、厌油、腹胀，舌红稍暗，中有裂纹，苔薄稍腻，脉细弦。

辨证：脾肾气虚，肺失宣肃，痰瘀内阻。

治法：宣肺平喘，化瘀散结，补益脾肾。

方药：法半夏12g，茯苓15g，陈皮10g，枳壳12g，厚朴10g，苍术、白术各12g，白芥子20g，莱菔子30g，砂仁6g（后下），鸡内金粉10g（冲服），土鳖虫15g，鳖甲30g（先煎），桑寄生30g，川牛膝20g，杜仲30g，巴戟天30g，三棱6g，夏枯草30g，莪术6g，瓜蒌子20g，桔梗12g，黄芩12g，柴胡12g。6剂，水煎服，每日1剂。

叮嘱患者调畅情志，清淡饮食，避风寒，防外感，忌食辛辣厚味，起居有节，注意休息，避免动怒等。

2013年11月24日二诊。患者服药后咳嗽、口干口苦减轻，胸闷、气短乏力改善，纳呆、厌油、腹胀稍减，舌红稍暗，中有裂纹，苔薄稍腻，脉细弦。

辨证：患者服药后肺得宣肃，痰浊稍化，但脾肾气仍虚，脾为生痰之源，肾为纳气之根，继续上方治疗法则。

治法：宣肺平喘，化瘀散结，补益脾肾。

方药：前方加茯苓量，去白芥子，加焦山楂、南沙参。法半夏12g，茯苓30g，陈皮12g，枳壳12g，厚朴10g，苍术、白术各12g，焦山楂30g，莱菔子30g，砂仁6g（后下），鸡内金粉10g（冲服），土鳖虫15g，鳖甲30g（先煎），桑寄生30g，川牛膝20g，杜仲30g，巴戟天30g，三棱6g，夏枯草30g，莪术6g，瓜蒌子20g，桔梗12g，黄芩12g，柴胡12g，南沙参30g。6剂，水煎服，每日1剂。

2013年12月3日三诊。患者现咳嗽基本消失，口干口苦减轻，胸闷、气短乏力改善，精神状态有所改善，纳呆、厌油、腹胀亦较前好转，舌红稍暗，中有细裂纹，苔薄腻，脉细弦。

效不更方，上方继续10剂。法半夏12g，茯苓30g，陈皮12g，枳壳12g，厚朴10g，苍术、白术各12g，焦山楂30g，莱菔子30g，砂仁6g（后下），鸡内金粉10g（冲服），土鳖虫15g，鳖甲30g（先煎），桑寄生30g，川牛膝20g，杜仲30g，巴戟天30g，三棱6g，夏枯草30g，莪术6g，瓜蒌子20g，桔梗12g，黄芩12g，柴胡12g，南沙参30g。10剂，水煎服，每日1剂。

2013年12月15日四诊。患者服药后精神状态明显改善，咳嗽、口苦症状基本消失，胸闷、气短乏力明显改善，纳呆、厌油、腹胀症状明显好转，舌红稍暗，苔薄腻，脉细弦。

上方去黄芩、苍术，加白花蛇舌草、半枝莲，继续10剂。法半夏12g，茯苓30g，陈皮12g，枳壳12g，厚朴10g，白术20g，焦山楂30g，莱菔子30g，砂仁6g（后下），鸡内金粉10g（冲服），土鳖虫15g，鳖甲30g（先煎），桑寄生30g，川牛膝20g，杜仲30g，巴戟天30g，三棱6g，夏枯草30g，莪术6g，瓜蒌子20g，桔梗12g，半枝莲15g，柴胡12g，南沙参30g，蛇舌草30g。6剂，水煎服，每日1剂。

2013年12月28日五诊。患者现精神状态明显改善，并遵医嘱调节饮食，规律起居，虽时处严冬，服药期间并未感冒，纳呆、厌油、腹胀症状明显好转，饮食有所增加，胸闷、气短乏力明显改善，舌红稍暗，苔薄腻，脉细弦。

辨证：患者现肺气得于宣肃，脾运得健，肾气稍充，痰浊内生则减，清气纳而有根，脾肾气健，可加大攻邪散结力量。

治法：活血化瘀，解毒散结，补益脾肾。

方药：前方去厚朴、瓜蒌子，加山慈菇、夏枯草，土鳖虫、半枝莲加量。法半夏12g，茯苓30g，陈皮12g，枳壳12g，山慈菇30g，白术20g，焦山楂30g，莱菔子30g，砂仁6g（后下），鸡内金粉10g（冲服），土鳖虫30g，鳖甲30g（先煎），桑寄生30g，川牛膝20g，杜仲30g，巴戟天30g，三棱6g，夏枯草30g，莪术6g，瓜蒌子20g，桔梗12g，半枝莲30g，柴胡12g，南沙参30g，白花蛇舌草30g。10剂，水煎服，每日1剂。

该患者一直于老师门诊服中药治疗，服药6个月后于2014年4月行胸CT检查：右肺肿块基本稳定，双肺结节轻微增大，未见明显新增病灶。评效：稳定（SD），目前病情稳定。体能状况评分（KPS）：80分。

按:《灵枢·百病始生》云:“风雨寒热，不得虚，邪不能独伤人，卒然逢疾风暴雨而不病者，盖无虚，故邪不能独伤人。此必因虚邪之风，与其身形，两虚相得，乃客其形。”《素问·评热病论》也说:“邪之所凑，其气必虚。”中医理论认为疾病的发生是以内因为基础，在外因条件作用下导致的结果。恶性肿瘤的中医病因病机更是如此，《医宗必读·积聚》云："积之成也，正气不足，而后邪气踞之。"《景岳全书》记载："凡脾肾不足，及虚弱失调之人，多有积聚之病。"说明脏腑虚损或气血亏虚、先天禀赋不足是肿瘤产生的内在因素。曾老师根据中医藏象理论"肾藏精，精化气生血，为先天之本；脾主运，为气血生化之源，为后天之本"的理论并结合临床实践提出，肿瘤患者中医治疗原则为"以补为主，间断祛邪"的治疗大法。补以平补脾肾之气为基础，临床采用党参（南北沙参或太子参）、白术、茯苓、山药补益脾气，加入陈皮助其运化；补肾以益肾气为主，肾之元气充盛，则肾阴阳虚损得培，补肾治疗中老师主张，恶性肿瘤患者肾之精气处于一个极度损耗、阴阳均虚的状态，扶正补益非朝夕之功，除非患者肾之阴阳偏盛极度明显，否则尽量少用肉桂、附片、鹿茸、仙茅、淫羊藿等辛热温燥和龟胶、熟地黄等滋腻之品，而以杜仲、桑寄生、川牛膝、巴戟天、龟甲、鳖甲等平补肾气之药；再结合患者体质禀赋，临床辨证之气血、阴阳亏损情况适当加减，该法为"王道"之功，无偏盛之弊，守法长服，可以明显改善恶性肿瘤患者的体能及全身免疫状况，从而达到减少肿瘤复发、转移目的。

（三十）平肝阳滋肾阴治背心发热

《素问·上古天真论》云："女子七七任脉虚，太冲脉衰少，天癸竭。"肝肾阴精亏虚，在围绝经期前后的女性较为多见。围绝经期症候多变，患者临床表现多有不同，但其病机本质均是肝肾精亏所致，只有准确把握病机，才能取得较好疗效。该病例以“背心发热，腰胀，脘胀，反酸”为临床主症，曾老师据其病机为肝肾阴虚，肝阳偏亢，虚阳上扰，肝胃不和，治以平肝阳、滋肾阴、降胃气而收效。

案 杨某，女，53岁，2013年11月22日初诊。患者1年前出现背心发热，夜卧尤甚，开始为阵发性，秋冬多发，患者未予重视，未进行诊治。2013年以来该症发作较频繁，夜卧则发，白天亦见，伴见腰酸胀、脘胀反酸、打嗝纳呆，无潮热、盗汗、胁痛、烦躁、易怒等症。舌淡红嫩，苔薄，脉细弦。

辨证：肝肾阴虚，虚阳上扰，肝胃不和。

治法：滋阴潜阳，活血通络，疏肝和胃。

方药：三甲复脉汤合小柴胡汤加减。桑寄生30g，川牛膝20g，木瓜12g，牡蛎22g，龟甲30g（先煎），鳖甲30g（先煎），秦艽12g，丹参15g，降香6g，赤芍20g，厚朴6g，蔓荆子12g，刺蒺藜30g，防风6g，黄芩12g，法半夏12g，柴胡12g，海螵蛸20g，半枝莲12g，枳壳10g。6剂，水煎服，每日1剂。

嘱其避风寒，慎起居，条畅情志，清淡饮食。

2013年11月29日二诊。患者服药后背心发热症状明显缓解，仍有腰酸胀，脘胀反酸，打嗝纳呆，大便不畅，舌淡嫩红，苔薄黄。

辨证：肝阳得潜，肝气未疏，肝肾之阴精未培。

治法：疏肝理气和胃，滋阴补肝肾。

方药：柴胡疏肝散合三甲复脉汤加减。沉香15g，柴胡12g，黄芩12g，法半夏12g，木香12g，乌药12g，黄连6g，砂仁10g，浙贝母10g，吴茱萸6g，枳壳12g，厚朴12g，小茴香12g，海螵蛸6g，蒲公英12g，白芍60g，龟甲30g（先煎），鳖甲30g（先煎），桑寄生30g，川牛膝20g，熟地黄30g，山茱萸30g。6剂，水煎服，每日1剂。6剂后症状缓解。

按：背为阳，督脉循行之处，督脉总督人体一身阳经，与六条阳经交会于大椎，有调节阳经气血的作用，故称为“阳脉之海”。该病例年过七七，肝肾之阴精亏虚，肾精亏虚，水不涵木，肝阳失于濡养，雷龙之火，亢而上逆，乘督脉空虚，虚阳上扰，故见背心发热；腰为肾府，肾精不足，故腰酸胀；肝木失养，横逆犯胃，胃失和降，故见脘胀反酸、打嗝纳呆。曾师勘透病机，治以牡蛎、龟甲、鳖甲平肝潜阳，桑寄生、川牛膝补益肝肾，合三甲，引上逆之虚阳下行，再佐以秦艽、蔓荆子、丹参、降香之活血通络，故6剂后，病达1年之背心发热症状得平。虚阳得潜，但肝肾之阴仍不足，肝阳潜而肝气未疏，横逆犯胃。二诊以左金丸、柴胡疏肝散合方，疏肝理气和胃，并继续予三甲复脉汤，滋补肝肾、填精补髓而诸症皆平。

（三十一）潜阳柔肝祛风治疗眼睑跳动

该病例因工作繁忙，经常熬夜，加之工作压力大，情绪紧张，导致肝郁气滞，郁而化热，肝阳偏亢，肝风内动，因其年纪尚轻，肾水无明显亏虚，仅表现于眼睑跳动，老师通过详细辨证，勘透病机，为肝火盛、肝阳亢而致肝风动，治之以清肝潜阳与柔肝祛风并举，疗效显著。

案 谭某，女，27岁，2014年5月3日初诊。患者自诉近1个月来无明显诱因出现左眼睑跳动，无明显规律性，但夜间熬夜或休息不好时跳动明显，起初跳动次数少，持续时间较短，近来因工作繁忙加班较多，左眼睑跳动频繁，常持续30分钟，每日发作4～7次，甚为所苦，现症见手足心热，心烦、较急躁，睡眠较差，梦多，口干苦，舌红，苔薄黄，脉弦。

辨证：肝郁化火生风，肝阳偏亢。

治法：清肝泻火，柔肝潜阳，祛风止痉。

处方：天麻钩藤饮合牵正散加减。天麻粉10g（冲服），钩藤15g，石决明30g，法半夏12g，栀子10g，桑寄生15g，川牛膝30g，黄芩15g，柴胡15g，白芍30g，防风15g，白附子10g，僵蚕15g，生地黄30g，黄柏10g，蝉蜕6g，全蝎粉6g（冲服），蒲公英30g，连翘20g，刺蒺藜30g。6剂，水煎服，每日1剂。

嘱其禁辛辣饮食、肥腻厚味，条畅情志，规律起居，勿熬夜，清淡饮食。

2014年5月11日二诊。患者诉服药后左眼睑跳动明显减轻，不论发作次数和持续时间均较前缩短，手足心热、心烦急躁也有所改善，但睡眠仍较差，梦多，口干苦，舌红，苔薄黄，脉弦。

辨证：肝郁化火，内扰心神，肝阳偏亢。

治法：清肝泻火，柔肝潜阳，祛风止痉。

方药：上方加减。天麻粉10g（冲服），钩藤30g，蔓荆子10g，防风6g，黄芩12g，当归6g，刺蒺藜30g，柴胡

12g，柴胡15g，龙骨、牡蛎各25g，蝉蜕6g，僵蚕12g，乌梢蛇10g，川芎12g，桃仁12g，红花6g，全蝎粉6g（冲服），五味子10g，乌梅12g，地龙6g，法半夏15g，甘草10g。6剂，水煎服，每日1剂。

嘱其禁辛辣饮食、肥腻厚味，条畅情志，规律起居，勿熬夜，清淡饮食。

2014年5月19日三诊。患者诉服药后左眼睑跳动消失，手足心热，心烦急躁明显改善，睡眠好转，现咽喉不适，有异物感，口稍感干苦，舌红，苔薄黄，脉弦。

辨证：肝阳已潜，肝风已息，少阳胆经仍不疏。

治法：和解少阳，利咽化痰。

方药：银翘小柴胡汤合半夏厚朴汤加减。连翘20g，金银花20g，黄芩12g，法半夏12g，厚朴10g，桔梗12g，牛蒡子12g，蝉蜕6g，僵蚕12g，乌梅12g，蒲公英30g，马勃6g，玄参20g，浙贝母10g，半枝莲15g，甘草6g，地龙6g，木蝴蝶30g。6剂，水煎服，每日1剂。

按：病机十九条云：诸风掉眩，皆属于肝。肝木曲直，其性主动，主升发条达，体阴藏血而用阳主动，开窍于目。该病例因工作繁忙，经常熬夜，耗散阴精，水不涵木，导致肝阳偏亢，肝风内动。因其年纪尚轻，肾水无明显亏虚，肾精能涵养欲动之肝阳。目胞虽属脾，但为目之外候，肝阳偏亢，肝风内动，可表现于眼睑跳动。老师勘透病机，清肝潜阳与柔肝祛风并举，采用天麻钩藤汤潜阳平肝，合以牵正散祛风止痉，虫类辛散之品有白芍、地黄之柔润，却无耗散之弊。两组药物配合，标本兼治，故疗效显著。

（三十二）口腔异味两则异治

1. 清热芳化、和胃疏肝治疗口腔异味案

口腔异味其临床主病一则在口鼻，如龋齿、舌疳、鼻渊；一则在肠胃。肠胃者湿热为多，治疗主以芳香化湿、清热解毒为主，但湿性黏滞，易困阻脾胃升降功能，病程久者，脾湿中阻会影响肝之疏泄。

案 刘某，男，52岁，2014年4月12初诊。患者自诉近2个月来周围朋友及家属均诉其有口腔异味。晨起患者自觉口臭明显，咽中有痰，平素喜食辛辣肥腻饮食，大便不畅，不成形，时感乏力气短，精神较困倦，饮食正常，睡眠可，舌红，苔黄厚腻，脉濡细

辨证：湿热内蕴中焦。

治法：清热芳化，和胃醒脾。

处方：藿朴夏苓汤合小柴胡汤加减。藿香15g，厚朴15g，茯苓30g，法半夏12g，砂仁6g（后下），杏仁15g，薏苡仁30g，佩兰15g，猪苓25g，泽泻30g，柴胡15g，枳壳15g，白芍45g，白茅根30g，木香10g，苍术15g，紫花地丁30g，蒲公英30g，连翘20g，金银花20g。6剂，水煎服，每日1剂。

嘱其禁辛辣饮食、肥腻厚味，条畅情志，规律起居，勿熬夜，清淡饮食。

4月21日二诊。患者诉服药后大便较前通畅，前两日腹

泻每日 3 次，腹泻后无所苦，觉全身畅快，近来大便畅快，但未成形，口臭亦有减轻，咽中有痰较前改善，精神状态好转，舌红苔薄黄腻，脉滑。

辨证：中焦内蕴之湿热消而未尽。

治法：清热芳化，和胃醒脾。

方药：上方加减，去白茅根，加炒白术，加强脾气运化。藿香 15g，厚朴 15g，茯苓 30g，法半夏 12g，砂仁 6g（后下），杏仁 15g，薏苡仁 30g，佩兰 15g，猪苓 25g，泽泻 30g，柴胡 15g，枳壳 15g，白芍 45g，炒白术 20g，木香 10g，苍术 15g，紫花地丁 30g，蒲公英 30g，连翘 20g，金银花 20g。6 剂，水煎服，每日 1 剂。

嘱其禁辛辣饮食、肥腻厚味，条畅情志，规律起居，勿熬夜，清淡饮食。

4 月 29 日三诊。患者现大便基本成形，口臭明显减轻，咽中有痰明显改善，精神状态好转，舌红苔薄黄腻，脉滑。

辨证：大便成形，湿已基本消除，舌苔稍有黄腻，湿热尚存，上方继续 6 剂善后。

治法：清热芳化，和胃醒脾。

方药：藿朴夏苓汤合小柴胡汤加减。藿香 15g，厚朴 15g，茯苓 30g，法半夏 12g，砂仁 6g（后下），杏仁 15g，薏苡仁 30g，佩兰 15g，猪苓 25g，泽泻 30g，柴胡 15g，枳壳 15g，白芍 45g，炒白术 20g，木香 10g，苍术 15g，紫花地丁 30g，蒲公英 30g，连翘 20g，金银花 20g。6 剂，水煎服，每日 1 剂。

按：叶天士有云：湿温病大便溏为邪未尽，需待大便燥而无湿也。本例患者初诊为湿热困阻中焦，有口腔异味，困倦乏力，大便不畅、不成形，服药过程中出现大便畅泻，畅泻后觉神清气爽，为湿随大便而去之征象。二诊后大便成形，诸症减轻，同时湿热病程久者，脾湿中阻会影响肝之疏泄。曾老师清热芳化同时注意肝脾之条达，肝复疏泄，则脾胃升降有助，故见效迅速。

2. 温阳健脾治疗口臭案

张某，女，32岁，2013年5月22日初诊。10年前生产后经常腰部畏寒酸痛，饮水后即欲小便，夜尿2～3次/晚。面色萎黄无华，口唇干，口臭明显。眠差，不欲食、纳少，餐后胃胀不舒，便秘，手足不温，舌淡，苔白腻罩黄而滑润，脉沉细迟。

辨证：脾肾阳虚，寒湿内蕴。

治法：温阳散寒，收纳浮阳，佐以运脾除湿。

方药：附子理中汤加减。当归20g，川芎15g，茯苓30g，炒白术20g，干姜20g，生姜20g，熟附片15g（先煎2小时），益智仁30g，菟丝子30g，淫羊藿30g，陈皮15g，白术15g，炙甘草10g。5剂，水煎服，每日1剂。

2013年5月28日二诊。口臭有减轻，口唇干，纳食有所增加，仍胃胀，睡眠时间增加，腰部畏寒减但仍酸痛，大便较前通畅，夜尿2次/晚，手足仍不温，舌淡苔白腻滑润，脉沉细。

辨证：脾肾阳虚，寒湿内蕴。

治法：温肾助阳，健脾除湿。

方药：辨证无误，方证相应，治不违和，加重温阳散寒之力，温肾阳，暖中焦，佐健脾消滞。当归 20g，川芎 15g，茯苓 30g，炒白术 20g，干姜 20g，生姜 30g，益智仁 30g，淫羊藿 20g，柴胡 15g，陈皮 15g，砂仁 10g，厚朴 20g，莱菔子 30g，炙甘草 15g。6 剂，水煎服，每日 1 剂。

2013 年 6 月 6 日三诊：面色红润，口已无异味，纳佳，腰时酸痛，大便通畅，夜尿 1 次 / 晚，舌淡红，苔白腻滑润，脉有力。治以温阳散寒、健运脾气。

辨证：寒湿得化，脾气虚，肾阳不足。

治法：温肾助阳，健脾益气。

方药：炒白术 20g，茯苓 30g，桂枝 6g，生姜 10g，龙眼肉 20g，巴戟天 20g，仙茅 15g，苍术 10g，砂仁 10g，益智仁 30g，淫羊藿 20g，炙甘草 6g。6 剂，水煎服，每日 1 剂。

服上方 5 剂后，诸症缓解，自觉一切正常。

按：对口臭的中医病机，多归于“实热”或“湿热”范畴。由于饮食不节，脾胃受损，胃失和降，气机痞塞，糟粕停滞，脾胃热蕴，热扰胆腑，腑气不通，浊气上攻而口臭。治疗或芳香化湿，或清泻胃热，或清利胆腑湿热，常予清胃散、龙胆泻肝汤等方剂加减治疗。

此例患者因阳气温煦不足而手足不温，腰部畏寒酸痛；肾阳衰微，上不能蒸腾津液而口唇干，下不能化气摄水，水尽下趋而饮后即欲小便，夜尿多。脾胃阳虚，运化乏力而纳少胃胀；生化不足，失于濡养而面色萎黄无华。阳虚日久，阴寒固结而便秘；阴盛阳浮，阳不入阴而眠差；阳虚阴盛，阴气逼阳上浮而口臭。舌淡，苔白腻罩黄而滑润，脉细沉迟亦为阳虚阴盛之象。当用大补元阳、潜纳浮阳、运脾健中之法。宜用大剂温热药为主治疗。

（三十三）清热解毒、凉血祛风治疗过敏性紫癜

过敏性紫癜是一种常见的血管变态反应性疾病，因机体对某些致敏物质发生变态反应，导致毛细血管脆性及通透性增加，血液外渗，出现皮肤、黏膜及某些器官出血。西医治疗主要以糖皮质激素为主，但不易根治，易反复发作。

案 李某，男性，30岁，2013年5月10日初诊。患者2011年8月因全身遍发紫红色斑疹，压之不褪色，伴见瘙痒，就诊于医院，诊断为过敏性紫癜（单纯型）、嗜酸性粒细胞增多综合征（淋巴细胞性），予甲泼尼龙（30g/d）、雷公藤多苷、帕美林治疗，症状稍缓解，口服糖皮质激素1年半。现出现反复低热，以午后明显，体温36.8～37.2℃，体感燥热，欲脱衣，四肢发凉，全身可见紫红色斑疹。大小便调，舌大红，苔滑，脉细数。

辨证：本病例开始为湿热夹风，蕴结肌肤，邪热损伤肌肤络脉，故见全身斑疹，压之不褪色，皮肤瘙痒。病程迁延日久，邪热内入营血，耗散营阴，营阴不足，肌肤失于濡养，故见反复低热。此为风热内蕴，热入营血。

治法：清热解毒，凉血消斑，利湿解毒。

方药：五味消毒饮、凉血地黄汤合过敏煎加减。金银花30g，夏枯草30g，蒲公英30g，连翘20g，半枝莲30g，白花蛇舌草30g，黄连6g，黄芩12g，赤芍20g，牡丹皮20g，

乌梅12g，苦参20g，防风6g，白鲜皮30g，紫草30g，水牛角30g，五味子12g，诃子10g，荆芥6g，鸡内金粉1瓶（冲服），龙骨25g，牡蛎25g，甘草6g。6剂，水煎服，每日1剂。

嘱其禁辛辣饮食、肥腻厚味，条畅情志，规律起居，勿熬夜，清淡饮食。

2013年5月18日二诊。患者服药后平均体温下降0.3℃，波动在36.5℃～36.8℃，未上37℃，感全身燥热好转，全身皮肤遍发紫红色斑疹，较前增多，激动或情绪紧张时感全身燥热，皮肤瘙痒，四肢仍发凉，咽喉不利，舌大红，苔薄滑，脉滑细数。

辨证：风热毒聚，热入营血。现斑疹已透发，去防风、荆芥，加大凉血消斑力度。

治法：清热解毒，凉血消斑，利湿解毒。

方药：继续上方加减。金银花30g，夏枯草30g，蒲公英30g，连翘20g，半枝莲30g，白花蛇舌草30g，黄连6g，黄芩12g，赤芍20g，牡丹皮20g，乌梅12g，苦参20g，青黛30g，白鲜皮30g，紫草30g，水牛角30g，浙贝母12g，板蓝根20g，牛蒡子12g，鸡内金粉1瓶（冲服），龙骨、牡蛎各25g，马勃12g，甘草6g，玄参20g。6剂，水煎服，每日1剂。

嘱其禁辛辣饮食、肥腻厚味，条畅情志，规律起居，勿熬夜，清淡饮食。

2014年5月27日三诊。患者诉体温基本正常，全身燥热感不明显，全身皮肤紫红色斑疹亦较前减少，四肢发凉，咽喉不利未缓，舌大红，苔薄滑，脉滑细数。

辨证：风热毒聚，热入营血。

治法：清热解毒，凉血消斑，利湿解毒利咽。

方药：继续上方，去玄参，加桑白皮清肺郁热。金银花30g，夏枯草30g，蒲公英30g，连翘20g，半枝莲30g，白花蛇舌草30g，黄连6g，黄芩12g，赤芍20g，牡丹皮20g，乌梅12g，苦参20g，青黛20g，白鲜皮30g，紫草30g，水牛角30g，浙贝母12g，板蓝根30g，牛蒡子12g，鸡内金粉1瓶（冲服），龙骨、牡蛎各25g，马勃12g，甘草6g，桑白皮30g。6剂，水煎服，每日1剂。

嘱其禁辛辣饮食、肥腻厚味，条畅情志，规律起居，勿熬夜，清淡饮食。

2014年6月7日四诊。患者体温基本正常，全身皮肤紫红色斑疹继续减少，全身燥热感不明显，四肢发凉、咽喉不利有所改善，舌大红，苔薄，脉滑细数。

辨证：风热毒聚，热入营血。

治法：清热解毒，凉血消斑，利湿解毒利咽。

方药：继续上方，现苔已不滑，湿稍去，加泡参稍扶正气。金银花30g，夏枯草30g，蒲公英30g，连翘20g，半枝莲30g，白花蛇舌草30g，黄连6g，黄芩12g，赤芍20g，牡丹皮20g，乌梅12g，苦参20g，青黛20g，白鲜皮30g，紫草30g，水牛角30g，浙贝母12g，板蓝根30g，牛蒡子12g，鸡内金粉1瓶（冲服），龙骨、牡蛎各25g，马勃12g，甘草10g，桑白皮30g，泡参30g。6剂，水煎服，每日1剂。

2014年6月14日五诊。患者体温基本正常，全身皮肤紫红色斑疹明显减少，全身燥热感消失，四肢发凉、咽喉不利明显改善，舌红，苔薄，脉滑细数。上方继续，共计服药60余剂，前后共12诊，病情未再发作。

按：过敏性紫癜属中医学血证、斑疹等范围，中医学称之为“肌衄”“紫癜风”“葡萄疫”。如《张氏医通》中有“血从毛孔出者为肌衄”。《圣济总录》谓“紫癜风之状，皮肤生紫点”。《外科正宗》中云“葡萄疫，其患多见于小儿，感受四时不正之气，郁于皮肤不散，结成大小青紫斑点，色若葡萄，发在遍身头面”。中医认为，本病的发生与外感六淫、素体亏虚、饮食失节、瘀血阻络等因素有关，其病机为外感风热湿毒之邪，浸淫腠理，郁而化火，燔灼营血，湿热交蒸，损伤脉络；或素体阴虚，血分有热，复感风热。风热与血热相搏，壅盛成毒，致使经脉受损，血溢脉外。治疗不外清热凉血、解毒祛风为主。此病例患者初诊时皮肤瘙痒明显，为风热内蕴肌肤之象。曾老师初诊在清热解毒、凉血消斑、利湿解毒基础上用过敏煎、荆芥、防风表散风邪，待斑疹透发后继续清热解毒、凉血消斑、利湿解毒，并待湿去后加益气扶正固表之药，步步为营，逻辑清楚，堪为师法。

（三十四）清热养阴治疗灼口综合征

口腔黏膜诸症如复发性口腔溃疡、灼口综合征、口腔扁平苔藓等，为临床常见病、多发病，且该类疾病常规中西医疗效差，极易复发，缠绵难愈，严重影响患者生活质量。对于此类疾病，曾老师根据巴蜀之地气候环境及人们多喜食辛辣厚味的饮食习惯，以“阴虚湿热”立论，治以清热解毒、养阴敛肌。阴虚与湿热相合，滋阴则有助湿之虑，化湿惧更伤阴津，治疗极为棘手。

案 刘某，女，58岁，2013年5月4日初诊。患者平素情绪较急躁，熬夜，生气焦虑或进食辛辣饮食后发生口腔灼痛，甚则溃疡，疼痛难忍，进食稍热稍烫或辛辣饮食则灼痛难忍，开始自服牛黄解毒片或黄连上清丸得愈，后不知持身，上证反复发作，痛苦不堪。多家西医院口腔科诊断为：灼口综合征。并告知没有有效治疗办法，予漱口水及维生素口服，效果不佳。刻下症见：口腔灼痛，口颊黏膜稍红略肿，诉口干不喜饮，眠差梦多，二便调，舌红稍嫩，苔黄白相兼，脉滑。

辨证：湿热内蕴，火毒内盛，阴津亏耗。

治法：清热化湿，解毒泻火，养阴生津，酸收敛疮。

方药：五味消毒饮合黄连解毒汤加减。金银花15g，连翘15g，蒲公英30g，夏枯草30g，黄连6g，黄芩12g，牡丹皮15g，生地黄20g，赤芍20g，苦参20g，白鲜皮30g，地肤子20g，玄参20g，乌梅10g，五味子10g，僵蚕12g，半枝莲20g，白花蛇舌草20g。6剂，水煎服，每日1剂。

并告之性情急躁、辛辣饮食为其病反复发作之根源，叮嘱其调畅情志，清淡饮食，按时服药，可得病痊，防其复发。

2013年5月17日二诊。服药1剂后大便先稀溏，继续服用则大便正常，6剂服完，口腔灼痛有所缓解，口干稍苦，舌红少苔，边见瘀点，脉弦。

按：服药便溏，为湿热之邪从大便而出，《温热论》云："湿温病大便溏为邪未尽，必大便硬，粪燥为无湿耶。"故后则大便正常。6剂服完，口腔灼痛缓解，为内蕴之湿热火毒内清外彻之象，口干稍苦，舌红少苔，为余热未尽，湿去热孤，阴津内伤未复之征象，舌边见瘀为阴伤血涩，病久入络。

辨证：湿热内蕴，火毒内盛，阴津亏耗。

治法：清热解毒利湿，佐以养阴生津，酸收敛肌。

方药：上方去黄连之苦寒，加入地龙、甘草，生地加量，继续清热解毒利湿，佐以养阴生津、酸收敛肌。金银花15g，连翘15g，蒲公英30g，夏枯草30g，地龙6g，黄芩12g，牡丹皮15g，生地黄30g，赤芍20g，苦参20g，白鲜皮30g，地肤子20g，玄参20g，乌梅10g，五味子10g，僵蚕12g，半枝莲20g，白花蛇舌草20g，甘草10g。6剂，水煎服，每日1剂。

2013年5月26日三诊。口腔灼热疼痛明显缓解，口干苦已不明显。大便偏稀，不成型，但通畅。舌红，苔薄黄少津，舌边瘀点已不明显，脉细弦。

辨证：湿热内蕴，火毒伤阴。

治法：清热利湿解毒，养阴通络，酸收敛肌。

方药：金银花15g，连翘15g，半枝莲20g，白花蛇舌草20g，牡丹皮20g，苦参20g，蒲公英30g，夏枯草30g，地龙6g，黄芩12g，白鲜皮30g，生地黄30g，赤芍20g，牡蛎25g，炒扁豆30g，地肤子20g，玄参20g，乌梅10g，五味子10g，僵蚕12g，甘草10g。6剂，水煎服，每日1剂。

2013年6月11日四诊。口腔灼热疼痛明显缓解，口干苦症状消失，大便成型，每日一行，舌红，苔薄黄，舌边瘀点已不明显，脉细弦。

该病例反复十余诊，共计服药80余剂，终获痊愈。

按：古人有“口腔咽喉诸病皆为火”之论，且巴渝居民地处丘陵盆地，两江汇合之处，无论男女童叟，饮食习惯多喜食极辛极辣，尤爱既麻且辣，极烫极热之“火锅”，是口腔炎发生的重要原因。辛辣入口，化火伤阴；烫物入喉，如火炭内灼；饮食入口，胃肠如市。辛辣饮食损失肠胃功能，脾失运化，胃失传输，肠道受盛化物之功失常，导致湿热内生。湿热化火，火毒内灼，耗散阴津，黏膜失于濡养且受湿热内火之熏灼而成本病。特别是对于病情迁延，长期反复发作的患者，病程日久，湿热内盛，难免不伤津耗液，故曾老师在治疗口腔黏膜炎性疾病时，据其病因多以“阴虚湿热”立论。湿性黏滞，湿与热合，如油入面，缠绵难愈，且清热燥湿、辛香化湿、淡渗利湿之品均有更加耗散阴津之虑，滋养阴精之药物又性味呆滞，有助湿碍胃之嫌，故本病治疗有易反复且疗效缓慢的特点。

中医药传统理论中有“皮以治皮，节以治骨，核以治丸，子能明目”，以及蔓藤舒筋脉、枝条达四肢等说法。曾师深得这一中医伦理之“本源精髓”之妙，他应用“取类比象”的方法，认为口腔黏膜均为人体之外候，为皮肤之延伸薄弱之地，口腔黏膜炎症与皮肤疾病病机相关，故曾师在临床治疗口腔黏膜炎及溃疡时多采用皮类中药，如白鲜皮、地骨皮、牡丹皮、苦参等，为其治疗该病的一大特色。

本案中另一特色是：老师在治疗本类口腔黏膜疾病中采用“养阴润燥，酸甘化阴，酸收敛肌”之药物。养阴润燥，如生地黄、玄参；酸甘化阴，酸收敛肌，如乌梅、五味子、诃子。养阴与酸甘相合，津液生而黏膜得濡润，酸收则“疡愈肿消”，对于这类黏膜溃疡、损伤的疾病，使用酸收的药物有助于炎性渗出的减少和溃疡（损失面）的愈合。

（三十五）三甲复脉汤合黄连温胆汤治疗肌肉瞤动

自觉全身肌肉跳痛者中医称为“瞤动”，如有虫伏肌肤间，肌肉皮肤跳动为症状。关于“瞤动”的中医辨治，其病机有太阳病，发汗过多，阴随阳伤，经脉失养，如真武汤之主治；有温病后期，邪热灼伤真阴，经脉失于濡养者，如大定风珠之主证；有下元虚衰，虚阳夹痰浊上泛，堵塞清窍及脉络者，如地黄饮子之所治。

案 廖某，女性，64岁，2014年5月10日初诊。患者诉自觉头昏、心悸、气短2个月，近1周来自觉全身肌肉瞤动，部位不定，呈游走性，伴见腰膝酸软，时有耳鸣如蝉，目干涩，耳心作痒，舌红，苔滑，脉弦细。

辨证：肝肾阴虚，肝风内动，痰热阻络。

治法：补益肝肾，潜阳息风，化痰通络。

处方：三甲复脉汤饮合黄连温胆汤加减。天麻粉10g（冲服），钩藤15g，桑寄生30g，川牛膝30g，黄连10g，法半夏12g，茯苓12g，陈皮6g，枳实12g，竹茹15g，丹参20g，黄芩12g，龟甲30g（先煎），鳖甲30g（先煎），杜仲

30g，乳香、没药各6g，五味子10g，蔓荆子6g，金银花、连翘各12g，防风6g。6剂，水煎服，每日1剂。

嘱其禁辛辣饮食、肥腻厚味，条畅情志，规律起居，勿熬夜，清淡饮食。

患者2014年9月6日因头昏蒙再发，伴见站立不稳、往来寒热、牙痛、咽喉不舒、目干涩、大便干结、不畅、口干苦就诊，追问5月10日初诊情况，诉：服药后头昏、心悸、气短、全身肌肉瞤动等症状均消失，唯仍有腰膝酸软，时有耳鸣、目干涩，因其有此症状多年，未予重视，未继续复诊。舌红，苔薄黄，脉弦。

辨证：肝肾阴虚，肝阳偏亢，邪郁少阳。

治法：和解少阳，平肝潜阳。

方药：银翘小柴胡汤合天麻钩藤汤加减。柴胡15g，黄芩12g，法半夏12g，牛蒡子12g，蝉蜕6g，蒲公英30g，赤芍20g，川牛膝25g，石膏20g，生地黄20g，荆芥6g，防风6g，天麻粉10g（冲服），钩藤30g，蔓荆子10g，防风6g，刺蒺藜30g。6剂，水煎服，每日1剂。

《素问·上古天真论》云："女子七七，任脉虚，太冲脉衰少，天癸竭。"本例女性，64岁，高年体弱，平素肝肾之阴不足，肾水亏虚，水不涵木，肝木偏亢，肝阳化风，肝风内动，故见头昏心悸，全身肌肉瞤动，部位不定，腰为肾之府，肝藏血而主筋，肝肾阴虚，经脉失养，故见腰膝酸。肾开窍于耳，目为肝之苗窍，肝肾阴虚，则见耳鸣如蝉、目干涩。本例肝肾阴虚、肝阳化风实为主症，补益肝肾、平肝潜阳也为正治之法。然患者初诊时舌虽红，但无嫩红、少津单纯阴亏之象，舌苔见滑，加之高年体弱，可见脾虚失于健运，痰湿内生可能，据此，老师在以三甲复脉汤滋养肝肾、平肝息风同时，合用黄连温胆汤，通络化痰，标本兼治，故一诊见效。但有形之肾水培补尚需时日，故本例患者虽6剂而头昏心悸、肌肉瞤动得止，肝肾阴虚之本未培，故4个月之后仍可见该证。反复交代患者继续诊治，但因经济较困难，未再能续诊，实为可惜。

（三十六）桑膝地黄汤合百合地黄汤治疗更年期综合征

更年期是指妇女卵巢功能逐渐衰退至完全消失、生育能力与性功能逐渐进入老年期的过渡时期，多发生于45～55岁。更年期综合征是指由于更年期内分泌紊乱，代谢变化所引起的各种器官系统的综合症候群，由于卵巢功能减退，垂体功能亢进，分泌过多的促性腺激素，引起自主神经功能紊乱，患者常出现失眠多梦、烘热汗出、五心烦热，或者心悸心慌、腰膝酸痛、关节疼痛，甚至喜怒无常等表现，类似《金匮要略》中“百合病”，曾老师针对该病肝肾阴虚的病机，应用桑膝地黄汤合百合地黄汤加减治疗，疗效显著。

案 高某，女，56岁，2014年1月7日初诊。患者以胸闷、心悸、脘胀、全身游走性疼痛、阵发性潮热、汗出、情绪较急躁、胁痛烦躁、易怒来就诊。舌红偏暗，苔薄腻，脉细弦。

辨证：肝肾阴虚，肝气偏亢。

治法：滋补肝肾，疏肝清热。

方药：桑膝地黄汤合百合地黄汤加减。桑寄生30g，川牛膝20g，山药30g，山茱萸20g，龟甲30g（先煎），鳖甲30g（先煎），女贞子30g，墨旱莲30g，牡蛎20g，生地黄20g，知母12g，百合30g，五味子10g，鸡血藤30g，石斛12g，地骨皮30g，川楝子12g，延胡索12g，酸枣仁30g，石菖蒲12g，炙远志12g。6剂，水煎服，每日1剂。

嘱其避风寒，慎起居，条畅情志，清淡饮食。

2013年11月29日二诊。患者服药后上症明显好转，情绪转佳，心情较舒畅，胸闷心悸，胁痛症状明显减轻，舌红偏暗，苔薄腻，脉细弦。

辨证：辨证同前，效不更方。

治法：滋补肝肾，疏肝清热。

方药：桑膝地黄汤合百合地黄汤加减。桑寄生30g，川牛膝20g，山药30g，山茱萸20g，龟甲30g（先煎），鳖甲30g（先煎），女贞子30g，墨旱莲30g，牡蛎20g，生地黄20g，知母12g，百合30g，五味子10g，鸡血藤30g，石斛12g，白芍20g，首乌藤30g，佛手12g，酸枣仁30g，石菖蒲12g，炙远志12g。6剂，水煎服，每日1剂。6剂后症状基本消失。

按：中医理论认为，肾藏精，肝藏血，精血同源，肝肾同源，肝肾阴液相互滋生，盛则同盛，衰则同衰。肾阴亏虚常导致肝阴不足，造成肝肾阴虚证。肝藏血，主疏泄，具有调节血液的作用，主宰着妇女的月经。《临证指南医案》云："凡女子以肝为先天，肝阴不足，相火上燔莫制，根本先方也，急养肝肾之阴，不失延久之计。”故在辨治更年期综合征时以肝肾阴虚为病机关键，故滋补肝肾阴精为治疗该病的主要大法。根据更年期患者较纷繁复杂的症状，全身游走不定、部位不定的疼痛感和患者不稳定的情绪特征，曾老师认为该病与《金匮要略》中“百合病”相类似。“百合病者，百脉一宗，悉致其病也。意欲食，复不能食，常默然，欲卧不能卧，欲行不能行；饮食或有美时，或有不用闻食臭时；如寒无寒，如热无热；口苦，小便赤；诸药不能治，得药则剧吐利。如有神灵者，而身形如和，其脉微微。”其病邪少虚多，属阴虚内热之证，治以补虚清热、养血凉血，用百合地黄汤。并予桑膝地黄汤滋补肝肾之阴，而获全效。

（三十七）四磨汤合半夏泻心汤治疗脘痞

中医“脘痞”一证包含多种胃肠道疾病，总属脾胃气机升降失常为基本病机，本例中胃脘痞满、胀痛5年余。外院诊断为浅表性胃炎，胃脘部胀闷疼痛，心烦易怒，嗳气频繁，腹胀，大便不爽，纳食欠佳，周身乏力，口干苦。曾老师认为该病病机为患者工作压力较大，情绪欠佳，生活、饮食无规律，致肝失疏泄，肝气郁结，横逆犯脾伤胃，肝胃不和，胃失和降，脾不升清，清浊内结中焦，寒热错杂于脾胃而成。故予四磨汤合半夏泻心汤加减，行气疏肝、降逆和中、辛开苦降，兼以益气扶正。

案 王某，女，35岁，2013年12月21日初诊。患者反复剑突下痞满、胀痛5年余，每因情绪紧张、工作压力大或情绪抑郁后加重，曾在某综合性医院行胃镜检查诊断为浅表性胃炎，Hp（++），给予雷尼替丁、泮托拉唑、奥硝唑、罗红霉素、多潘立酮等西药治疗，服药期间症状缓解，停药后上症复发。平素虚汗多，易感冒。刻下症见：剑突下痞满、胀痛，胀甚时攻冲季胁，打嗝嗳气，心烦易怒，腹胀肠鸣，大便不爽，纳食欠佳，周身乏力。舌淡红，苔薄黄腻，脉弦紧。

辨证：肝气犯胃，寒热错杂，胃失和降。

治法：疏肝理气，辛开苦降，降逆和中。

方药：四磨汤合半夏泻心汤加减。太子参 20g，法半夏 15g，黄连 10g，黄芩 12g，沉香 3g（后下），乌药 12g，槟榔 10g，枳壳 9g，柴胡 12g，木香 5g，鸡内金粉（冲）6g，砂仁 6g，蒲公英 30g，竹茹 15g，陈皮 10g。6 剂，水煎服，每日 1 剂。

2013 年 12 月 28 日二诊。患者服药后剑突下痞满、胀痛明显减轻，胁肋胀闷、打嗝嗳气亦明显减轻，进食后仍胃脘作胀、疼痛，时有肠鸣，大便不爽，气短乏力，舌淡红，苔薄黄，脉弦。

辨证：肝气得疏，胃复升降，效不更方。

治法：疏肝理气，辛开苦降，降逆和中。

方药：六磨汤合半夏泻心汤加减。太子参 20g，法半夏 15g，黄连 10g，黄芩 12g，沉香 3g（后下），干姜 6g，槟榔 10g，枳壳 9g，柴胡 12g，木香 5g，鸡内金粉（冲）6g，砂仁 6g，蒲公英 30g，竹茹 15g，陈皮 10g，莱菔子 15g，乌药 10g，熟大黄 10g，白芍 60g，蒲公英 30g。6 剂，水煎服，每日1剂。

患者服药后大便通畅，胃脘痞满胀痛、胁肋胀痛、肠鸣腹胀均明显缓解，食量大增，乏力明显改善。

按：严用和之四磨汤方精药专，由人参、槟榔、沉香、乌药四药组成，具有破滞降逆、补气扶正之功。患者体质较差，平素虚汗多、易感冒，提示该脾肺之气不足，加之工作压力较大，生活、饮食没有规律，日久终至肝气郁结，横逆犯脾伤胃，导致肝胃不和，肠胃结滞。本病标在胃肠，本在肝脾。治宜行气疏肝、降逆和中，兼以益气扶正。方用太子参益气扶正，使郁结之气散而正气不伤；沉香顺气降逆；柴胡、乌药行气疏肝以解郁；槟榔行气化滞以除胀；枳壳、木香、鸡内金、半夏、砂仁理气和胃，消食化滞。胃痛之病，原因多多，必审因而论治。本病系肝郁气滞、升降失序、中焦气滞、郁而上逆而成。故以四磨汤为主方，适当加柴胡、枳壳等疏肝之品，以达到疏肝和胃降逆之功。

（三十八）痛泻要方合乌梅丸治疗反复痛泻晕厥

案 赵某，女，65岁，2014年4月23日由家人推轮椅来初诊。患者2年前因与人口角后食冷稀饭，至夜腹痛如绞，腹泻较多大便后发生晕厥，立即120急救，当时血压偏低，约80/45mmHg，心率偏慢，家属诉45次/分，经予阿托品肌内注射，给予升压药物静脉滴注后苏醒，留院期间行头颅MRI、心电图、肌电图、脑电图、血生化常规检查未见异常。此后无明显诱因，反复发作10余次，均腹痛作泻，解稀便后晕厥，多发作于冬春季节，平素血压正常（120～95）/（85～66）mmHg，心率正常（80～65次/分），节律整齐。本次3日前患者上症再次发作，入夜腹痛如绞，腹痛则泻，大小便常规、生化常规、头颅MRI、血流变、心电图、肌电图、脑电图检查未见异常，患者感全身乏力，气短心悸，恶心，动辄欲吐，口泛清涎，腹胀纳呆，舌淡红胖，苔薄滑，脉弦细。

辨证：脾阳亏虚，土虚木乘，升降失常，气机紊乱。

治法：温补脾阳，补土疏木，条畅气机。

方药：痛泻药方、补中益气汤合乌梅丸加减。陈皮6g，白芍30g，白术15g，防风6g，黄连6g，黄芩12g，干姜10g，吴茱萸6g，乌梅12g，肉桂15g，制附片12g，五味子10g，黄芪30g，党参30g，茯苓30g，升麻6g，柴胡6g，炙甘草6g，葛根15g。2剂，水煎服，每日1剂。

2014年4月26日二诊。服药后气短心悸、恶心、动辄欲吐、口泛清涎症状明显好转，腹痛、腹泻、晕厥未再发，精神状态好转，今日步行来诊。诉仍感乏力身软，腹胀纳呆，眠差易醒，多梦，大便偏稀，舌淡红，苔薄，脉细弱。

辨证：泻肝补脾，清阳得升，浊阴自降，然脾阳得温，而脾气仍虚，胃浊阴得降，而纳运仍弱，气血生化之源匮乏，则心阴心神失养，故见乏力身软、腹胀纳呆、眠差易醒、多梦等症。

治法：健脾和胃，养血安神。

方药：归脾汤加减。黄芪30g，茯苓30g，党参20g，木香6g，白术15g，陈皮6g，酸枣仁30g，五味子12g，防风

6g，白芍30g，诃子10g，乌梅10g，炙甘草6g，葛根30g，龙骨25g，牡蛎25g，当归6g，首乌藤30g。6剂，水煎服，每日1剂。

2014年5月3日三诊。睡眠改善，大便基本成形，乏力、气短、身软明显好转，精神状态改善，曾老师予香砂六君子汤合逍遥散10剂，理气健脾、疏肝和胃化湿收功。该患者及家人至今偶遇外感等疾病，仍在曾老师处诊治，随访上症再未复发。

按：曾师认为此症初得之与人争执，肝气郁滞，肝属木，为藏血之脏，性刚介而喜条达。七情内伤，肝木为之郁，横逆犯脾，致土虚木乘，脾受肝制，且冷食如胃，更耗伤脾阳，无以运化、升清，气机升降失常，阴阳之气不相顺接，泻后阳陷于下，清窍亦为之失养，故见腹痛如绞、腹痛腹泻、泻后晕厥之症。气机升降失常，清阳陷于下，则心阳不振，无力运血鼓脉，故见发作时心动过缓，血压偏低，气机复常，则阳升阴降，故平素血压、心率未见异常。春为肝木主令，厥阴偏亢，冬为肾水司令，脾阳易虚，故其症冬春季节易发。此症总因脾阳亏虚，土虚木乘，升降失常，气机紊乱而成。故初诊采用痛泻要方补脾泻肝，合用补中益气汤强健脾气、升举清阳，最妙之处在于使用乌梅丸，寒热并用，祛除胃肠内蕴之寒热，益气温中，补气养血，温补下焦虚寒，养血通脉，调和阴阳，以治昏厥四肢厥冷诸症。

（三十九）顽固性皮肤瘙痒

中医自古有“内不治喘，外不治癣”之说，可见顽固性皮癣治疗较为棘手。湿热蕴毒为皮癣之常见病机，但此例病程日久，有热毒入营血，营血亏虚，血虚生风之象，其夜卧明显、舌嫩红、脉弦细为营血亏虚之明证。曾老师知湿热蕴毒之常，达血虚生风之变，故收到满意疗效。

案 张某，女，51岁，2014年4月15日初诊。足、腿、手掌、上肢等全身多处疱样疮疹反复发作近2年，夏秋季节，夜卧明显，时觉痒甚，抓破渗水，西医诊断为“湿疹”“神经性皮炎”等，用药后症状可缓，停药后再发，多方治疗不愈。患处以双足底至足踝为甚，多处皮色暗红，舌嫩红，苔黄腻，脉弦细数。

辨证：湿热蕴毒，热入营血，血虚生风。

治法：清热利湿，解毒止痒，养血祛风。

方药：萆薢渗湿汤合凉血地黄汤加减。萆薢20g，土茯苓30g，泽泻20g，滑石25g，木通6g，薏苡仁45g，牡丹皮10g，黄柏10g，苦参30g，白鲜皮10g，刺蒺藜30g，紫草10g，红花5g，地骨皮30g，赤芍30g，僵蚕15g，生甘草10g，苍术15g，蝉蜕12g，川牛膝30g，桑螵蛸15g，当归6g，鸡血藤30g。6剂，水煎服，每日1剂。

嘱其禁辛辣饮食、肥腻厚味，条畅情志，规律起居，勿熬夜，清淡饮食，忌生冷饮食。

2014年4月22日二诊。患者服药后痒疹稍减，渗出减少，舌红，苔黄腻，脉弦滑数。内服仍守前方，10 剂。加用清热解毒、利湿祛风中药外洗 15 剂。

治法：清热利湿，解毒止痒，养血祛风。

方药：上方加减，合用外洗方。黄柏 30g，苦参 30g，生百部 30g，蛇床子 30g，川椒 10g，细辛 10g，大风子 10g，白鲜皮 30g，蒲公英 30g，紫花地丁 30g，白花蛇舌草 30g，枯矾 10g。10 剂，每日 1 剂，水煎外洗患处。

服药期间嘱其禁辛辣饮食、肥腻厚味，条畅情志，规律起居，勿熬夜，清淡饮食，忌生冷饮食。

2014 年 5 月 2 日三诊。用前法内服外洗后，瘙痒症状明显缓解，皮损明显好转，上肢及躯干部位渐消，足踝部亦较轻。舌红，苔薄黄腻，脉弦滑略数。予养血祛风、化湿解毒为法，继用 1 个月，巩固疗效。

治法：养血祛风，化湿解毒。

方药：苦参汤合凉血地黄汤。川芎 6g，土茯苓 30g，泽泻 20g，地肤子 25g，苦参 30g，白鲜皮 10g，刺蒺藜 30g，紫草 10g，丹参 15g，地骨皮 30g，赤芍 30g，僵蚕 15g，生甘草 10g，苍术 15g，蝉蜕 12g，川牛膝 30g，银花藤 30g，当归 6g，鸡血藤 30g，白薇 15g，木通 6g，薏苡仁 45g，牡丹皮 10g，黄柏 10g。10 剂，水煎服，每日 1 剂。

按：本病例始得病时为风湿热邪，蕴于肌肤，营卫失和，气机受阻，而成痒症，病程日久，可见热毒入营血，营血亏虚，血虚生风之虚实夹杂之证。曾老师通过其夜卧明显、舌嫩红、脉弦细断为营血亏虚之证，在清热解毒、利湿止痒基础上加用凉血地黄汤养血祛风，实为标本兼治之举。

此案病程较久，较为顽固，皮损较多，渗出较严重，单纯内服恐药力不逮。二诊后曾老师即加用萆薢渗湿汤以清热利湿止痒，同时加用清热解毒、利湿祛风中药外洗，内外合用而获良效。

（四十）温阳健脾化湿治带下

傅山云："带下俱是湿症。"脾为坤土，主运化水湿，脾虚失于升清，水谷精微无法输布全身，下流冲任而为湿浊。故带下之治，主脏在脾，治疗大法主以健脾化湿为主。但湿为阴邪，于人体内有从阳化热为湿热、从阴化寒为寒湿之分。本例病程前后 2 个月，脾气亏虚加之湿困日久，阳郁不伸，胞宫失于濡养，来诊时便出现冲任虚寒的症状，单单健脾化湿恐难取效，曾老师合用少腹逐瘀汤，取其中暖宫养血、调补冲任之药，而去其活血逐瘀之品，脾肾双补，而获显效。

案 黄某，女，33 岁，2015 年 2 月 13 日初诊。患者自诉 2 个月来带下较多，色白而稀，无明显臭味，未作系统诊治。近日来患者时觉畏寒肢冷，少腹冷、隐痛，纳呆食少，气短乏力，少气懒言，舌淡，苔白，脉细弱。

辨证：脾虚气弱，不能升清，津液下流为湿而成带下，病程日久耗散阳气，脾阳亦不振，胞宫失于温煦。

治法：健脾益气，温阳化湿，收涩止带。

方药：完带汤合少腹逐瘀汤加减。陈皮 12g，苍术 12g，炒白术 25g，茯苓 20g，山药 30g，党参 30g，车前子 15g，柴胡10g，炙甘草6g，白芍12g，荆芥穗15g，莲子15g，小茴香10g，当归6g，桑螵蛸20g，龙骨25g，牡蛎25g，海螵蛸12g，薏苡仁30g，肉桂5g，巴戟天30g，桑寄生30g，延胡索15g。6剂，水煎服，每日1剂。

2015年2月21日二诊。患者服药后白带明显减少，畏寒肢冷，少腹冷、隐痛均好转，仍感纳呆食少，气短乏力，少气懒言，舌淡红，苔薄白，脉细。

辨证：脾气稍健，升清功能得复，津液运化而不下流为湿，但病程日久耗散脾之阳气，需继续温补中焦。

治法：健脾益气，温阳化湿，收涩止带。

方药：上方加黄芪、升麻、干姜温补中焦。黄芪45g，陈皮12g，苍术12g，炒白术25g，山药30g，党参30g，车前子15g，柴胡10g，炙甘草6g，白芍12g，荆芥穗15g，莲子15g，小茴香6g，升麻6g，桑螵蛸20g，龙骨25g，牡蛎25g，海螵蛸12g，薏苡仁30g，干姜10g，巴戟天30g，桑寄生30g，延胡索15g，茯苓20g。6剂，水煎服，每日1剂。

2015年3月1日三诊。患者诉带下明显减少，基本正常。纳呆食少、气短乏力、少气懒言亦明显好转，效不更方。上方继续口服6剂后予香砂六君丸口服1个月收功。

按：《傅青主女科》云："带下俱是湿症，夫白带乃湿盛而火衰，肝郁而气弱，则脾土受伤，湿土之气下陷，是以脾精不守，不能化荣血以为经水，反变成白滑之物，由阴门直下，欲自禁而不可得也。"本例患者素体脾胃不充，中气不足，脾虚失固，不能升清，津液下流为湿而成带下。病程日久耗散阳气，脾阳、肾阳亦不振，胞宫失于温煦。《傅青主女科》亦云："带脉通于任督，任督病而带脉始病，故任脉病带，责之于阴，督脉病带，责之于阳。"故曾老师予健脾化湿、收敛固涩之完带汤合温煦冲任之少腹逐瘀汤，患者少腹无明显瘀证，故去没药、蒲黄、五灵脂，取小茴香、肉桂、当归温煦养血活血而暖胞宫，方证合拍，病获痊愈。

（四十一）温阳利水治阳虚水泛喘咳

《内经》云："肺为气之主，肾为气之根。"久病咳喘治则当敛肺气，化痰浊，温肾阳，化水饮，方为根本之治。本案为痰饮内伏，肺气郁闭，肾阳衰疲，水无所主之上盛下虚之咳喘证，曾老师以上法治之，应手而愈。

案 石某，75岁，女，2012年9月22日初诊。有支气管哮喘、慢性阻塞性肺疾病20余年，肺源性心脏病4年。刻下症见：心悸心累，咳喘胸闷，不易呼出，咯吐黄稠黏痰，腹胀纳呆，双下肢水肿，口干，舌淡红，苔滑，脉弦大。

辨证：痰热蕴肺，脾肾阳虚。

治法：清肺化痰，温阳化饮。

方药：定喘汤合真武汤加减。麻黄6g，石膏24g，杏仁10g，金银花、连翘各12g，制附片15g（先煎），茯苓15g，白术20g，桑白皮30g，白果10g，乌梅12g，法半夏15g，五味子6g，蝉蜕6g，僵蚕12g，厚朴10g，赤芍15g，紫苏子20g，桑寄生30g，川牛膝20g，冬瓜子30g，丹参12g，山茱萸20g，山药20g。6剂，水煎服，每日1剂。

2012年9月29日二诊。服药后心悸心累、咳喘胸闷、不易呼出、咯吐黄稠黏痰诸证减轻，小便清长，较频数，夜尿尤多，舌淡红，苔薄滑，脉细。

辨证：痰热蕴肺，脾肾阳虚，水湿下注。

治法：清肺化痰，温阳化饮。

方药：效不更方，上方加利水渗湿、缩泉止遗之品。车前子30g，台乌药15g，益智仁20g。6剂，水煎服，每日1剂。

2012年10月17日三诊。服药后咳、痰、喘症状基本消失，予六君子汤合真武汤化裁，继服10剂，巩固疗效。

辨证：脾肾阳虚，痰湿内生。

治法：健脾化痰，温阳化饮。

方药：六君子汤合真武汤加减。制附片15g（先煎），茯苓15g，白术20g，生姜10g，陈皮6g，法半夏12g，党参20g，甘草6g，山药20g，白芍15g，桔梗30g，黄芪30g，杏仁15g，莱菔子30g。10剂，水煎服，每日1剂。

按：咳喘一证，《内经》称"喘息，肩息喘"。仲景《金匮要略》称"上气病"。张景岳分虚实论治，"实喘者有邪，邪气实也；虚喘者无邪，元气虚也"。《类证治裁》将其病位定于肺、肾两脏，"喘由外感者治肺，由内伤者治肾"。诸家论述合而参之，则咳喘治则完备也。本案为脾肾阳虚，内生痰湿，伏痰留饮内蕴肺脏，一有外感诱发，则咳喘作耶。病机非如上述单纯，但合而论之，不外温阳化饮、宣肺化痰。患者久病咳喘，痰饮久伏化热，故见咳喘胸闷、不易呼出、咯吐黄稠黏痰、口干等症，实为风寒外束，肺气失宣，痰热内蕴之证。曾师用定喘汤治之，并将石膏换去方中黄芩，甘寒易苦寒，无阻碍肺气宣发之弊，合而为麻杏石甘汤，加强清肺化痰平喘之功。故一诊后病减，二诊小便清长，湿有去处耶。但夜尿多会影响患者睡眠质量，且深秋之际，天凉如水，反复起夜，易加重患者受凉机会，故加缩泉丸以涩夜尿。后期健脾化痰、温肾助阳，使气纳有根，脾运得健，痰湿不生。

（四十二）五苓散合桑膝地黄汤治疗眩晕耳鸣

眩晕一病，古人总结病因甚多，“无风不作眩”“无痰不作眩”“无风不作眩”。本例眩晕与耳鸣均为主症，看似下元虚衰，虚阳上扰，实则为肝肾阴虚及脾虚胃寒，水饮上逆之虚实夹杂证候。治水饮上冲，《伤寒论》有真武汤及苓桂术甘汤两方，分治脾肾虚寒及寒饮内停证。本症下焦无虚寒，阳气不衰，阴精不足，水不涵木，故不用真武汤；寒饮内停，见水溢肌肤，颜面及四肢浮肿，苓桂术甘汤降冲之力强，而利水祛湿之功不殆。综其病机，曾老师用五苓散合桑膝地黄汤治之，疗效显著。

案 贾某，女，58岁，2013年5月25日初诊。患者由家人搀扶而来诊，刻下症见：眩晕、耳鸣3日，现耳鸣如蝉，头重不能立，无人搀扶则欲倒地，肩背强痛，颜面及四肢浮肿，纳呆腹胀，口泛清涎，腰膝酸软，大便稀溏，小便清长，舌淡红嫩，苔薄滑稍腻，脉细濡。

辨证：肝肾不足，脾虚胃寒，水饮内停证。

治法：利水渗湿，健脾平冲，补肾降逆。

方药：五苓散合桑膝地黄汤加减。桂枝 12g，茯苓 30g，白术 15g，泽泻 30g，猪苓 15g，大腹皮 6g，陈皮 6g，柴胡 6g，枳壳 6g，黄芩 12g，车前草 30g，桑寄生 30g，山药 30g，杜仲 30g，山茱萸 30g，木瓜 15g，川牛膝 30g。6 剂，水煎服，每日 1 剂。

2013 年 6 月 2 日二诊。患者眩晕耳鸣、站立不稳症状消失，颜面及四肢浮肿明显好转，唯肩背强痛，腰酸膝软，大便稀溏，舌淡红，苔薄滑，脉细弱。

辨证：服药后水饮得化，冲气得平，但脾虚湿阻仍存，肝肾阴虚需继续培补。

治法：补益肝肾，健脾化湿。

方药：五苓散、桑膝地黄汤合参苓白术散加减。桂枝 12g，茯苓 30g，白术 15g，泽泻 30g，猪苓 15g，党参 30g，陈皮 6g，炒扁豆 25g，莲子 20g，砂仁 6g，薏苡仁 30g，桑寄生 30g，山药 30g，杜仲 30g，山茱萸 30g，秦艽 15g，川牛膝 30g，羌活 6g，独活 6g。6 剂，水煎服，每日 1 剂。

按：伤寒大家冯世纶教授曾总结：“耳鸣一症，常见于少阳热扰或太阴水饮上冲。”此症无明显热象，水饮上冲可辨。《伤寒论》有“起则头眩，振振欲辟地”，论及水饮上冲之症，与此症非常相似。水饮证，古人有“肾为水之主，脾为水之制”说，水饮证治主在脾、肾两脏。曾老师依据《素问·经脉别论》之“饮入于胃，游溢精气，上输于脾，脾气散精，上归于肺，通调水道，下输膀胱，水精四布，五经并行”，提出水饮之治，除脾肾外，胃之“游溢精气”和肺之

“通调水道”亦很重要。《伤寒论》中治疗水饮上冲、身振振之症有真武汤和苓桂术甘汤。真武汤主治脾肾两虚、阳虚水泛证，苓桂术甘汤主治中阳不足、痰饮内停证。此病例腰膝酸软，而无畏寒肢冷肾阳虚之表现，故辨为肝肾不足，脾虚胃寒，水饮内停证。本病例眩晕耳鸣由肝肾阴虚、水不涵木和脾虚胃寒、水饮上冲所致，病机复杂，无肾阳虚寒，故不用真武汤姜附之温燥；用五苓散而不用苓桂术甘汤者，是因为患者颜面及四肢浮肿，水饮内停征象明显，苓桂术甘汤平冲降逆，温化水饮有余而利水渗湿之功不足，故老师用五苓散合平补肝肾之桑膝地黄汤治之。用桂枝，一则温脾阳，助膀胱气化；二则平冲降逆，除上泛之水饮。

（四十三）同一人两次头痛异治

案 徐某，女，49岁，2013年4月27日首诊。患者就诊时手持一张旧的手写处方，诉2年前因头晕、头痛，伴见失眠、梦多、气短乏力，曾就诊于曾老师处，老师予6剂药物一诊而愈，颇为神奇。本次于2日前患者不慎外感，再次出现头晕、头痛，伴见恶寒，怕风鼻塞，身强，舌红，苔薄稍黄，脉浮弦。

辨证：外感风寒头痛。

治法：疏风祛邪止痛。

方药：川芎茶调散加减。川芎6g，荆芥12g，防风10g，细辛6g，白芷10g，薄荷6g，羌活9g，蔓荆子12g，金银花15g，连翘15g，黄芩12g，辛夷花12g，苍耳子10g，法半夏12g。3剂，水煎服，每日1剂。

嘱其避风寒，注意保暖，少食辛辣饮食、肥腻厚味，规律起居，清淡饮食。

2013年5月3日电告老师，服药3剂，诸症悉愈，表示感谢云云。

附：该患者2011年6月12日第一次就诊于曾老师处病历

头晕、头痛1个月，伴见失眠、多梦，气短乏力，大便偏稀，活动后感头重明显，心悸气短，舌淡，苔薄，脉细。

辨证：心脾两虚，气虚清阳失养。

治法：补益心脾，养血安神，升举清阳。

方药：补土泻肝，清热利湿，行气通腑。党参20g，炒白术20g，黄芪20g，当归10g，茯神15g，炙远志10g，酸枣仁20g，木香6g，龙骨25g，升麻6g，葛根30g，蔓荆子15g，天麻10g，首乌藤30g，龙眼肉15g，牡蛎25g，白芍15g，炙甘草6g。6剂，水煎服，每日1剂。

嘱其条畅情志，少食辛辣饮食、肥腻厚味，规律起居，清淡饮食。

按：古人云“同病异治，异病同治”，中医根据灵活的辨证论治，对于同一主诉、症状的同一疾病，进行病因病机的分析，根据其病机不同，采取不同的治疗方案，这是中医药的灵魂所在，也是中医药具有神奇疗效、具有长久生命力的根本原因。本例同一患者，在不同时间，罹患同一主症的疾病，但其病因病机迥异。彼则因心脾两虚，脾虚运化失职，气血生化不足，心神失养，脾气亏虚，清阳不升，清空失养而见头晕、头痛，伴见失眠、多梦，气短乏力，大便偏稀，活动后感头重明显，心悸气短，舌淡，苔薄，脉细。此则外感风寒，风寒外袭，循经上扰头面，阻遏清阳宣发之气而致头痛，故伴见恶寒，怕风鼻塞，身强，舌红，苔薄稍黄，脉浮弦。老师在这两次诊治过程中，充分体现了辨证论治的精髓所在。

（四十四）中风语言謇涩

中风中脏腑者急性期后语言謇涩，伴见四肢不用，曾老师辨为痰瘀阻络，着眼于“豁痰开窍”和“息风通络”，方以涤痰汤合五虎追风散加减，并适当通腑泻浊，使体内瘀毒有去路，不留而为患，治疗步步为营，堪为师法。

案 王某，男，65岁，2014年6月15日初诊。患者形体肥胖，家属代诉，半年前患“中风”，曾猝然昏倒，不省人事，头颅MRI提示蛛网膜下腔出血，经对症治疗后好转。现神志欠清，行动不便，舌蹇语涩，口角流涎，小便失禁。舌暗紫，舌苔黄腻，脉弦细滑。

辨证：痰瘀互结，脉络瘀阻。

治法：化痰息风，通络开窍。

方药：涤痰汤合五虎追风散加减。陈皮12g，法半夏12g，枳实15g，茯苓20g，竹茹15g，炙远志10g，石菖蒲15g，胆南星6g，甘草6g，天麻12g，全蝎粉（冲服）5g，僵蚕15g，地龙10g，蜈蚣2条，桑螵蛸20g，益智仁20g，黄连6g，黄芩12g。6剂，水煎服，每日1剂。

2014年6月23日二诊。患者神志稍清，痰涎减少，舌苔薄黄腻，脉细滑。续以化痰息风开窍。

治法：化痰息风，通络开窍。

方药：涤痰汤合五虎追风散加减。陈皮12g，法半夏12g，枳实15g，茯苓20g，竹茹15g，炙远志10g，石菖蒲15g，胆南星6g，甘草6g，天麻12g，全蝎粉（冲服）5g，僵蚕15g，地龙10g，蜈蚣2条，桑螵蛸20g，益智仁20g，黄连6g，黄芩12g，水蛭粉（冲服）6g，白附子12g。10剂，水煎服，每日1剂。

2014年7月2日三诊。患者神志较前好转，已能对语言问答作出简单词句回复，语涩好转，小便失禁次数显减。家属诉其近日大便干结，解便困难，舌紫暗，苔薄腻，脉细滑。

治法：效不更方，上方加生大黄10g（另包），大便通畅后弃去，另加火麻仁30g。

方药：涤痰汤合五虎追风散加减。陈皮12g，法半夏12g，枳实15g，茯苓20g，竹茹15g，炙远志10g，石菖蒲15g，胆南星6g，甘草6g，天麻粉10g，全蝎粉（冲服）5g，僵蚕15g，地龙10g，蜈蚣2条，桑螵蛸20g，益智仁20g，黄连6g，黄芩12g，水蛭粉（冲服）6g，白附子12g，生大黄10g（另包），火麻仁30g。10剂，水煎服，每日1剂。

2014年7月19日三诊。患者服药后大便通畅，大便畅泻后喉间痰鸣明显减少，现神志清楚，语音基本清晰，词能达意，能表达较长语句，口无涎痰，无遗尿，但尿频，精神疲乏，纳少，大便尚可，舌暗红，苔薄白，脉细滑。拟原方加山楂 10g，炒麦芽 10g，20 剂，以善后。

按：本案中风为中脏腑之后遗症，综观脉症，可辨为痰浊闭阻证，正所谓“形盛之人，多湿土生痰，痰生热，热生风也”，痰热风阳上扰，蒙蔽神窍，瘀阻脑络，致神志蒙昧，言语不利，口角流涎；瘀阻肢体经络，致活动不便。故选涤痰汤去人参，以涤痰开窍为先，寓“夹痰者，豁痰则风去”（喻嘉言）之意，再合五虎追风散活络祛风化痰，增强豁痰解语醒神之效。笔者认为天麻、全蝎、僵蚕、白附子、炙远志、石菖蒲、胆南星，合而为息风化痰、开窍通络之解语丹，实为治疗中风后语言謇涩的良方。